临床急危重症救治精要

主编 朱红林 黄汉辉 刘 琳 等

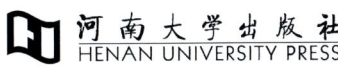

·郑州·

图书在版编目（CIP）数据

临床急危重症救治精要 / 朱红林等主编 . —— 郑州：河南大学出版社，2020.1
ISBN 978-7-5649-4116-1

Ⅰ．①临… Ⅱ．①朱… Ⅲ．①急性病－诊疗②险症－诊疗 Ⅳ．① R459.7

中国版本图书馆 CIP 数据核字 (2020) 第 023629 号

责任编辑：林方丽
责任校对：阮林要
封面设计：卓弘文化

出版发行：	河南大学出版社
地　　址：	郑州市郑东新区商务外环中华大厦 2401 号
邮　　编：	450046
电　　话：	0371-86059750（高等教育与职业教育出版分社）
	0371-86059701（营销部）
网　　址：	hupress.henu.edu.cn
印　　刷：	北京虎彩文化传播有限公司
版　　次：	2020 年 5 月第 1 版
印　　次：	2020 年 5 月第 1 次印刷
开　　本：	880 mm × 1230 mm　1/16
印　　张：	12.25
字　　数：	397 千字
定　　价：	75.00 元

（本书如有质量问题，请与河南大学出版社营销部联系调换）

编委会

主　编　朱红林　黄汉辉　刘　琳　卢伟智　陈　佳
　　　　　　程炯炯　任会彩

副主编　王洪宇　魏　琼　梁锦荣　詹鸿静　刘伟泉

编　委（按姓氏笔画排序）

　　王洪宇　承德市中心医院

　　卢伟智　佛山市第二人民医院

　　朱红林　南京中医药大学附属盐城市中医院

　　任会彩　中国人民解放军联勤保障部队第九八〇医院

　　刘　琳　深圳市龙华区人民医院

　　刘伟泉　东莞市人民医院

　　陈　佳　安徽医科大学第一附属医院

　　黄汉辉　深圳市龙华区人民医院

　　梁锦荣　东莞市人民医院

　　程炯炯　安徽医科大学第一附属医院

　　詹鸿静　三峡大学第一临床医学院　宜昌市中心人民医院

　　魏　琼　中国人民解放军联勤保障部队第九八三医院

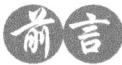

急危重症医学是近年来兴起的新兴的边缘学科,是一门主要面对急性伤、病、危重症患者展开识别、评估、判断、处置及紧急救治的专门学科。由于急危重症患者的病情危重且复杂多变,医务人员必须动态掌握患者病情变化,给予准确救治方案并根据患者实际病情变化及时合理地调整救治方法,因此,急危重症的救治要求医务人员必须拥有高素质、高水平,必须具备跨专业、多学科能力。如何更妥善地救治患者,提高抢救水平,是每个医务人员必须思考的问题。近年来,急危重症救治领域的进展迅速,广大临床医务人员急需掌握最新的理论技术,并出色地运用于临床救治当中。为此,我们特组织了在急危重症救治领域具有丰富经验的医务人员,在繁忙的工作之余编写了此书。

本书涵盖猝死与心肺复苏、重症监测、急诊常用诊疗技术、创伤急救、水电解质酸碱平衡失调等基础内容,还包括急性中毒、呼吸系统、循环系统、消化系统、神经系统等临床常见急危重症。全书力求突出临床医生需要掌握和了解的特有的诊治思路、重点基础理论和诊治方法,具有实用性和先进性。希望本书能成为各级临床医生诊治急危重症患者的得力助手。

在编写过程中,我们参考了大量相关书籍,但由于急危重症医学的快速发展,急危重症疾病繁多,新的药物和新的技术不断涌现,监测技术不断创新,加之文笔风格不一,书中难免存在不足之处,敬请同道指正,以便不断完善和修正。

编 者
2020 年 1 月

目录

第一章 猝死与心肺脑复苏 ... 1
- 第一节 猝死 ... 1
- 第二节 心脏骤停与心肺复苏 ... 6
- 第三节 成人基础生命支持 ... 9
- 第四节 气道异物阻塞与急救处理 ... 12

第二章 重症监测 ... 14
- 第一节 监护病房的设置与管理 ... 14
- 第二节 循环功能监测 ... 16
- 第三节 血流动力学监测与循环支持 ... 20
- 第四节 脑功能监测 ... 24
- 第五节 呼吸功能监测 ... 29
- 第六节 肾功能监测 ... 32
- 第七节 肝功能监测 ... 33
- 第八节 凝血功能监测 ... 36

第三章 急诊常用诊疗技术 ... 41
- 第一节 洗胃术 ... 41
- 第二节 灌肠术 ... 42
- 第三节 心包穿刺术 ... 43
- 第四节 腹腔穿刺术 ... 44
- 第五节 腰椎穿刺术 ... 45
- 第六节 骨髓穿刺术 ... 46
- 第七节 关节腔穿刺术 ... 47
- 第八节 气管切开术及环甲膜切开术 ... 48

第四章 创伤急救 ... 50
- 第一节 止血术 ... 50
- 第二节 包扎术 ... 51
- 第三节 固定术 ... 54
- 第四节 搬运术 ... 55

第五章 水电解质酸碱平衡失调 ... 57
- 第一节 脱水 ... 57
- 第二节 高钾血症 ... 61
- 第三节 低钾血症 ... 63
- 第四节 高钙血症 ... 65
- 第五节 低钠血症 ... 68

第六节　代谢性酸中毒 ... 71
　　第七节　呼吸性酸中毒 ... 74
　　第八节　代谢性碱中毒 ... 75
　　第九节　呼吸性碱中毒 ... 77
　　第十节　混合性酸碱平衡紊乱 ... 79

第六章　急性中毒 ... 81
　第一节　中毒总论 ... 81
　第二节　急性有机磷农药中毒 ... 85
　第三节　急性细菌性食物中毒 ... 91

第七章　呼吸系统急危重症 ... 95
　第一节　呼吸衰竭 ... 95
　第二节　急性呼吸窘迫综合征 ... 101
　第三节　急性肺栓塞 ... 107
　第四节　重症哮喘 ... 112
　第五节　重症肺炎 ... 116
　第六节　肺性脑病 ... 123

第八章　循环系统急危重症 ... 127
　第一节　急性心肌梗死 ... 127
　第二节　重症心律失常 ... 136

第九章　消化系统急危重症 ... 150
　第一节　急性胃炎 ... 150
　第二节　食管胃底静脉曲张破裂出血 ... 155
　第三节　下消化道出血 ... 160

第十章　神经系统急危重症 ... 164
　第一节　缺血性脑卒中 ... 164
　第二节　原发性脑出血 ... 174
　第三节　自发性蛛网膜下隙出血 ... 181

参考文献 ... 190

第一章

猝死与心肺脑复苏

第一节 猝死

猝死是指自然发生、出乎意料的突然死亡。世界卫生组织规定,发病后 6 h 内死亡者为猝死,多数学者主张将猝死时间限定在发病 1 h 内。猝死的特点为死亡急骤,出人意料,自然死亡或非暴力死亡。根据美国的统计资料,猝死是仅仅排在肿瘤死亡(占 23%)之后的第二大死亡原因。Framingham 研究在长达 26 年的观察中发现,总死亡人群中 13% 是猝死,而猝死中有 75% 患者为心脏性猝死(SCD)。SCD 是严重威胁人类生存的疾病之一,约占所有心脏疾病死亡数量的一半。美国 SCD 的发生率在 30 万～40 万 / 年。我国一项心脏性猝死的流行病学调查显示,SCD 的发生率为 41.84/10 万。

一、SCD 的病因和危险因素

各种心脏病均可导致猝死,非冠状动脉粥样硬化引起的冠状动脉异常少见,包括先天性冠状动脉畸形、冠状动脉栓塞、冠状动脉硬化、冠状动脉机械损伤或梗阻等,但这种冠状动脉异常具有较高的心脏性猝死的危险。SCD 常见的危险因素包括吸烟、缺乏锻炼、肥胖、高龄、高血压、高胆固醇血症、糖尿病等。

(一)冠心病和缺血性心脏病

病理解剖发现,多数 SCD 患者都有冠状动脉粥样硬化斑块形态学的急性病变(血栓或斑块破裂),所有 SCD 患者中约一半的患者有心肌瘢痕或活动性冠状动脉病变。在西方国家冠心病可能占猝死原因的 80%,20%～25% 的冠心病以猝死为首发表现。我国冠心病发病率低于美国和一些欧洲国家,但人口总基数大,所以绝对发病患者数也很多。

SCD 患者常见的病理改变为广泛的多支冠状动脉粥样硬化,冠状动脉性闭塞导致心脏大面积严重急性缺血可引起 SCD。单支血管病变的冠状动脉内急性血栓形成及冠状动脉痉挛也可引起 SCD。冠状动脉痉挛可引起严重的心律失常及猝死,冠状动脉痉挛可发生于动脉粥样硬化或正常冠状动脉。冠心病患者伴有左心室功能不全及频繁发生的窦性心律失常是 SCD 的高危人群,左室射血分数明显下降对于慢性缺血性心脏病患者是一个最强的预测因子,尤其是心肌梗死后心功能不全和多形性室性期前收缩是最有力的猝死预测因子。在心肌梗死急性期,即使是之前心功能正常的患者,由于严重心肌缺血导致的心肌代谢及电学异常而触发心室颤动,可导致 SCD。慢性的梗死瘢痕是室性快速性心律失常发生折返的基础。其次为缓慢心律失常或心跳停搏(占 10%～30%)。其他少见的如电 - 机械分离、心脏破裂、心脏压塞、血流的急性机械性阻塞和大血管的急性破裂或穿孔等。

(二)心肌病和心力衰竭

心力衰竭的现代治疗使患者的长期预后得到改善,可是部分血流动力学稳定的心力衰竭患者猝死发生率在增加。研究显示,40% 左右的心力衰竭患者死亡是突然发生的,猝死发生的危险性随着左心功能恶化而增加。对于心肌病患者,心功能较好者(Ⅰ级或Ⅱ级)总病死率较心功能差者(Ⅲ级或Ⅳ级)低,而猝死在心功能较好者之间发生率更高,特别是中度心功能不全的患者。坐室射血分数等于或少于

30%是一个独立的心脏性猝死预测因子。对于左室射血分数＜30%且发生过SCD的患者，即使电生理检查未能诱发出室性心律失常，随访3年也有30%患者死于再次SCD。

（三）心律失常

典型的SCD与恶性心律失常有关。心电图监测技术证实SCD基本机制包括电-机械分离、心脏停搏、心脏阻滞、室性心动过速（室速）和心室颤动（室颤）等，医院外SCD多数是由心室颤动引起的。由于心脏停搏和高度房室阻滞也可导致室速和室颤，因此室性心动过速和心室颤动是最常记录到的心律失常。80%以上的患者先出现室性心动过速，持续恶化发生室颤。由于室颤自行转复非常少见，所以决定SCD患者生存的最重要因素是从心室颤动发生到除颤治疗和紧急药物干预的时间。医院外心脏停搏的总病死率很高，大约95%的患者在到达医院或接受紧急救助之前死亡，主要是由于不能得到及时有效的除颤治疗，如果在第一时间启动干预措施，存活率可高达90%。多数心律失常是伴随器质性心脏病而出现的，但也有少数没有器质性心脏病史而发生猝死的病例。

（四）遗传因素

一些遗传性疾病，如先天性QT综合征，肥厚型梗阻性心脏病。Brugada综合征及家族性婴儿和青年人猝死等都与SCD相关。原发性长QT综合征可导致不明原因晕厥和心脏骤停，患者表现为无症状或有症状的、潜在的致命的心律失常事件。60%的长QT综合征患者表现为长QT综合征家族史或心脏猝死。由于遗传因素，家庭其他成员同样具有危险性。心脏猝死是肥厚型心肌病患者死亡的最普遍的原因，大约10%的肥厚型心肌病患者被认为具有心脏猝死的危险性。肥厚型心肌病是35岁以下运动员心脏猝死的最主要原因，大于50%的高危患者10年内将发生心脏猝死。

二、SCD的临床表现

SCD的临床经过可分为4个阶段：前驱期、终末事件期、心脏骤停、生物学死亡。

（一）前驱期

在猝死前数天至数月，有些患者可出现胸痛、气短、疲乏、心悸等非特异性症状。但亦可无前驱表现，瞬即发生心脏骤停。

（二）终末事件期

终末事件期是指心血管状态出现急剧变化到心脏骤停发生前的一段时间，自瞬间至持续1h不等。心脏性猝死所定义的1h，实质上是指终末事件期的时间在1h内。由于猝死原因不同，终末事件期的临床表现也各异。典型的表现包括：严重胸痛、急性呼吸困难、突发心悸或眩晕等。若心脏骤停瞬间发生，事先无预兆，则绝大部分是心源性。在猝死前数小时或数分钟内常有心电活动的改变，其中以心率加快及室性异位搏动增加最为常见。因室颤猝死的患者，常先有室性心动过速。另有少部分患者以循环衰竭发病。

（三）心脏骤停

心脏骤停后脑血流量最急剧减少，可导致意识突然丧失，伴有局部或全身性抽搐。心脏骤停刚发生时脑中尚存少量含氧的血液，可短暂刺激呼吸中枢，出现呼吸断续，叹息样或短促痉挛性呼吸，随后呼吸停止。皮肤苍白或发绀，瞳孔散大。由于尿道括约肌和肛门括约肌松弛，可出现大小便失禁。

（四）生物学死亡

从心脏骤停至发生生物学死亡时间的长短取决于原发病的性质及心脏骤停至复苏开始的时间。心脏骤停发生后，大部分患者将在4~6min内开始发生不可逆脑损害，随后经数分钟过渡到生物学死亡。心脏骤停发生后立即实施心肺脑复苏和尽早除颤，是避免发生生物学死亡的关键。心脏复苏成功后死亡的最常见的原因是中枢神经系统的损伤，其他常见原因有继发感染、低心输出量及心律失常复发等。

三、SCD的危险分层及无创性评价

对SCD进行危险分层，识别高危患者并对其进行干预措施能够预测和阻止心脏骤停患者发生SCD。SCD与下列因素有关。①左心室射血分数（LVEF）：LVEF是缺血性心脏病SCD的最主要的独立危险因素。LVEF低于30%患者3年内发生SCD的风险为30%。②年龄：Framingham研究显示，

45～54岁之间，死亡的男性冠心病患者中SCD的比例为62%，而在55～64岁与65～74岁，这一比例分别下降至58%与42%，可见冠心病患者SCD的发生率与年龄呈负相关。③左室肥厚：左室肥厚是导致SCD的主要原因，其危险性与冠心病和心衰的危险性相当。在Framingham研究中左室重量每增加50 g/m^2，SCD的危险比增加1.45。

心内电生理检查具有较高的诊断价值，而无创性技术因其安全、方便，可结合临床病史和病因综合分析做出综合判断，仍具有一定的筛查价值。

（一）静息12导联心电图（ECG）

静息ECG是诊断室性心律失常最简单、最实用、最可靠的方法。2006年，《ACC/AHA/ESC室性心律失常的诊疗和心源性猝死的预防指南》（简称《指南》）指出，进行室性心律失常评价的患者均应接受静息12导联心电图检查。常规静息12导联ECG能提供室性期前收缩、QRS时限、QT离散度、ST段和T波异常等多种诊断信息。

1. 室性期前收缩

80%～90%的急性期心肌梗死患者可记录到室性期前收缩，与残余缺血、冠脉狭窄程度、左室受累程度及距心肌梗死时间有关，室性期前收缩可能会通过触发或折返机制诱发室颤而导致SCD。Sajadieh等也发现55岁以上的正常人，多次发生的单个室性期前收缩，也是发生复杂室性期前收缩及各种原因死亡及急性心肌梗死的预测因素。Engel等对45 402例退伍军人观察12年证实，有室性期前收缩者其因心血管病死率为20%，无室性期前收缩者为8%，频发、多形室性期前收缩并非是死亡的影响因素，但与心率有密切相关，心率增快者死亡明显增多。这些资料表明，对通常认为是无害的功能性室性期前收缩应重新认识，尤其是高龄患者，须给予积极而稳妥的诊疗措施。

2. QRS时限

QRS时限延长可能继发于束支阻滞、异常传导（WPW综合征或起搏心律）、左室肥厚及其他传导系统疾病。Dasai报道，在一般患者中，QRS时限是强的心血管病死亡独立预测因素，QRS时限每增加10 ms，心血管疾病病死率增加18%。Greco等观察ST段抬高的心肌梗死患者发现，QRS时限对于ST段高型心肌梗死是强烈的预测因子。42%猝死者有明显的QRS时限延长。因此指南建议既往心肌梗死病史、左室射血分数小于等于30%及QRS时限大于120 ms者应置入植入性心脏复律除颤器（ICD）。

3. QT离散度

QT间期及离散度Straus等发现，55～68岁SCD者猝死与QT间期程度相关，男性 > 450 ms，女性 > 470 ms是独立的预测SCD指标，超过2/3的猝死者有明显的QT间期延长。校正后的QT > 500 ms常导致严重致死性的室性心律失常。部分QT延长患者应用β受体阻滞剂有效，可能是复极离散及室性期前收缩期后除极减轻的结果。短QT综合征患者心房、心室有效不应期缩短，其QT间期不受心率影响，现在认为与基因和离子通道有关，患者易发生室性心律失常，常伴心房颤动家族史，此类患者应置入ICD，同时辅以奎尼丁治疗。

QT离散度是测定8个QRS波群的QT间期，最长QT和最短QT的差值，即QTD。心脏复极时存在放射性离散及空间性离散，离散增加可诱发致命性心律失常。一般认为QTD基础值40～60 ms，100 ms以上或超过基础值1倍则是危险信号。QT离散度判断SCD危险分层尚存争议，一些存在高危因素的患者QTD明显增大，原因可能与心率快慢、T波形态异常或是QT延长有关。

（二）运动试验

运动试验广泛应用于室性心律失常患者的临床评价，包括：临床表现，如年龄、性别、心肌缺血导致的症状等方面高度疑诊冠心病；同时合并室性心动过速的成年患者；已知或者疑诊由运动所诱发者，如儿茶酚胺依赖型室性心动过速及已经确定室性心律失常系由运动诱发，通过运动试验对治疗（药物消融）效果进行评价。但是对于中老年、没有冠心病证据的特发性室性期前收缩患者或年龄、性别、症状判断冠心病可能性低的室性心律失常患者不推荐运动试验，有运动试验禁忌证的患者不能应用。冠心病或心肌病患者，运动中或运动后频发室性期前收缩与高危严重心血管事件发生相关，但对SCD无特异性。运动诱发的室性期前收缩可见于正常人，除非与心肌缺血或持续室性心动过速相关，否则无须治疗。

除β受体阻滞剂外，没有其他抗心律失常药物可以减少运动诱发室性期前收缩患者猝死发生率的证据。同静息时存在室性期前收缩患者相比，运动诱发室性期前收缩患者12个月病死率增加3倍，诱发单个室性期前收缩或室性心动过速的患者生存率低于诱发多个室性期前收缩的患者，因此，运动试验可对这些患者预后进行评估。

（三）动态心电图

动态心电图有助于确定心律失常的诊断，发现QT间期变化、T波交替或ST改变，并可评价风险和判断治疗疗效。无论患者的症状（如晕厥）是否与一过性室性心律失常的发作相关，均应进行长时间事件记录。但是有些严重心律失常发作频率低，现有的体外心电装置不易捕捉心律失常，一些无症状性心律失常也不易评价，近年来出现的主要用于晕厥诊断的置入式环路记录仪（ILR）在此领域有独特优势。2006年，ACC/AHA/ESC关于应用动态心电图监测指南及ESC关于晕厥患者处理指南中指出：如果怀疑与心律失常相关的一些症状（如晕厥）发作不频繁，应用常规检测手段难以建立症状-心律之间的联系时，置入植入性循环心电记录仪（ILR）具有一定诊断价值。与心律失常相关的晕厥可表现为：晕厥突然出现，且几乎不伴有前驱症状；伴有短暂的意识丧失，在症状发生数秒或数分钟后，意识可完全恢复正常。为保证诊断的阳性率，最好在过去1年中有2次以上的晕厥发生。

（四）其他心电图测量分析技术

主要包括T波交替（T-wave alternans）、信号平均心电图（SAECG）、心室晚电位、心率变异（HRV）等。

（五）左心室功能和影像

左心室功能和影像包括超声心动图、核素心肌灌注显像检查（SPECT）及MRI和多排CT等。对于所有可疑器质性心脏病的室性心律失常患者或者具有高室性心律失常风险的器质性心脏病患者均应进行超声心动图检查。无论对于男性或女性患者，心力衰竭均显著增加猝死和全因病死率，心力衰竭患者SCD发生率是普通人群的6～9倍。减低的左室射血分数是全因病死率和SCD独立的、最强的危险因子，心肌梗死后左室功能不全的患者与心衰人群的相似。超声心动图和心电图证实左室肥厚都具有独立的预测价值，两项检查同时提示左室肥厚时危险性较其中单项异常者更大。SPECT主要适用于疑诊冠心病的室性心律失常患者，常规心电图不能确定心肌缺血与室性心律失常的关系时，尤其是无法进行普通运动试验时，配合药物应激试验可以增加对运动受限或运动相关性高室性心律失常和猝死风险患者的诊断。在心脏超声检查不能准确评估左室、右室的结构或功能改变情况下，使用MRI和多排CT扫描不但能够测定心脏结构和心室功能，而且还能提供是否存在室壁结构异常或者冠脉解剖的信息。

四、SCD的预防

已经证实，医院外SCD者多数是由心室颤动引起的，大部分患者先出现室性心动过速，持续恶化发生室颤。因为室颤自行转复非常少见，因此，决定室颤患者生存最重要的因素是从室颤发生至得到除颤治疗和紧急药物干预的时间。医院外心脏停搏的总病死率很高，大约95%的患者在到达医院或接受紧急救助之前死亡，主要由于不能得到及时有效的除颤治疗，如果在第一时间内启动干预措施，存活率可高达90%。除了积极治疗冠心病等基础心脏病以外，近十几年来临床试验的结果充分证明埋藏式心律转复除颤器（ICD）治疗是预防SCD最有效的方法。ICD能在十几秒内自动识别室颤和电击除颤，成功率几乎100%。

（一）SCD的二级预防

SCD的二级预防主要是针对SCD的幸存者，防止其再次发生SCD。近年来研究显示，ICD能明显降低SCD高危患者的病死率，是目前防止SCD的最有效方法。ICD二级预防临床研究包括AVID试验、CASH试验和CIDS试验。20世纪90年代末进行的AVID是第一个关于猝死的大规模多中心、随机性、前瞻性研究，其目的是比较室颤或只有血流动力学改变的顽固性室性心动过速患者应用ICD与抗心律失常药物胺碘酮或索他洛尔相比，是否可降低总病死率。研究平均随访（18.2±12.2）个月，结果显示，ICD治疗与抗心律失常药物比较可降低病死率，提高生存率。对于室颤复苏者或持续性心动过速伴有症状和血流动力学障碍患者，与传统的药物治疗相比，ICD使SCD患者1年、2年的病死率分别下降38%

和 25%。这三大实验 meta 分析结果是，ICD 和抗心律失常药比较，总病死率减少 27%，心律失常死亡减少 51%。无论是在中度危险因素人群，还是存在左室射血分数（LVEF）低或重度心衰的患者，ICD 都显示了优于抗心律失常药物的效果。

另外，其他临床试验，如 CASH、CIDS、MUSTT 等均证明，ICD 与抗心律失常药物相比，可明显降低病死率。因此，对于致命性室性心律失常患者进行二级预防明显优于抗心律失常药物，应作为治疗的首选。

（二）SCD 的一级预防

SCD 的一级预防主要是指对未发生过但可能发生 SCD 的高危患者采取不同的措施，以预防 SCD 的发生。由于大部分的 SCD 发生于冠心病患者，因此，针对冠心病患者进行的一级预防和二级预防可能有利于降低 SCD 的发生率。

1. 危险因素的预防

其包括高血压、高脂血症、糖尿病的规范化治疗，改变不良生活方式及不健康饮食习惯，戒烟限酒，控制体重及规律运动等，以期降低患者发生冠心病的危险，从而减少发生 SCD 的可能。

2. 药物治疗

已有多种药物显示出在冠心病 SCD 的一级预防中的益处，如 β 受体阻滞剂、血管紧张素转换酶抑制剂及他汀类药物调脂治疗可降低 SCD 的发生。但是目前只有 β 受体阻滞剂对心律失常及猝死的预防作用在多项大样本临床随机对照试验中得到证实，并被推荐为室性心律失常一级预防的首选药物。β 受体阻滞剂不但可降低心肌梗死后的猝死发生率，还可明显降低慢性稳定性心衰患者的猝死率及总病死率，而且对缺血性及非缺血性心衰均有益处。血管紧张素转换酶抑制剂可明显降低近期急性心肌梗死患者的总死亡、心血管死亡及 SCD 的发生率。但抗心律失常药物中，CAST 试验已证明 Ic 类抗心律失常药物可增加心源性猝死的发生率。CHF-STAT 试验显示胺碘酮仅在抑制室性心律失常上有一定作用，而总病死率及 SCD 发生率与安慰剂组无明显差异。

3. 冠状动脉血运重建

其包括介入治疗（PCI）或冠状动脉搭桥（CABG）。冠脉血运重建能够解除冠状动脉的狭窄，恢复缺血心肌的血液供应，可降低冠心病患者 SCD 的风险。对急性心肌梗死患者进行急诊救治（溶栓、急诊 PCI 或急诊搭桥）利于减少心肌坏死面积，改善心室重构，从而减少严重心律失常的发生，降低 SCD 发生率。

4. ICD

ICD 能够终止危及生命的室性快速型心律失常，适用于恶性心律失常的高危人群。各种研究猝死的一级预防大规模临床试验已经证实，高危 SCD 患者可从 ICD 治疗中获益，包括与冠心病心肌梗死高危患者有关的 MADIT 试验、MUSTT 试验、MADIT-Ⅱ试验等。MADIT 试验和 MADIT-Ⅱ实验证实，同传统药物治疗相比，ICD 能够降低缺血性心脏病患者，包括心肌梗死后患者总病死率，无论患者是否存在室性心动过速，而这种总病死率上的获益主要由于 ICD 降低 SCD 的发生。美国和欧洲心脏学会（ACC/AHA/ESC）因此修改了 SCD 危险患者的临床处理指南，建议对左室射血分数降低的心肌梗死后患者预防性置入 ICD。研究显示，近一半的心力衰竭患者死于心律失常，因此 ICD 对心力衰竭患者而言非常重要。另外，部分肥厚型心肌病患者也会由于心律失常而发生猝死，同样可以从置入 ICD 中获益。这些患者是否需要置入 ICD 主要依据危险分层及患者的整体状况和预后，最终结果要因人而异。

五、ICD 置入适应证

2008 年 ICD 置入指南放宽了缺血性及非缺血性心肌病患者的 ICD 治疗适应证，更加强调 ICD 对 SCD 的一级预防作用，特别是 ICD 对缺血性及非缺血性心肌病、左室射血分数（LVEF）≤ 35%、中度心力衰竭患者的作用。在置入 ICD 前应进行独立的危险因素评估和危险分层，同时应充分考虑患者的治疗意愿。ICD 一级预防中的 LVEF 标准以制定指南所依据临床试验的入选标准为基础。《ICD 指南》是通过参考大规模、多中心、前瞻性临床研究制定的。在适应证的描述上，Ⅰ类适应证是指应该置入

ICD 的情况，Ⅱb 类适应证是指不建议置入，而Ⅲ类适应证指不应该置入。

Ⅰ类适应证：①有器质性心脏病者无论血流动力学是否稳定，但有自发持续性室性心动过速；②有晕厥史，电生理检查明确诱发血流动力学不稳定的持续性室性心动过速或室颤；③心肌梗死 40 d 后，左室射血分数 ≤ 35%，NYHA Ⅱ 或 Ⅲ 级；④非缺血性扩张型心肌病，左室射血分数 ≤ 35%，NYHA Ⅱ 或 Ⅲ 级；⑤心肌梗死前有左室功能不全，心肌梗死 40 d 后，左室射血分数 30%，NYHA Ⅰ 级；⑥心肌梗死后，左室射血分数 ≤ 40%，非持续性室性心动过速或电生理检查诱发出室颤或持续性室性心动过速。

Ⅱa 类适应证：①原因不明的晕厥，伴有显著左心室功能障碍的非缺血性扩张型心肌病；②心室功能正常或接近正常的持续性室性心动过速；③肥厚型心肌病，有一项以上的 SCD 主要危险因素；④致心律失常性右室发育不良/心肌病，有一项以上 SCD 主要危险因素；⑤服用 β 受体阻滞剂期间发生晕厥和（或）室性心动过速的长 QT 综合征患者；⑥在院外等待心脏移植的患者；⑦有晕厥史的 Brugada 综合征患者；⑧有明确室性心动过速记录但没有引起心脏骤停的 Brugada 综合征患者；⑨儿茶酚胺敏感性室性心动过速，服用 β 受体阻滞剂后仍出现晕厥和（或）室性心动过速；⑩心脏结节病、巨细胞性心肌炎或 Chagas 病。整合有 ICD 和心脏再同步化治疗（CRT）功能的 CRT-D 应用指征随着新试验结果的公布不断得以更新。CRT-D 应用原理基于充血性心力衰竭患者的猝死发生率很高。《2008 年心力衰竭指南》提升了 CRT-D 的应用地位，将其列为Ⅰ类适应证，不再要求患者在满足 CRT 治疗适应证的同时必须满足 ICD 应用Ⅰ类适应证。

CRT-D 置入适应证如下。

Ⅰ类适应证：① NYHA 心功能Ⅲ级或非卧床的Ⅳ级心力衰竭。②在最佳药物治疗基础上，LVEF ≤ 35%。③ QRS 时限 ≥ 120 ms，尤其是呈左束支阻滞图形。④窦性心律。

以上患者应接受有或无 ICD 功能的 CRT 治疗。

Ⅱa 类适应证：① NYHA 心功能Ⅲ级或非卧床的Ⅳ级心力衰竭。②在最佳药物治疗基础上，LVEF ≤ 35%。③ QRS 时限 ≥ 120 ms。④心房颤动。

以上患者建议接受有或无 ICD 功能的 CRT 治疗。

第二节 心脏骤停与心肺复苏

一、概述

心脏骤停是指各种原因所致的心脏射血功能突然中止，其最常见的机制为心室颤动（VF）或无脉性室性心动过速（VT），其次为心室静止及无脉电活动（PEA）。心脏骤停后即出现意识丧失，脉搏消失，呼吸停止，经及时有效的心肺复苏部分患者可获存活。心脏性猝死（SCD）是指未能预料的于突发心脏症状 1 h 内发生的心脏原因死亡。心脏骤停不治是心脏性猝死最常见的直接死亡原因。心肺复苏（CPR）是抢救生命最基本的医疗技术和方法，包括胸外按压、开放气道、人工通气、电除颤纠正（VF/VT）及药物治疗等，目的是使患者自主循环恢复和自主呼吸恢复，并最终实现脑复苏。

二、心脏骤停的原因

引起心脏骤停的原因有很多，了解掌握心脏骤停的常见原因（表 1-1），有助于指导心肺复苏和诊断性检查。

表 1-1 心脏骤停常见原因

分类	原因	疾病或致病因素
心脏		冠心病、心肌病、心脏结构异常、瓣膜功能不全
呼吸	通气不足	中枢神经系统疾病、神经肌肉接头疾病、中毒或代谢性脑病
	上呼吸道梗阻	中枢神经系统疾病、气道异物阻塞、感染、创伤、新生物
	呼吸衰竭	哮喘、慢性阻塞性肺病 (COPD)、肺水肿、肺栓塞

续 表

分类	原因	疾病或致病因素
循环	机械性梗阻	张力性气胸、心脏压塞、肺栓塞
	有效循环血量过低	出血、脓毒血症、神经源性休克
代谢	电解质紊乱	低钾血症、高钾血症、低镁血症、高镁血症、低钙血症
	药物滥用	抗心律失常药、洋地黄类药物、β受体拮抗剂、钙通道阻抗剂、三环类抗抑郁药
中毒	毒品滥用	可卡因、海洛因
	中毒	一氧化碳、氰化物
环境		雷击、触电、高/低温、淹溺

三、病理生理机制

心脏骤停导致全身血流中断。然而不同器官对缺血损伤的敏感性不同，甚至同一器官的不同部位也有所差别。脑是人体中最易受缺血损害的重要器官，其中尤以分布在大脑皮质层、海马和小脑的神经元损伤最为明显；其次易受缺血损害的器官是心脏；肾脏、胃肠道、骨骼肌较脑和心脏耐受缺血能力强。

正常体温下，心脏停搏10 s，意识丧失、抽搐；心脏停搏20 s，出现叹气样呼吸或呼吸断续；心脏停搏40 s，瞳孔散大；心脏停搏60 s时，由于延髓缺血缺氧呼吸中枢抑制，呼吸功能停止；心脏停搏3 min，开始出现脑水肿；心脏停搏5 min后，脑细胞开始发生不可逆的缺血损害；心脏骤停8 min内未行心肺复苏，脑死亡。心脏骤停与心肺复苏相关的缺血再灌注损伤的病理生理机制，按时间依次划分为骤停前期、骤停期、复苏期、复苏后期4个阶段。

（一）骤停前期

心脏骤停前，机体潜在的疾病及促发心脏骤停的因素能明显影响心肌细胞的代谢状态，也将影响复苏后细胞的存活能力。如窒息引起的心脏骤停，之前的低氧血症和低血压状态消耗了细胞的能量储备，导致酸中毒，又可明显加剧复苏中缺血损伤的程度。相反，细胞也能对慢性或间断性缺血产生预处理效应，从而对较长时间的缺血有较好的耐受性。

（二）骤停期

心脏骤停引起的血液循环中断，数秒内即导致组织缺氧和有氧代谢中断。这种情况下细胞代谢转为无氧代谢。无氧代谢所产生的三磷酸腺苷极少，难以维持细胞存活所必需的离子浓度梯度。能量消耗的速度因组织不同而不同，同时取决于其能量储备和代谢需求程度。心肌能量的消耗与心脏骤停时心律失常相关，与无脉电活动或心室停搏相比较，发生颤动的心肌要消耗更多的能量。能量的耗竭导致细胞膜去极化，从而触发启动了一系列的代谢反应，包括细胞内钙超载、大量自由基产生、线粒体功能异常、基因异常表达、降解酶的激活和炎症反应等。

（三）复苏期

复苏阶段仍是全身缺血病理过程的延续，标准的胸外按压产生的心输出量仅为正常时的30%左右，并随着复苏开始时间的延迟和胸外按压时间的延长而下降。大量研究表明，标准心肺复苏所产生的灌注压远不能满足基础状态下心和脑的能量需求。最初数分钟，发生内源性儿茶酚胺和血管活性肽大量释放，增加了次要组织血管的收缩，使得血液优先供应脑和心脏。血液灌注的优先分配机制在心肺复苏期间具有重要的意义，因为心肺复苏的目的就是产生足够的心肌血液灌注，使心脏重新恢复节律和有效的机械收缩功能，减少重要器官脑的缺血损伤。然而机体在自主循环恢复后持续存在着血管收缩状态，对血流动力学有着明显不良的影响。复苏成功后，血管收缩导致后负荷明显增加，给已相当脆弱的心脏增加了额外负担，同时导致一些次要缺血器官继续保持缺血状态。

1. 心泵理论

胸外按压时心脏受到胸骨和胸椎的挤压，使心脏和大动脉之间产生压力梯度，这种压力驱使血液流向体循环和肺循环。心脏瓣膜能防止血液倒流，然而随着复苏时间延长，除了主动脉瓣以外，其他瓣膜的功能逐渐减弱。

2. 胸泵理论

胸外按压时胸腔内压力增高，在胸腔内血管和胸腔外血管之间形成了压力梯度。血液顺着压力梯度流向外周动脉系统。由于上腔静脉和颈内静脉连接部位的静脉瓣具有防止血液逆流的功能，在按压情况下逆流到静脉系统的血液得以受限。根据胸泵理论，由于右心室和肺动脉之间没有压力梯度，此时具有作用的仅为血流的被动通道。

（四）复苏后期

复苏后期的病理生理类似于休克综合征，其特征表现为持续缺血诱发的代谢紊乱和再灌注启动的一系列级联代谢反应，两者都导致了细胞的继发性损伤，在初始缺血阶段存活下来的细胞可能由于随后的再灌注损伤而导致死亡。复苏后综合征定义为严重的全身系统缺血后多器官功能障碍或衰竭。

心脏骤停复苏成功后心脏功能明显受抑制，受抑制的心肌定义为"心肌顿抑"。复苏后心功能不全的程度和可逆性，与诱发心脏骤停的前驱致病事件、心脏骤停期间的心脏节律、心脏骤停持续时间及复苏期间应用肾上腺素能药物总剂量相关。复苏后内脏器官缺血所释放的心肌抑制因子，可使心功能不全进一步恶化。在相当多的患者中，既往和发病时进行性局灶性心肌缺血（心绞痛或心肌梗死）可引发心脏其他部位的心肌功能不全。

四、临床表现

心脏骤停的典型表现包括意识突然丧失、呼吸停止、大动脉搏动消失的"三联征"。

五、诊断要点

（1）意识突然丧失，面色可由苍白迅速呈现发绀。

（2）大动脉搏动消失，触摸不到颈动脉、股动脉。

（3）呼吸停止或开始叹息样呼吸，逐渐缓慢，进而停止。

（4）双侧瞳孔散大。

（5）可伴有短暂抽搐或大小便失禁，伴有口眼歪斜，随即全身松软。

（6）心电图表现：①心室颤动；②无脉性室性心动过速；③心室静止；④无脉性电活动。

（一）病史及体征

向家人、目击者和EMSS人员详细询问发病过程，可为判断发病原因和预后提供重要信息。收集发病情况包括：心脏骤停时是否被目击、发病时间、当时患者状态（吃饭、运动、受伤）、服用何种药物、开始心肺复苏的时间、初始心电图表现、急救人员所采用的措施等。既往史包括：既往健康状况和精神状态，有无心脏、肺脏、肾脏疾病或其他恶性肿瘤史，有无感染或出血，有无冠心病或肺栓塞的高危因素，同时需要了解患者当前服用的药物和过敏史等。

仔细体格检查具有重要意义：①检查气道是否通畅，确保人工通气顺利；②查实心脏骤停的诊断依据；③寻找心脏骤停病因的证据；④动态监测有无干预措施所引起的并发症。体格检查必须在CPR不受影响的情况下进行，复苏后需多次重复查体，以了解治疗效果和复苏可能带来的并发症（表1-2）。

表1-2 异常体征提示心脏骤停可能原因及相关并发症

查体	异常体征	可能病因
一般表现	苍白、冰凉	出血、低温
气道	分泌物、呕吐物或血液	误吸、气道阻塞
	正压通气阻力异常增高	张力性气胸、气道阻塞、支气管痉挛
颈部	颈静脉怒张	张力性气胸、心脏压塞、肺栓塞
	气管移位	张力性气胸
胸部	胸骨切开术瘢痕	既往心脏手术史
	单侧呼吸音	张力性气胸、插管进入右侧支气管、误吸

续表

查体	异常体征	可能病因
肺脏	呼吸音遥远，无呼吸音或无胸廓起伏	插管误入食管、气管阻塞、严重支气管痉挛
	哮鸣	误吸、支气管痉挛、肺水肿
	锣音	误吸、肺水肿、肺炎
心脏	听不清心音	血容量过低、心脏压塞、张力性气胸、肺栓塞
腹部	膨胀和浊音	腹主动脉破裂、宫外孕破裂
	膨胀和鼓音	气管插管误入食管、胃胀气
直肠	鲜血、黑便	消化道出血
肢体末端	动脉脉搏动双侧不对称	主动脉夹层
	肾透析动静脉分流或瘘管	高钾血症
皮肤	针孔痕迹或溃疡	静脉药瘾
	烧伤	烟雾吸入、触电

（二）复苏的有效性监测

心肺复苏过程中通常根据心电波形和大动脉搏动判断复苏的有效性。而心肺复苏过程中心肌血流量是由主动脉舒张压和右房舒张压之差，即冠状动脉灌注压（CPP）决定的。心脏骤停和复苏过程中心电图监测只显示心电活动，不能反映心肌收缩功能。以下搏动指标被用以临床和实验研究。

1. 冠状动脉灌注压

灌注压大小与心肌灌注量呈正相关，被认为是反映心肺复苏有效的金标准和可靠性指标。实验和临床研究均表明维持冠状动脉灌注压在 2.0 kPa（15 mmHg）以上是复苏成功的必需条件。由于有创性 CPP 监测的操作费时费力，复苏的紧迫性限制了其实际应用。

2. 中心静脉血氧饱和度

它是另一种能较可靠监测复苏有效性的指标。由于复苏过程中机体氧耗、动脉血氧饱和度和血红蛋白浓度相对不变，中心静脉血氧饱和度能更直接地反映心输出量的多少。正常情况下中心静脉血氧饱和度波动于 60%~80%，复苏过程中如中心静脉血氧饱和度低于 40%，则几乎没有自主循环恢复的机会。但中心静脉血氧饱和度的监测同样牵涉到有创置管问题，也限制了其在临床上广泛使用。

3. 呼气末 CO_2 分压（ET CO_2）

它是心肺复苏期间反映心输出量的可靠指标。研究表明，ET CO_2 与冠状动脉灌注压、脑灌注压变化呈正相关。在未使用血管活性药物的情况下，ET CO_2 低于 1.3 kPa（10 mmHg）提示预后不良。此方法具有无创、简便、反应灵敏的特点。

第三节 成人基础生命支持

基础生命支持（BLS）包括人工呼吸、胸外按压和早期电除颤等基本抢救技术和方法。

一、判断反应

患者突然意识丧失倒地，急救人员先要确定现场有无威胁患者和急救人员安全的危险因素，如有应及时躲避或脱离危险，否则尽可能不要移动患者。通过动作和声音判断患者意识，如拍打患者肩部或呼叫，观察患者有无语言或动作反应。对有反应者使其采取自动体位；无反应患者采取平卧位，便于实施心肺复苏。如怀疑患者有颈椎损伤，翻转患者时应保持头颈部和躯干在一个轴面上，避免颈髓受到实损伤。

二、启动 EMSS

单人急救者发现患者对刺激无反应、无呼吸、无脉搏，应先拨打急救电话启动 EMSS，嘱其携带除颤器（AED），并立即返回患者身边进行 CPR；两个以上急救人员在场，一位立即行 CPR，另一位启动 EMSS。单人现场急救时专业人员可根据判断心脏骤停最可能的病因决定急救流程。病因可能是心源性时，应先拨打急救电话，然后立即 CPR；当判断原因为溺水或其他可能窒息引起的心脏骤停时应先做 5 组 CPR，再拨打电话启动 EMSS。

拨打急救电话时，急救人员应向调度中心说明突发事件现场的位置、简单经过、患者人数，及相应病情、已采用的急救措施等。

三、胸外按压

胸外按压是通过对胸部的挤压驱动血流，有效的胸外按压能产生 8.0～10.7 kPa（60～80 mmHg）以上的动脉压。心脏骤停最初的心电图多表现为心室纤颤（VF），电除颤前进行胸外按压可改善心肌供氧，提高电除颤的成功率，对心室颤动时间超过 4 min 的患者，电击前的胸外按压尤其重要。而在电除颤终止心室颤动后的最初阶段，尽管心脏恢复了有节律的心电活动，但心脏常处于无灌流或低灌流状态，电击后立即给予胸外按压有助于心律恢复。

（一）检查脉搏

急救人员在复杂的环境中短时间内去检查脉搏，常难以确定脉搏是否存在，听诊心音更加不可靠。如果急救人员在 10 s 内不能明确地触及脉搏，应立即开始胸外按压。

（二）按压部位

按压部位在胸骨下 1/3 处，即乳头连线与胸骨交叉处。

（三）按压手法

患者仰卧于坚实地面上，急救人员跪在患者身旁，一个手掌根部置于按压部位，另一个手掌根部叠放其上，双手紧扣进行按压；使肩、肘、腕位于同一轴线上，与患者身体平面垂直，用上身重力按压，幅度为 5～6 cm，频率为 100～200 次/分钟，放松时手掌不离开胸壁，保证每次按压后胸廓回弹，并尽量减少按压的中断，"用力、快速、完全、连续"。

（四）按压/通气比

目前推荐的按压/通气比为 30∶2，循环 5 次为 1 个周期。

（五）2 人以上进行 CPR 时

每隔 1 个周期，应交替轮换位置做 CPR，以避免按压者疲劳使按压质量和频率降低。轮换时动作要快，最好 < 5 s，以减少按压中断。

（六）尽量减少因分析心律、检查脉搏和其他治疗措施中断按压的时间

四、开放气道

患者无意识时，由于舌后坠、软腭阻塞气道，须开放气道。

（一）仰头抬颏法

如患者无明显头颈外伤可使用此法。患者取仰卧位，急救者位于患者一侧，将一只手小鱼际放在患者前额用力使头部后仰，另一只手指放在下颌骨性部位向上抬颏，使下颌角、耳垂连线与地面垂直。

（二）托颌法

当高度怀疑患者有颈椎损伤时使用。患者平卧，急救者位于患者头侧，两手拇指置于患者口角旁，余四指托住患者下颌部位，在保证头部和颈部固定的前提下，用力将患者下颌用力抬起，使下齿高于上齿。避免搬动颈部。

五、人工呼吸

（一）人工通气方法

1. 口对口呼吸

急救者正常呼吸，用按压前额的手的食指和拇指捏住患者鼻翼，将口罩住患者的口，将气吹入患者

的口中。

2. 对鼻呼吸

对鼻呼吸用于口唇受伤或牙关禁闭者。急救者稍用力上抬患者下颌，使口闭合，将口罩住患者的鼻孔，将气吹入患者的鼻中。

3. 口对导管或面罩通气

患者建立人工气道时，可直接用口通过导管吹气；有面罩时可将面罩罩住患者口鼻，再向导管内吹气通过连接管进行人工通气。

（二）简易呼吸器通气方法

简易呼吸器连接面罩，将面罩罩住患者口鼻并固定，托起下颌后通过简易呼吸器将气体吹入；如建立有人工气道，用简易呼吸器直接连接导管，将气体通过导管吹入。

（三）机械通气

机械通气时注意以下问题。

（1）无论任何人工方法，每次吹气时间应持续 1 s 以上，应见胸廓起伏，潮气量 500 ~ 600 mL（6 ~ 7 mL/kg）。

（2）CPR 中实际经过肺的血流量明显减少（为正常的 25% ~ 30%），维持相对低的通气/血流比例，要求潮气量和呼吸频率较生理状态下更低。所以要避免急速、过大潮气量的人工呼吸，以避免胃胀气导致膈肌上抬使肺的顺应性下降，或胃内容物反流造成误吸。

（3）对于有自主循环（可触到脉搏）的患者，人工呼吸维持在 10 ~ 12 次/分，大致 5 ~ 6 s 通气 1 次，约 2 min 重新检查 1 次脉搏。

（4）心脏骤停最初数分钟内，血中氧合血红蛋白还保持一定水平，心、脑的氧供更多取决于血流降低程度，所以开始按压比人工通气相对更重要，急救人员应尽可能避免中断胸外按压。

（5）人工通气时要注意气道始终保持开放状态。

（6）建立人工气道后，呼吸频率为 8 ~ 10 次/分，不再需要按压/通气同步按比例进行。

六、电除颤

心脏骤停 80% ~ 90% 由 VF 所致。在无胸外按压的情况下，VF 数分钟内即转为心室静止。只做 CPR 一般不能终止 VF，电除颤是救治 VF 最为有效的方法。早期电除颤是心脏骤停患者复苏成功的关键，除颤每延迟 1 min 患者存活率下降 7% ~ 10%。

（1）心律分析证实为 VF/VT 时应立即电除颤，只做 1 次电击，之后做 5 组 CPR，再检查心律。

（2）根据除颤器电流的特点，分为单相波和双相波除颤器。单相波除颤器电击能量选择 360 J，双相波除颤器电击能量选择 200 J。

（3）电极位置通常为右侧放置于患者右锁骨下区，左侧电极放置于左乳头侧腋中线处。

（4）电击时提示在场人员不要接触患者身体。

七、心肺复苏的有效指标和终止抢救指征

（一）心肺复苏的有效指标

1. 瞳孔

有效时瞳孔由大变小。

2. 面色（口唇）

面色（口唇）由紫转为红润。

3. 颈动脉

每一次按压可摸到一次搏动，按压有效时可测到血压在 8.3/5.0 kPa（60/40 mmHg）左右。

4. 神志

有效时患者眼球活动，对光反射出现，甚至手脚开始活动。

5. 出现自主呼吸

自主呼吸出现并不意味着可以停止人工呼吸。如自主呼吸微弱，仍应坚持口对口人工呼吸。

（二）终止心肺复苏的指征

（1）呼吸、循环已有效恢复。

（2）无心搏和自主呼吸恢复，常温下 CPR 30 min 以上。

第四节　气道异物阻塞与急救处理

一、概述

气道异物阻塞（FBAO）是导致窒息的紧急情况，如不及时解除，数分钟内即可死亡。FBAO 造成心脏停搏并不常见，但有意识障碍或吞咽困难的老人和儿童发生人数相对较多。FBAO 是可以预防而避免发生的。

二、原因及预防

任何人突然呼吸骤停都应考虑到 FBAO。成人通常在进食时易发生，肉类食物是造成 FBAO 最常见的原因。易导致 FBAO 的诱因有：吞食大块难咽食物、饮酒后、老年人戴义齿或吞咽困难、儿童口含小颗粒状食物及物品。注意以下事项有助于预防 FBAO，如：①进食切碎的食物，细嚼慢咽，尤其是戴义齿者；②咀嚼和吞咽食物时，避免大笑或交谈；③避免酗酒；④阻止儿童口含食物行走、跑或玩耍；⑤将易误吸入的异物放在婴幼儿拿不到处；⑥不宜给小儿需要仔细咀嚼或质韧而滑的食物（如花生、坚果、玉米花、果冻等）。

三、临床表现

异物可造成呼吸道部分或完全阻塞，识别气道异物阻塞是及时抢救的关键。

（一）气道部分阻塞

气道部分阻塞时患者有通气，能用力咳嗽，但咳嗽停止时出现喘息声。这时救助者不宜妨碍患者自行排出异物，应鼓励患者用力咳嗽，并自主呼吸。但救助者应守护在患者身旁，并监视患者的情况，如不能解除，即求救 EMSS 系统。

FBAO 患者可能一开始表现为通气不良，或开始通气好，但逐渐恶化，表现乏力、无效咳嗽、吸气时高调噪声、呼吸困难加重、发绀。对待这类患者要同气道完全阻塞患者一样，须争分夺秒地救助。

（二）气道完全阻塞

气道完全阻塞的患者已不能讲话，呼吸或咳嗽时，双手抓住颈部，无法通气。对此征象必须能够立即明确识别。救助者应马上询问患者是否被异物噎住，如果患者点头确认，必须立即救助，帮助解除异物。由于气体无法进入肺脏，如不能迅速解除气道阻塞，患者很快出现意识丧失，甚至死亡。如果患者已意识丧失、猝然倒地，则应立即实施心肺复苏（CPR）。

四、治疗

（一）解除气道异物阻塞

对气道完全阻塞的患者必须争分夺秒地解除气道异物。通过压迫使气道内压力骤然升高的方法，产生人为咳嗽，把异物从体内排除。具体可采用以下方法。

1. 腹部冲击法（HeimLish 法）

此方法可用于有意识地站立或处于坐位的患者。急救者站在患者身后，双臂环抱患者腰部，一手握拳，握拳手的拇指侧抵住患者腹部，位于剑突下与脐上的腹中线部位，再用另一手握紧拳头，快速向内、向上使拳头冲击腹部，反复冲击腹部直到把异物排出。如患者意识丧失，即开始心肺复苏。

采用此法后,应注意检查有无危及生命的并发症,如:胃内容物反流造成误吸、腹部或胸腔脏器破裂。除必要时,不宜随便使用。

2. 自行腹部冲击法

气道阻塞患者本人可一手握拳,用拇指抵住腹部,部位同上,再用另一只手握紧拳头,用力快速向内、向上使拳头冲击腹部。如果不成功.患者应快速将上腹部抵压在一硬质物体上,如椅背、桌缘、护栏,用力冲击腹部,直到把异物排出。

3. 胸部冲击法

患者是妊娠末期或过度肥胖者时,救助者双臂无法环抱患者腰部,可用胸部冲击法代替HeimLish法。救助者站在患者身后,把上肢放在患者腋下,将胸部环抱住。一只手拳的拇指侧放在胸骨中线,避开剑突和肋骨下缘,另一只手握住拳头,向后冲压,直至把异物排出。

(二)对意识丧失者的解除方法

1. 解除FBAO中意识丧失

救助者立即开始CPR。在CPR期间,经反复通气后,患者仍无反应,急救人员应继续CPR,严格按30:2按压/通气比例。

2. 发现患者时已无反应

急救人员初始可能不知道患者发生了FBAP,在反复通气数次后,患者仍无反应,应考虑到FBAO。

可采用以下方法。

(1)在CPR过程中,如果有第2名急救人员在场,一名实施救助,另一名启动EMSS,患者保持平卧。

(2)用舌-上颌上提法开放气道,并试着用手指清除口咽部异物。

(3)如果通气时患者胸廓无起伏,重新摆正头部位置,注意开放气道状态,再尝试通气。

(4)异物清除前,如果通气仍未见胸廓起伏,应考虑进一步抢救措施(如Kelly钳,Magilla镊,环甲膜穿刺/切开术)开通气道。

(5)如异物取出,气道开通后仍无呼吸,需继续缓慢人工通气,再检查脉搏、呼吸、反应。如无脉搏,即行胸外按压。

第二章

重症监测

第一节 监护病房的设置与管理

重症医学是研究危及生命的疾病状态的发生、发展规律及其诊治方法的临床医学学科。重症加强治疗病房（Intensive Care Unit，ICU）是重症医学学科的临床基地，它对因各种原因导致一个或多个器官与系统功能障碍危及生命或具有潜在高危因素的患者及时提供系统的、高质量的医学监护和救治技术，是医院集中监护和救治重症患者的专业科室。ICU应用先进的诊断、监护和治疗设备与技术，对病情进行连续、动态的定性和定量观察，并通过有效的干预措施，为重症患者提供规范的、高质量的生命支持，改善生存质量。重症患者的生命支持技术水平直接反映医院的综合救治能力，体现医院整体医疗实力，是现代化医院的重要标志。

一、ICU 设置

（一）ICU 模式

ICU模式主要根据医院的规模及条件决定，目前大致可分为以下几种模式。

1. 专科ICU

专科ICU一般是临床二级科室所设立的ICU，如心内科ICU（CCU）、呼吸内科ICU（RCU）等，是专门为收治某个专业危重患者而设立的，多属某个专业科室管理。对抢救本专业的急危重患者有较丰富的经验。病种单一，不能够接受其他专科危重症患者是其不足。

2. 部分综合ICU

部分综合ICU介于专科ICU与综合ICU之间，即由医院内较大的一级临床科室为基础组成的ICU，如外科、内科、麻醉科ICU等。

3. 综合ICU

综合ICU是一个独立的临床业务科室，受院部直接管辖，收治医院各科室的危重患者。综合ICU抢救水平应该代表全院最高水平。这种体制有利于学科建设，便于充分发挥设备的效益。规模较大的医院，除了设置综合性ICU以外，还应设置专科ICU，如心内科ICU及心外科ICU等。国内ICU发展趋势仍以综合ICU和专科ICU为主。

（二）ICU 规模

1. 床位设置

ICU床位设置要根据医院规模、总床位数来确定，一般以该科室服务病床数或医院病床总数的2%~8%为宜，可根据实际需要适当增加。从医疗运作角度考虑，每个ICU管理单元以8~12张床位为宜；ICU每张床位占地面积不少于15 m^2，以保证各种抢救措施的实施。室温要求保持在20~22℃，湿度以50%~60%为宜。

2. 监护站设置

中心监护站原则上应该设置在所有病床的中央地区，能够直接观察到所有患者为佳。围绕中心站周围，病床以扇形排列为好。中心站内放置监护及记录仪、电子计算机及其他设备，也可以存放病历夹、医嘱本、治疗本、病情报告本及各种记录表格，是各种监测记录的场所。

3. 人员编制

ICU专科医师的固定编制人数与床位数之比为0.8：1以上。医师组成应包括高级、中级和初级医师，每个管理单元必须至少配备一名具有高级职称的医师全面负责医疗工作。ICU专科护士的固定编制人数与床位数之比为3：1以上。ICU可以根据需要配备适当数量的医疗辅助人员，有条件的医院可配备相关的技术与维修人员。

4. ICU装备

ICU装备应包括监测设备和治疗设备两种。常用的监测设备有多功能生命体征监测仪、呼吸功能监测装置、血液气体分析仪、心脏血流动力学监测设备、血氧饱和度监测仪、心电图机等。影像学监测设备包括床边X线机、超声设备。常用的治疗设备有输液泵、注射泵、呼吸机、心脏除颤器、临时心脏起搏器、主动脉内球囊反搏装置、血液净化装置及麻醉机等。

5. 其他

每个病床床头前应安置氧气、负压吸引、压缩空气等插头装置，并安装多功能电源插座和床头灯，还应设有应急照明灯。同时，还应有紫外线消毒灯。电源的插孔要求是多功能的。每张床位的电源插孔不应少于20个，并配有电源自动转换装置。ICU应使用带有升降功能的输液轨。为减少交叉感染，两床之间最好应配有洗手池，并装备有自动吹干机。自来水开关最好具有自动感应功能。

二、ICU管理

（一）ICU的基本功能

综合性ICU应具备以下功能：①有心肺复苏能力。②有呼吸道管理及氧疗能力。③有持续性生命体征监测和有创血流动力学监测的能力。④有紧急做心脏临时性起搏能力。⑤有对各种检验结果做出快速反应的能力。⑥有对各个脏器功能较长时间的支持能力。⑦有进行全肠道外静脉营养支持的能力。⑧能够熟练地掌握各种监测技术以及操作技术。⑨在患者转送过程中有生命支持的能力。

（二）规章制度

ICU必须建立健全各项规章制度，制定各类人员的工作职责，规范诊疗常规。除执行政府和医院临床医疗的各种制度外，应该制定以下符合ICU相关工作特征的制度，以保证ICU的工作质量：①医疗质量控制制度。②临床诊疗及医疗护理操作常规。③患者转入、转出ICU制度。④抗生素使用制度。⑤血液与血液制品使用制度。⑥抢救设备操作、管理制度。⑦特殊药品管理制度。⑧院内感染控制制度。⑨不良医疗事件防范与报告制度。⑩疑难重症患者会诊制度。⑪医患沟通制度。⑫突发事件的应急预案、人员紧急召集制度。

（三）ICU的收治范围

（1）急性、可逆、已经危及生命的器官功能不全，经过ICU的严密监护和加强治疗短期内可能得到康复的患者。

（2）存在各种高危因素，具有潜在生命危险，经ICU严密监护和随时有效治疗死亡风险可能降低的患者。

（3）在慢性器官功能不全的基础上，出现急性加重且危及生命，经过ICU的严密监护和治疗可能恢复到原来状态的患者。

（4）慢性消耗性疾病的终末状态、不可逆性疾病和不能从ICU的监护治疗中获得益处的患者，一般不是ICU的收治范围。

（四）ICU医护人员专业要求

ICU医师应掌握重症患者重要器官、系统功能监测和支持的理论与技能：①复苏。②休克。③呼吸功能衰竭。④心功能不全、严重心律失常。⑤急性肾功能不全。⑥中枢神经系统功能障碍。⑦严重肝功能障碍。⑧胃肠功能障碍与消化道大出血。⑨急性凝血功能障碍。⑩严重内分泌与代谢紊乱。⑪水、电解质与酸碱平衡紊乱。⑫肠内与肠外营养支持。⑬镇静与镇痛。⑭严重感染。⑮多器官功能障碍综合征。⑯免疫功能紊乱。

ICU医师除一般临床监护和治疗技术外,应具备独立完成以下监测与支持技术的能力:①心肺复苏术。②人工气道建立与管理。③机械通气技术。④纤维支气管镜技术。⑤深静脉及动脉置管技术。⑥血流动力学监测技术。⑦胸穿、心包穿刺术及胸腔闭式引流术。⑧电复律与心脏除颤术。⑨床旁临时心脏起搏技术。⑩持续血液净化技术。⑪疾病危重程度评估方法。

(五)组织领导

ICU实行院长领导下的科主任负责制。科主任负责科内全面工作,定期查房、组织会诊和主持抢救任务。ICU实行独立与开放相结合的原则。所谓独立,就是ICU应有自己的队伍,应设有一整套强化治疗手段。没有独立就体现不出ICU的特色。所谓开放,就是更多地听取专科医师的意见,把更多的原发病处理(如外伤换药)留给专业医师解决。医师的配备采取固定与轮转相结合的形式。护士长负责监护室的管理工作,包括安排护理人员工作,检查护理质量,监督医嘱执行情况及护理文书书写等情况。护士是ICU的主体,能在24 h观察和最直接得到患者第一手临床资料的只有护士,她们承担着监测、护理、治疗等任务,当病情突然改变时,要能在几秒钟、几分钟内准确及时地进行处理。所以,ICU护士应该训练有素,要熟练地掌握各种抢救技术。要有不怕苦、不怕脏的奉献精神,要善于学习,与医师密切配合。

第二节 循环功能监测

循环功能监测的目的在于能及时、准确地发现各种循环功能异常,如容量负荷过重或不足、心律失常、循环阻力增高等,对于及时、合理地指导治疗、防止严重并发症及提高患者的救治成功率有重要的意义。

传统的循环功能监测项目包括观察意识表情、皮肤色泽,感受皮肤温度,触摸周围动脉搏动的频率和节律,测量动脉血压等,这些都是评估心功能和循环功能极有价值的指标。目前这些指标仍是临床上循环功能监测的重要内容。随着现代急危重症医学的发展,完整而系统的循环功能监测不仅要有以上的一般监测方法,还需要持续心电监护、直接或间接动脉血压监测、无创伤性和创伤性血流动力学监测等方法来共同实现。

一、一般监测

(一)意识状态

循环系统的功能状态变化可直接引起中枢神经系统的血流灌注量改变,从而影响脑功能的表达,因此意识状态是循环功能的直接观察指标。患者如出现意识障碍,如嗜睡、意识模糊、谵妄、昏迷,或出现表情异常,如烦躁、焦虑或淡漠、迟钝,甚至意识丧失,在排除了神经系统疾病之后,主要反映循环功能障碍的加重。

(二)心率

正常成人心率60~100次/分,监测心率可反映心血管功能状态的变化。心率增快,可能是循环血量丢失的早期征象,这种反应可先于血压及中心静脉压的变化或与两者同时出现。合并感染的患者,机体代谢率增高,需有足够的心排出量才能满足机体代谢的需要。根据CO(心排出量)=SV(心搏量)×HR(心率),适当提高心率有利于提高心排血量。当心率大于150次/分,心动周期缩短,舒张期充盈不足,CO明显减少,且增加耗氧量。监测心率可以及时发现心动过速、心动过缓、期前收缩和心搏骤停等心律失常现象。

(三)呼吸状态

呼吸状态的改变可以间接反映循环功能的改变,例如急性左心衰竭表现为阵发性呼吸困难,休克、创伤或重症感染的患者早期呼吸多浅快,呈现呼吸性碱中毒,随着病情发展可出现酸中毒,严重时可出现呼吸窘迫。

（四）尿量

心排出量减少，循环功能不良必将导致肾脏血流灌注减少。临床上患者出现少尿或者无尿，尿比重升高时，需观察每小时尿量、尿比重，当每小时尿量小于 30 mL，尿比重增加时，如果排除了肾性和肾后性因素，即表示出现了组织灌注不足或循环衰竭。

（五）颜面、口唇和肢端色泽

当周围小血管收缩及微血管血流减少，如急性失血、创伤或剧痛时，临床上可出现面颊、口唇及皮肤色泽由红润转为苍白，甚至发绀；急性心功能不全发作时表现为面色青灰、口唇发绀；重症感染发展至微循环障碍时可表现为发绀。

（六）毛细血管充盈时间和肢端温度

毛细血管充盈时间延长是微循环灌注不良及血液淤滞的表现，是反映周围循环状态的指标。如果在保暖的状态下，仍然出现四肢末端温度下降、四肢冰凉，可以证实周围血管收缩，皮肤血流减少，是反映周围循环血容量不足的重要指标。

二、心电监护

心电监护是急诊室和重症监护病房最基本的床旁监测项目，临床心电监护的直接目的是及时发现、识别和确诊各种心律失常，最终目的是对各种致命性心律失常进行及时有效的处理，降低心律失常猝死率，提高急危重症患者抢救成功率，同时确保手术、特殊检查与治疗的安全。心电监护具有以下临床意义。

（一）及时发现和诊断致命性心律失常及其先兆

这是心电监护的主要目的，通过动态观察心律失常的发展趋势和规律，可预示致命性心律失常的发生。如某些急性器质性心脏病患者出现进行性增加的高危险性室性期前收缩，应警惕和预防随后可能出现的致命性心律失常。

通过心电监护不仅可及时发现心律失常，初步确定心律失常的类型和程度，还能有效评价各种治疗措施的疗效及不良反应。

（二）监测电解质紊乱

电解质紊乱可影响心脏电生理活动，出现心电图的改变，诱发各种心律失常。通过心电监护可及时发现并对已经处理的患者进行治疗效果评价。

（三）手术监护

对各种手术，特别是心血管手术的术前、术中、术后及各种特殊检查和治疗过程中实行心电监护，以及时发现可能出现的并发症并迅速采取救治措施。

（四）指导其他可能影响心电活动的治疗

当非抗心律失常治疗措施有可能影响到患者的心电活动时，也可进行心电监护以指导治疗。

三、动脉血压和中心静脉压监测

（一）动脉血压监测

动脉血压能反映心室后负荷、心排血量、循环血容量、血管张力和血管壁弹性等。常用的血压监测指标包括收缩压（SBP）、舒张压（DBP）、脉压（SBP-DBP）和平均动脉压（MAP）。SBP 主要由心肌收缩力和心排出量决定，是维持重要器官血供的主要指标；DBP 是维持冠脉灌注的重要指标；SBP-DBP 取决于心脏每搏输出量和血容量，在失血性休克患者此值变小；MAP 与心排出量和外周血管阻力有关，是反映脏器、组织灌注是否良好的重要指标。

血压监测分为无创血压监测和有创血压监测两种方法。无创血压监测常用间断袖带测压法，由监测仪自动完成和显示。有创血压监测为动脉内插管直接监测，可以连续记录压力曲线，显示血压趋势图，反映一段时间内血压波动情况。对于急危重症或无创血压监测有困难的患者，如休克状态或应用血管活性药物时，均需动脉插管直接测量血压，所测数值较无创血压约高 1.3 ~ 4.0 kPa（10 ~ 30 mmHg）。穿刺部位多首选桡动脉，此外股、肱、足背和腋动脉均可采用。

血压变化可衡量循环功能，但不是唯一的标准，因为组织灌注取决于血压和周围血管阻力两个因素，若血管收缩，阻力增高，血压虽然不低，但组织血流减少，循环功能仍然不能满足组织代谢的需要，所以单纯血压值正常并不完全说明患者有良好的循环状态。

（二）中心静脉压（central venous pressure，CVP）监测

中心静脉压是指血液流经右心房及上下腔静脉胸段时产生的压力。将中心静脉导管穿刺至中心静脉，主要途径是经颈内静脉、锁骨下静脉和股静脉插入上、下腔静脉测得。持续观察 CVP 的动态变化，对于了解血容量、右心功能以及判断、观察、治疗心包填塞和休克有着重要的临床意义（图 2-1）。

CVP 主要反映右心室前负荷，其高低与血管内容量、静脉壁张力和右心功能有关。CVP 正常值为 0.59～1.18 kPa（6～12 cmH$_2$O），过低提示血容量不足或静脉回流受阻，应给予补液；过高提示输入液体量过多或存在心功能不全，应减慢输液速度或暂停输液，给予利尿药或强心剂。

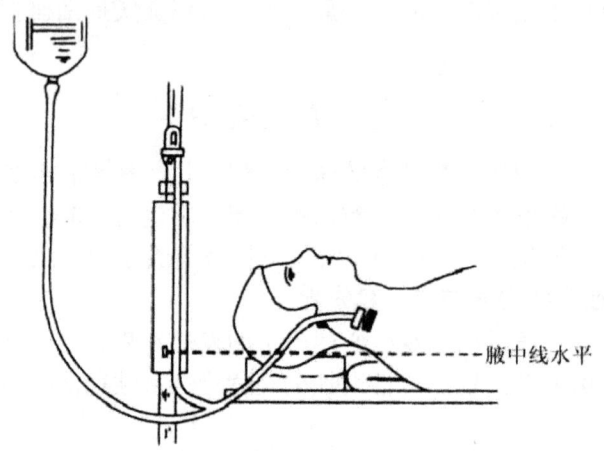

图 2-1　中心静脉压测定示意图

四、血流动力学监测

血流动力学是研究血液在心血管系统中流动的一系列物理学问题，即流量、阻力、压力之间的关系。血流动力学监测的适应证包括各种急危重症患者，如创伤、休克、呼吸衰竭、心血管疾病及较大而复杂的手术患者等，它可以持续地观察心脏前后负荷、心肌收缩力、心室舒张末压、心律和心率等反映心血管功能状况的动态指标，为及时发现病情变化、制定治疗措施提供依据。血流动力学监测可分为无创伤性和创伤性两大类。

（一）无创伤性血流动力学监测

无创伤性的血流动力学监测是应用对机体组织器官没有机械损伤的方法，经皮肤或黏膜等途径间接取得有关心血管功能的各项参数，其特点是安全、操作简便、无或很少发生并发症等。监测指标包括：心率、血压以及颈静脉的充盈程度等。目前较为全面的无创监测血流动力学的方法有经胸电阻抗法和 CO$_2$ 部分重吸收法。由于影响无创血流动力学监测的因素很多，其结果的准确性会受到一定影响。

1. 阻抗法血流动力学监测（TEB）

TEB 利用心动周期中胸部电阻抗的变化来测定左心室收缩时间和计算心搏量。TEB 应用心阻抗血流图（impedance cardiography，ICG）对血流动力学参数进行连续监测，通过电脑直接计算出相应指标，从而对心脏功能进行评价。观察指标包括心排量（CO）、搏出量（SV）、心排指数（CI）、体循环阻力（SVR）、胸腔液体量水平（TFC）、心室加速指数（ACI）等。TEB 是无创连续的血流动力学监测方法，操作简单、费用低，并能动态观察 CO 的变化趋势。但由于其抗干扰能力差，易受患者呼吸、手术操作及心律失常等干扰，尤其是不能鉴别异常结果是由于患者的病情变化引起，还是由于机器本身的因素所致，其绝对值有时变化较大，故在一定程度上限制了其在临床上的广泛使用。

2. CO_2 部分重吸收法监测（NICO）

与呼吸机管路连接的 CO_2 重复呼吸环为 150 mL 的无效腔，当呼吸环内的气体与肺泡及肺毛细血管达到一个平衡状态时则可测出环路内 CO_2 的含量，此即为 Fick 原理。NICO 测定即采用该原理，经过间接 Fick 公式 CO（L/min）=VCO_2（mL/min）/（$CvCO_2$ - $CaCO_2$）（mL/L）测出心排出量。但 NICO 监测仅能局限在有创机械通气的患者，和热稀释法则量心输出量不同，其监测的是有通气部分的肺毛细血管血流量，若所测量患者的通气血流比例不匹配，将会导致两种测量方法所测得的 CO 出现差异，在高心排出量状态和肺泡无效腔增加的情况下，NICO 监测的 CO 偏低。

（二）创伤性血流动力学监测方法

创伤性血流动力学监测是指经体表插入各种导管或监测探头到心腔和（或）血管腔内，利用各种监测仪或监测装置直接监测各项生理学参数。目前临床应用较广泛的创伤性血流动力学监测方法包括以下几种。

1. 肺动脉漂浮导管

肺动脉漂浮导管也称 Swan-Ganz 导管，是 1970 年由 Swan 和 Ganz 首先研制成的顶端带有气囊的导管。Swan-Ganz 导管具有室性心律失常发生少、能迅速置入肺动脉和不用 X 线透视三项优点，成为血流动力学监测的重要方法。

（1）原理：Swan-Ganz 导管由聚氯乙烯制成，其内有四个管腔。第一腔通导管顶端，用来测量肺动脉压力及肺毛细血管楔压（pulmonary capillary wedge pressure，PCWP）；第二腔在管侧开口，距管端 30 cm，当导管顶端孔位于肺动脉时，此口多在右心房内，故可同时记录肺动脉及右心房压力，并可从此孔注入冰水以测量心排血量；第三腔与管的乳胶小气囊相通，可充气 1.5 mL 左右，借此气囊漂浮于血液中，使导管前端随血流进入肺动脉；第四腔是实心部分，与距导管顶端 4 cm 的侧孔内所嵌入的微小热敏电阻相连，用来测定肺动脉温度。

主要通过热稀释法来获得心排出量，通过假设 PCWP ≈ LAP（左房压）≈ LVEDP（左室舒张末压）≈ LVEDV（左室舒张末容积）= 前负荷等压力指标来反映容量状态。

（2）适应证：严格意义上说，对于任何血流动力学不稳定以及氧合功能改变的患者，如心肌梗死、心力衰竭、心血管手术、肺栓塞、呼吸衰竭、严重创伤、灼伤、各种类型休克、嗜铬细胞瘤及其他内外科急危重症者均有应用 Swan-Ganz 导管的指征。但由于 Swan-Ganz 导管价格昂贵、来源困难且为有创操作，并发症较多，故在一定程度上限制了其临床应用。掌握置管的适当时机尤为重要，当患者血流动力学不稳定或肺功能严重障碍，需应用复杂呼吸形式支持其功能时为最佳置管时机。

（3）禁忌证：在导管经过的通路中有严重的解剖畸形，导管无法通过或导管本身即可使原发疾病加重者为禁忌证，如右心室流出道梗阻、肺动脉瓣或三尖瓣狭窄、肺动脉畸形等疾病。

（4）置管方法：首先做物品准备，包括酒精浸泡后的静脉穿刺针、扩张器、引导钢丝、刀片、三通板；无菌 Swan-Ganz 导管置于已打开的导管包无菌区内；酒精、肝素盐水适量；急救设备以及药品；压力传感器和压力监护仪。主要置管步骤包括：①导管插入途径选择：常用的插入 Swan-Ganz 导管部位有颈内静脉、锁骨下静脉、颈外静脉、贵要静脉和股静脉，颈内静脉或锁骨下静脉是理想的置管入路。②穿刺步骤：以颈内静脉途径为例，首先常规局部皮肤消毒、铺巾，做局部浸润麻醉。术者手指触摸到颈动脉表面，并将其推向内侧，使之离开胸锁乳突肌前缘。在其前缘的中点食指与中指之间与额平面呈 30°～45°角进针，针头指向同侧乳头。穿刺针内见到静脉回血证明穿刺成功，放入导丝后拔出穿刺针，穿刺口用刀片稍扩张，沿导丝引导方向，利用扩张器将外套管置入颈内静脉中。退出引导钢丝及扩张器，再经外套管置入心导管。③导管置入：实际工作中，多数患者因病情危重不可能移动至导管室，且病房内不具备 X 线机设备，故多可行床边盲目插入 Swan-Ganz 导管法。这时首先要将准备好的心导管尾部三通板连接换能器，使各心腔压力波形直接显示在床边监护仪上，也需有同步心电图监测。置入的肺动脉导管（PAC）经上腔静脉或下腔静脉首先进入右心房，在监护仪上即出现右心房内压力波形（RAP），再经血流导向经三尖瓣进入右心室，将导管气囊充气，使其上漂，监护仪显示为右心室压力波形（RVP）。PAC 经右心室流出道漂浮至肺动脉，压力波形的收缩压基本保持不变，舒张压明显升高表现为肺动脉压力波形（PAP），继续向前缓慢送入导管，则可以发现压力波形再次发生改变，出现收缩压和舒张压均下降，脉压明显减小，这种波形为典型的肺动脉嵌顿压力波形（PC-WP），这时需要停止继续移动导管，立即放开气囊，压力波形会马上变为肺动脉压力波形，再次将气囊充气 1 mL 之后再排空气囊，压力波形若重复出现由肺动脉嵌顿压力波形到肺动脉压力波形的转换，提示导管位置良好。当证实导管位置良好后，予以皮肤外缝合、固定导管，穿刺点以无菌敷料覆盖，胶布固定，术毕。

（5）各监测压力值的正常值及临床意义：①右心房压力（right atrial pressure，RAP）：RAP 代表右心房或上、下腔静脉的压力，反映右心室充盈压的变化，正常值为 0.13～0.93 kPa（1～7 mmHg）。RAP 降低可能是血容量不足，RAP 升高可能与右心衰竭、三尖瓣关闭不全、心包填塞、补液量过快过多有关。②肺动脉压力（pulmonary atrial pressure，PAP）：PAP 升高可见于左心衰竭、二尖瓣病变、慢性肺部疾病、肺动脉高压等，正常值为 2.0～4.0 kPa/0.67～1.8 kPa（15～30 mmHg/5～14 mmHg）。③肺毛细血管楔压（pulmonary capinary wedge pressure，PCWP）：PCWP 在一定程度上反映了肺静脉压，也能间接反映左心房压，可作为反映左室舒张末压（LVEDP）的指标，正常值为 0.67～1.60 kPa（5～12 mmHg）。PCWP 升高见于：左心功能不全、心源性休克、二尖瓣狭窄或关闭不全、血容量过多等疾病；PCWP 降低主要见于：血容量不足。④心排出量（cardiac output，CO）：通过 Swan-Ganz 导管向右心房注射冷生理盐水，其随着血液的流动而被稀释并吸收血液的热量，温度逐渐升高到与血液温度一致，这一温度稀释过程由导管前端的热敏电阻感应，通过记录就可以得到温度—时间稀释曲线。CO 的正常值为 4～6 L/min。CO 是每分钟从左心室排入主动脉的血量，是反映心泵功能的重要指标，通过对这一指标的监护有助于心力衰竭的诊断、处理和预后评估。

（6）并发症：①心律失常：为发生在插管术中的常见并发症，由于导管尖端接触心肌壁或心瓣膜所致。②导管气囊破裂：常见于反复使用的导管，气囊弹性丧失所致。③感染及血栓性静脉炎：由于置管术中无菌操作不严格，反复使用的导管消毒不彻底及导管维护中的污染而致直接的血行污染。④肺栓塞：由于导管头端充胀的气囊长时间嵌入肺动脉或插管时导管在肺动脉中多次移动所致。⑤肺动脉破裂：见于肺动脉高压、血管壁变性的患者，由于导管在肺动脉内反复移动、气囊过度充气所致。⑥瓣膜损伤、导管在心腔内扭曲、打结：因导管质软、易弯曲、插入血管长度过长时发生。

2. 脉搏波指示连续心排出量测定（pulse indicator continous cardiac output，PiCCO）

PiCCO 技术是近年来开发的新技术，对心排血量的监测类似于肺动脉导管，它是应用 PiCCO 监测仪监测心排出量（CO）的一种新技术，其方法结合了经肺温度稀释技术和动脉脉搏波形曲线下面积分析技术。通过监测可得出胸内血容量（ITBV）和血管外肺水（EVLW）等容量性指标。ITBV 已被许多学者证明是一项可重复、敏感的容量指标，且比肺毛细血管嵌压（PCWP）、右心室舒张末期压（RVEDP）、中心静脉压（CVP）更能准确反映心脏的前负荷。PiCCO 在循环功能监测方面从压力监测发展为容量监测，减少了干扰容量判断的因素，同时还能监测肺水情况。通过对心功能进行连续监测，可指导临床用药、调整补液速度及补液量，以维持正常循环血量。

3. 经食管超声心动图（transesophageal Echocardiography，TEE）

TEE 方法可以在 ICU 患者床旁进行，由于其透声窗口更接近心脏，容易获得清晰的图像，可以直接得到有关心脏解剖、心功能以及血流动力学方面的信息，从而为心脏以及大血管相关疾病的诊断、治疗和预后评价提供依据。

第三节　血流动力学监测与循环支持

一、血流动力学监测方法

血流动力学监测是通过监测患者循环系统各部位的压力，同时监测心排血量（CO）、外周血管阻力（SVR）、肺血管阻力（PVR），结合氧动力学计算氧输送量（DO_2）、氧消耗量（VO_2）等参数，对患者循环功能异常做出判断，同时进行针对性和恰当的治疗。

(一)动脉压监测

动脉压监测分为无创动脉压监测和创伤性动脉压监测。

无创动脉压监测可采用人工袖套测压法或电子自动测压法,需注意袖带绑缚的位置正确(肘上 2 cm)及松紧度适宜(可伸入一到两指);电子自动测压时需注意避免频繁测压、测压时间过长或测压间隔太短,有可能发生疼痛、上肢水肿、血栓性静脉炎等。

创伤性动脉压(ABP)监测:通过在周围动脉置入动脉导管,并经由换能器将机械性压力波转变为电子信号,由示波屏直接显示动脉压力波形和相关数值,并可连续监测、记录及分析,适用于各类危重患者、循环不稳定者。

1. 置管途径

首选桡动脉,足背动脉及股动脉亦可酌情挑选;尽量避免行肱动脉穿刺置管,以防发生动脉血肿或阻塞引起前臂血供障碍。

2. 测压装置

测压装置包括换能器、加压冲洗袋、冲洗液及连接管道等。

3. 有创动脉压波形

创伤性动脉压监测不仅能连续、实时地获得患者血压的数值,其波形亦带给我们很多信息。正常的动脉压波形分为收缩期和舒张期,主动脉瓣开放和快速射血入主动脉时动脉压波迅速上升至峰顶;而血流从主动脉到周围动脉时波形下降至基线。下降支的重搏切迹是主动脉弹性回缩产生的。

(二)中心静脉压(CVP)监测

CVP监测是测定位于胸腔内的上、下腔静脉或右心房内的压力,衡量右心对排出回心血量能力的指标。操作简单方便,不需特殊设备,在临床上应用广泛。

1. 建立静脉通路

需经颈内静脉或锁骨下静脉穿刺置入深静脉导管,导管头端的位置以位于上腔静脉内为宜。

2. 影响CVP测定值的因素

(1)导管位置:头端应位于右心房或近右心房的上、下腔静脉内。

(2)标准零点:以右心房中部水平线为标准零点,在体表的投射位置相当于仰卧位时第四肋间腋中线水平,患者体位发生改变应相应调整零点位置。

(3)胸膜腔内压:行机械通气的患者胸膜腔内压增高,影响测得的CVP数值。

3. CVP数值

CVP数值正常为0.49 ~ 1.18 kPa(5 ~ 12 cmH$_2$O),通常认为小于0.25 kPa(2.5 cmH$_2$O)提示心腔充盈欠佳或血容量不足,大于1.47 kPa(15 cmH$_2$O)提示右心功能不全。但CVP的个体差异极大,临床上对其绝对数值的参考意义争论较大,通过动态观察其数值变化可能更有利于患者容量情况的判断。

4. CVP波形分析

正常波形有a、c、v三个正波和x、y两个负波,波形与心脏活动和心电图之间有恒定的关系。

(三)肺动脉漂浮导管

该方法又称肺动脉导管法(PAC)。1970年Swan-Ganz气囊漂浮导管应用于临床,为心功能障碍和其他危重患者的血流动力学监测提供了重要的手段,经过不断发展,目前Swan-Ganz导管不但能测量传统的参数,如CVP、肺动脉压(PAP)、肺动脉嵌入压(PAWP)或称肺毛细血管嵌入压(PCWP)、连续心排血量(CCO)、每搏量(SV)等,新型的Swan-Ganz导管(图2-2)与仪器还可以连续测量右心室舒张末期容量(RVEDV)和右心室收缩末期容量(RVESV),因此将压力监测与容量监测融为一体。应用Swan-Ganz导管的方法监测心排血量在多种方法中被临床视为金标准,同时它还可以监测外周血管阻力(SVR)与肺血管阻力(PVR),其计算方法与正常参考值见表2-1,在较多新型监护仪可以自动计算。

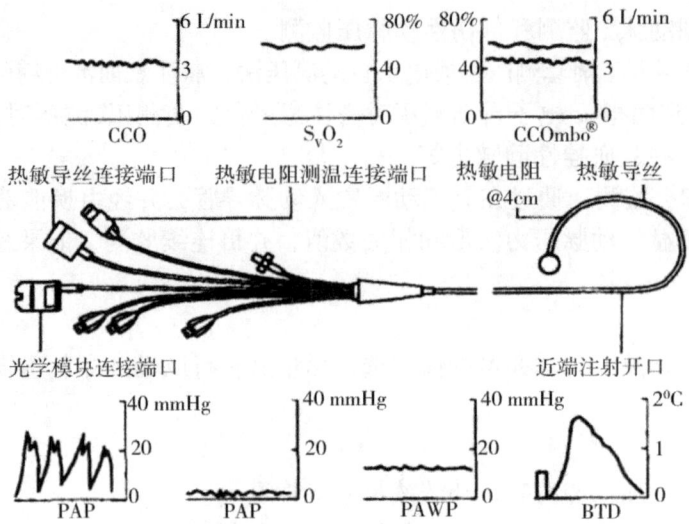

图2-2 Swan-Ganz漂浮导管的结构示意图

表2-1 常用血流动力学监测参数与正常参考值

参数	缩写	单位	计算方法	正常参考值
平均动脉压	MAP	kPa	直接测量	10.9~13.6
中心静脉压	CVP	kPa	直接测量	0.8~1.6
肺动脉嵌顿压	PAWP	kPa	直接测量	0.8~1.6
平均肺动脉压	MPAP	kPa	直接测量	1.5~2.1
心排血量	CO	L/min	直接测量	5~6
每搏排血量	SV	mL/beat	CO/HR	60~90
心脏指数	CI	L/min·m^2	CO/BSA*	2,8~3.6
外周血管阻力	SVR	dyne·sec/cm^5	80·(MAP−CVP)/CO	800~1 200
肺血管阻力	PVR	dyne·sec/cm^5	80·(MPAP−PAWP)/CO	<250
氧输送指数	DO2I	mL/min·m^2	CI 点 CaO$_2$·10	520~720
氧消耗指数	VO2I	mL/min·m^2	CI.(CaO$_2$−CvO$_2$)·10	100~180
氧摄取率	O2ER	%	(CaO$_2$−CvO$_2$)/CaO$_2$;	22~30
动脉血乳酸	LA	mmol/L	直接测量	<2.2
混合静脉血氧饱和度	SvO$_2$	%	直接测量	60~80

*BSA为体表面积

（四）脉搏指数连续心排血量（PiCCO）监测

这是一种较新的微创心排血量监测，是经肺温度稀释技术和动脉搏动曲线分析技术相结合的方法，能对心脏前负荷以及血管外肺水进行监测。

1. 所需导管

所需导管为中心静脉置管及股动脉放置PULSION导管。

2. 操作方法

三次经肺温度稀释法测量对脉搏曲线心排血量测量作校正，然后根据脉搏曲线变化可以连续监测。

3. 优势

与漂浮导管比较，损伤较小，置管可能发生的并发症亦少；同时，PiCCO 可以监测胸腔内血容量（ITBV）及血管外肺水（EVLW），能够更准确、及时地反应体内液体情况。

（五）每搏排血量变异度（SVV）

根据 Frank-Starling 曲线，当回心血量超过一定程度后，心排血量不再随着心脏前负荷的增加而加大，呼吸对回心血量的影响也不会很大；反之，如果存在循环容量不足，随着呼吸而发生回心血量的周期性变化，导致心脏每搏排血量随之发生变化，即在基线的水平上产生一个变异度，即为 SVV。其正常值应小于 13%，如果超过 13%，则提示继续扩容对提高心排血量仍有帮助。

（六）混合静脉血氧饱和度（SvO_2）及乳酸监测

这两项对危重病和重大手术患者围术期血流动力学及组织氧供需平衡的评估有重要意义。

1. SvO_2

SvO_2 指肺动脉血的血氧饱和度，即经过全身机体摄氧、代谢后的静脉血在右心混合后所残留的氧含量，反映了全身供氧和耗氧之间的平衡，正常值为 60%~80%。当发生贫血、心排血量降低（低血容量、心源性休克等）时，氧供减少，则 SvO_2 值降低。临床上通常以上腔静脉血氧饱和度（$ScvO_2$）来代替较难获取的 SvO_2；$ScvO_2$ 或 SvO_2 降低提示全身低灌注状态。SSC2008 脓毒症救治国际指南中作为重要的要点强调了早期目标治疗（early goal directed therapy，EGDT），推荐意见指出，应在最初的 6 h 之内，通过液体复苏与循环支持，使 $ScvO_2$ 达到 70%，或 SvO_2 达到 65%。

2. 乳酸（LA）

当机体处于应激状态时，组织氧利用度提高，若存在循环容量不足，氧供难以满足机体需要，则出现无氧代谢，乳酸值升高，并大于 4 mmol/L。近年来许多临床循证依据证明了严重脓毒症与脓毒性休克的患者，血乳酸是可以反映预后的重要临床依据。同时，乳酸也是救治严重脓毒症与脓毒性休克患者疗效评价的重要监测指标。

二、血流动力学参数的临床意义

CVP 是临床十分常用的评估容量状态的参数，但是很多因素会影响 CVP，如正压机械通气与呼气末正压（PEEP）等；同时 CVP 反映容量状态也较迟缓。临床应用中对同一患者的连续监测对评估与治疗有意义，同时可以在脓毒性休克救治中参考应用早期目标治疗（EGDT）。LA 在救治复杂休克患者时十分重要，因为动脉压正常并不等于解除了全身或局部器官组织的低灌注。应用时可参考 SSC2008 指南。临床研究也证实了 LA 升高是重症患者预后的独立相关因素。LA 升高提示低灌注状态。

SvO_2 如果是经导管抽取混合静脉血作血气分析，就需要看该血气分析仪是否是直接测定氧饱和度，而不是换算得到的，否则结果不可靠。SvO_2 是指经 Swan-Ganz 导管监测的，而经上腔静脉导管监测的为 SvO_2，根据患者原发疾病的不同应具体分析。

MAP 是临床救治休克的最常用目标参数，按 EGDT 的早期治疗目标，应在尽量早的时间内（6 h）提高至 8.7 kPa（65 mmHg）以上。但是抗休克的根本目标并不是提高 MAP，而应该是纠正组织器官的低灌注，所以，LA 和尿排出量 [>0.5 mL/(kg·h)] 是可以补充的参考指标。PAWP 升高提示左心功能不全，在鉴别诊断 ARDS 与心源性肺水肿时是重要的指标，如果 PAWP>2.4 kPa（18 mmHg），提示心源性肺水肿，即左心衰竭；但是，在腹腔高压与腹腔间室综合征（ACS）的特殊条件下，应当根据患者的个体化特征具体分析。

三、循环支持

（一）容量治疗

1. 胶体液

血浆、人血白蛋白、羟乙基淀粉、动物胶、右旋糖苷等，能有效维持血浆胶体渗透压，改善循环状况；血液制品的来源有限，使得临床应用无法保证，人工胶体在应用时应注意：羟乙基淀粉有不同的制剂品种，每个商品有不同的平均相对分子质量与中位相对分子质量，以及分子替换率和每日最大用量。临床应用时注意具体商品的性质指标。动物胶的平均相对分子质量较小，另外还可能具有抗原性，应用中应注意。右旋糖苷制剂有不同的相对分子质量，应用有最大量限制，同时可能影响凝血功能。

2. 晶体液

晶体液通常可选用林格液或生理盐水。生理盐水大量输注可能产生高氯性酸中毒。

（二）血管活性药物

血管活性药物可以分为强心药物、血管收缩剂、血管扩张剂多重种型，应用时根据患者的血流动力学异常的特征应用。

常用的药物包括多巴胺、去甲肾上腺素、血管升压素和多巴酚丁胺。

1. 多巴胺（dopamine）

作为脓毒性休克治疗的一线血管活性药物，多巴胺兼具多巴胺能与肾上腺素能 α 和 β 受体的兴奋效应，在不同的剂量下表现出不同的受体效应。小剂量 [< 5 μg/（kg·min）] 多巴胺主要作用于多巴胺受体（DA），具有轻度的血管扩张作用。中等剂量 [5～10 μg/（kg·min）] 以 β_1 受体兴奋为主，可以增加心肌收缩力及心率，从而增加心肌的做功与氧耗。大剂量多巴胺 [10～20 μg/（kg·min）] 则以 α_1 受体兴奋为主，出现显著的血管收缩。

2. 去甲肾上腺素（norepinephrine）

去甲肾上腺素具有兴奋 α 和 β 受体的双重效应。其兴奋 α 受体的作用较强，通过提升平均动脉压（MAP）而改善组织灌注；对 β 受体的兴奋作用为中度，可以升高心率和增加心脏做功，但由于其增加静脉回流充盈和对右心压力感受器的作用，可以部分抵消心率和心肌收缩力的增加，从而相对减少心肌氧耗，因此亦被认为是治疗感染中毒性休克的一线血管活性药物。其常用剂量为 0.03～1.50 μg/（kg·min）。但剂量大于 1.00 μg/（kg·min），可由于对 β 受体的兴奋加强而增加心肌做功与氧耗。

3. 肾上腺素（epinephrine）

由于具有强烈的 α 和 β 受体的双重兴奋效应，特别是其较强的 β 受体兴奋效应在增加心脏做功、增加氧输送的同时也显著增加着氧消耗，血乳酸水平升高，目前不推荐作为感染中毒性休克的一线治疗药物，仅在其他治疗手段无效时才可考虑尝试应用。

4. 血管升压素（vasopressin）

血管升压素通过强力收缩扩张的血管、提高外周血管阻力而改善血流的分布，起到提升血压、增加尿量的作用；血管升压素还可以与儿茶酚胺类药物协同作用。由于大剂量血管升压素具有极强的收缩血管作用，使得包括冠状动脉在内的内脏血管强力收缩，甚至加重内脏器官缺血，故目前多主张在去甲肾上腺素等儿茶酚胺类药物无效时才考虑应用，且以小剂量给予（0.01～0.04 U/min）。

5. 多巴酚丁胺（dobutamine）

具有强烈的 β_1、β_2 受体和中度的 α 受体兴奋作用，而 β_2 受体的作用可以降低肺动脉楔压，有利于改善右心射血，提高心排血量。总体而言，多巴酚丁胺既可以增加氧输送，同时也可增加（特别是心肌）氧消耗，因此在脓毒性休克治疗中一般用于经过充分液体复苏后心脏功能仍未见改善的患者；对于合并低血压者，宜联合应用血管收缩药物。其常用剂量为 2～20 μg/（kg·min）。

第四节 脑功能监测

一、概述

尽管脑组织的重量仅占人体重量的 2%，但其耗氧量所占比例却是其重量的 10 倍（表 2-2），表明脑组织的代谢率极高。但是，另一方面脑组织对氧气、糖和 ATP 等能源贮备却十分有限，使大脑需要持续的能量和氧的供给。正常大脑的平均脑血流量（CBF）为 50 mL/（100 g·min），如低于 20 mL/（100 g·min）时出现脑功能的损害，当低于 8～10 mL/（100 g·min）则导致不可逆性损害。前者称为神经功能衰竭临界值，后者为脑衰竭临界值。应该注意的是，不仅大脑灰质与白质间的结构、代谢特点和血供截然不同，而且，各脑区间也存在组织代谢的异质性。故此，在相同的病理损害条件下，脑组织各区域的病理损害程度也存在明显的差异。

表 2-2 脑组织代谢的基本生理参数

指标	参考值	所占比例
脑组织重量	约 1350 g	约占体重的 2%
脑血流量 (CBF)	平均：50 mL/(100 g·min)	
灰质	75~80 mL/(100 g·min)	
白质	20 mL/(100 g·min)	占总血流量 15%
脑氧耗量 (CMR O_2)	3~3.5 mL/(100 g·min)	占人体的 20%
脑糖耗量 (CMRglu)	4.5 g/(100 g·min)	占人体的 10%
颈静脉氧分压 (PvO_2)	4.3~5.9 kPa(32~44 mmHg)	
颈静脉氧饱和度 (SJO_2)	55%~75 %	
颈动静脉氧含量差 (DAV O_2)	4~8 mL/100 g	
颅内压 (ICP)	1.1~1.6 kPa(8~12 mmHg)	

总之，脑组织解剖、生理和代谢等特点，使其具有"高代谢、低储备、易损伤、难修复"的特点，这使得脑功能的实时监测愈显重要。

二、脑功能监测的基本内容

由于脑组织的易损性、其功能难逆转和难恢复等特点，故此，对脑功能监测提出了很高的要求。所谓监测，是指对患者进行连续或接近连续的方法，实时评价其生理功能变化，以便及时采取相应治疗措施和（或）判断治疗效果。由于大脑无时不受机体内环境的影响，尤其是当脑组织损伤时，脑血流自身调节功能受到不同程度的损害，此时血液循环、呼吸系统等对大脑的影响更加明显。另外，在原发性脑损伤后，其他系统的异常又会对脑组织造成继发损害。故此，应将脑外多系统监测也列入脑功能监测的范围中。其监测的内容主要包括血压、血氧饱和度、二氧化碳分压、体温等。脑功能本身的监测主要是针对大脑本身的内环境或其生理功能的监测，主要包括：神经功能体征、颅内压、脑血流和脑代谢等的监测。

（一）脑外多系统监测

1. 体循环动脉压（ABP）与平均动脉压（MAP）

由于主动脉根部与大脑中动脉的远端，以及桡动脉的平均动脉压变化基本一致，所以体循环平均动脉压（MAP）可代表颅内平均动脉压。颅内平均动脉压与颅内压的差值就等于脑的灌注压。故此，在颅内压恒定的情况下，MAP 决定着脑组织的血液灌流。由于脑组织对于缺血、缺氧十分敏感，尤其是在发生脑组织损伤的情况下，脑功能不可逆性损害发生的时间更短，故此，应采用有创动脉血压监测方法，以便及时了解脑组织灌注的情况。

2. 动脉血氧分压和经皮氧饱和度（SpO_2）

血红蛋白实际所携带的氧含量与其总的可携氧量之比等于血氧饱和度（SO_2）。动脉血氧分压和其血氧饱和度在体内温度、pH、PaCO_2 和红细胞 2,3-二磷酸甘油酸的影响下，存在着动态平衡，即氧离曲线。另外，除血红蛋白本身异常的情况外，如碳氧血红蛋白和高铁血红蛋白，经皮氧饱和度与动脉血氧分压存在较恒定的关系。故此，可通过经皮氧饱和度的连续监测来反映机体的氧合情况。

3. 动脉二氧化碳分压（PaCO_2）和呼吸末二氧化碳分压（EtCO_2）

由于 PaCO_2 是影响脑血流最强的因素，尤其是在颅内顺应性下降的情况下。故此，PaCO_2 的变化通过影响颅内压，进而对脑组织灌注压有着明显的影响。故此，脑功能监测中需要持续监测 PaCO_2。由于

$PaCO_2$ 与 $EtCO_2$ 呈线性变化关系，故此，可通过连续监测 $EtCO_2$ 的变化获得 $PaCO_2$ 的相对值。实际应用中，由于患者个体 $PaCO_2$ 和 $EtCO_2$ 存在的差值不同，故应通过数次血气分析的变化确定两者的对应关系。

4. 核心温度（Tc）

核心温度也称中心体温，是通过测定体腔内温度获得，一般是测定食管、直肠、膀胱或肺动脉内的体温。由于在一定范围内体温每升高1℃，脑的代谢率就提高5%～7%，故此，对于脑功能已损害的患者，体温的增加可使能量代谢已近衰竭的脑组织进一步损害，造成脑功能进一步恶化。故此，Tc 的连续监测具有重要意义。除上述需要连续监测的项目外，中心静脉压、血红蛋白、红细胞压积、血糖、水和电解质，以及酸碱平衡均应列入常规监测或检查项目之中。

（二）脑功能的监测

脑功能的监测首先应包括临床神经体征的定时检查，包括瞳孔的变化、其他脑干反射和腱反射等，这是因为基本的临床体检常为临床决策提供重要的线索。由于急性脑损伤患者多接受了镇静、镇痛甚至肌松治疗，在一定程度上对临床体检的准确性产生不利影响。故此，在实际临床中应十分重视动态观察上述体征的变化，并合理使用影像学检测手段，以便及时发现病情变化，观察治疗效果和评价预后等。

脑功能的监测，除神经体征和影像学检查外，根据监测项目的性质或目的，脑功能的监测又可分为：电生理监测、脑血流检测和脑代谢监测等。

1. 瞳孔变化

动态观察瞳孔大小、对光反应速度以及光刺激后瞳孔缩小的程度，这些是临床体检监测脑功能变化的重要内容，尤其是对于使用镇痛药、镇静剂，甚至肌松药的患者更具临床意义。2003 年开始用于临床的瞳孔仪（quantitative pupillometry），不仅使上述反映瞳孔变化的指标更加客观、准确，也使得连续或接近连续监测瞳孔变化成为可能。

正常双侧瞳孔等大等圆，对光反应灵敏。双侧瞳孔扩大见于颅内压增高、脑干损伤、脑死亡和药物中毒（阿托品等）。双侧瞳孔缩小见于吗啡中毒、有机磷中毒、巴比妥和氯丙嗪等中毒。双侧瞳孔大小不等是指双侧瞳孔直径差大于 0.5 mm。可由于外周性疾病，如眼部、颈部、纵隔与肺尖等病变引起；也可由于中枢性病变，或是脑疝形成压迫一侧动眼神经所致。

2. 神经影像学检查

从监测狭义的定义而言，间断的神经影像学检测不应列入监测的范畴之中。但是，就临床意义而言，及时、准确的神经影像学检查，不仅可以提供诊断神经损害原发病因学的依据，而且可以提供继发性脑损害的资料，如是否存在脑水肿及其程度等，从而为临床及时采取相应治疗措施和（或）判断治疗效果提供帮助。一般而言，当临床体检发现神经功能恶化，且不能用颅外各系统变化解释时，均应进行影像学检查，及时发现病情变化的原因并采取相应治疗措施。

3. 脑电生理的监测

（1）脑电图（Electroencephalogram，EEG）：脑电图是大脑皮质锥体细胞自发电位在时间、空间上的总合形成的。由于这些自发电位均是耗能过程，包括兴奋或抑制性的突触后电位，故此，脑细胞的能量代谢的变化就会或多或少地影响脑电信号。脑组织能量代谢所产生的高能磷酸化合物，其中 90% 是经需氧代谢途径提供的。高能磷酸化合物不仅保证了细胞膜两侧离子转运和梯度的维持，而且保证了内源性递质的合成、转运、释放和自发电活动。当能量代谢障碍后，相应的细胞功能也将受到影响。最先受到影响的是脑细胞的自发电活动和递质的代谢，其后才是细胞膜两侧离子的转运。故此，临床可通过脑电图的监测发现脑细胞能量代谢的变化。研究表明，EEG 的异常变化明显早于临床表现，故其具有较高的敏感性。但是，对于危重患者而言，镇静、镇痛和抗癫痫药物的使用，在一定程度上影响脑电图的变化。故此，对于 EEG 变化除了应该动态观察外，尚需排除其他影响因素，必要时尚需检测影响 EEG 药物的浓度，以便对 EEG 的变化做出合理的解释。

EEG 的检测可根据临床需要采取 8～16 电极不等，但是，这种检查多需特殊仪器，或在床旁无法完成。目前，重症监护病房常使用 2 道脑电图，即采用 C_3-T_3、C_4-T_4 导联。对于缺血缺氧性脑病等弥漫性脑损伤患者，2 道脑电图与多道脑电图在检测脑电异常信号间有良好的相关性。但是，对于局灶性脑损伤或损害原因不明者，多道脑电图具有明显的优势。

（2）诱发电位的监测：随着计算机技术的发展和成熟，诱发电位已成为检测脑功能状态常用的神经电生理检查方法。诱发电位通过刺激特定感受器，在特定的传导通路上，通过计算机叠加技术使特定刺激所产生的电信号得以记录。通过外加刺激产生的诱发电位有脑干听觉诱发电位、视觉诱发电位、体感诱发电位和运动诱发电位等。由于刺激与传导通路上的诱发电位有一定的锁定关系，故此，通过记录各电极所记录到的诱发电位的潜伏期、波幅、波形和位相的变化，用于分析相应传导通路上的脑功能状态。动态检测诱发电位的变化，对于脑功能损伤程度的分析和伤情预后判断均有较好的临床价值。但是，目前该技术只能作为动态检查脑功能的手段。从监测的意义上讲，该技术尚不能作为常规监测脑功能的项目。

4. 经颅超声多普勒（Trans-cranial Doppler，TCD）

尽管测定脑血流量的方法较多，如正电子发射断层扫描（PET）、单光子发射断层扫描（SPECT）和氢气清除法等，但可在床旁监测脑血流的方法目前只有1982年挪威学者首先采用的TCD技术。该技术通过检测颅底动脉环相关动脉，尤其是大脑中动脉血流速度的变化，为临床监测脑血流变化提供简便、无创和客观的指标。尽管TCD可提供多项颅内动脉血流动力学的资料，但临床常使用的指标为收缩期最大流速（Vp）、舒张期末流速（Vd）、阻力指数（RI）和脉动指数 $[PI=(Vp-Vd)/Vm]$ 等。由于颅内压升高时首先影响舒张末期流速，故有人把 $Vd < 25\ cm/s$ 和（或）$PI > 1.10$ 作为脑血流灌注显著减少的指标。应该注意的是，TCD是通过检测颅内、脑实质外血管血流速度的变化，来间接反映脑血流量变化的。故此，对于这些指标的变化，应结合平均动脉压、脑灌注压、动脉血二氧化碳浓度等指标综合分析。

总之，由于该方法简单易行，且有较好的可重复性，故该项检查方法已成为神经科学重症监护室以及创伤急救中心常规检查或监测的项目之一。

5. 近红外线光谱技术

近红外线光谱技术测定脑组织局部氧饱和度（$rSCO_2$），是通过采用波长 650～1 100 nm 的近红外光对人体组织的良好穿透性，在通过头皮、颅骨进入脑实质后，近红外光只被氧合、还原血红蛋白和细胞色素吸收。利用入射和反射光差，并根据Beer-Lamber定律计算得出近红外光衰减程度，即 $rSCO_2$。由于脑组织中动脉血只占20%，静脉血和毛细血管血分别占75%和5%，故此，测定的值主要反映静脉血氧饱和度。其推荐参考值是 $64\% \pm 3.4\%$，当小于55%提示异常，小于35%表明脑组织严重缺氧。目前临床研究表明，检测结果与临床特征和预后存在较大差异，且各家研究结果不一。这可能与该技术方法以及软脑膜血流对 $rSCO_2$ 的影响有关。

6. 颅内压（ICP）

正常成人颅腔是一封闭的腔体，脑实质、脑脊液和脑血容量分别占85%、10%和5%的容积。颅内容积和压力变化关系的曲线，称为颅内顺应性曲线。其特点是在颅内容积增加的初期，颅内压并无明显变化。当颅内容积增加到一定程度时，轻度容积的增加就会引起明显的颅内压力的变化。颅内顺应性曲线虽有一定的规律，但个体间和不同病理情况下存在较大差异。该曲线与患者年龄、脑容积增加的速度和脑脊液代偿能力均相关。颅内顺应性曲线变化的特点表明两个临床应该关注的问题：①各种病理原因所致的脑组织水肿，其初期颅内压可无明显变化。换句话说，在初期或颅内顺应性较大的个体，如脑萎缩者，颅内压不是敏感反映脑水肿或脑肿胀的指标。②当颅内压升高时，颅内自身代偿机制已经基本丧失，颅外血流动力学开始对脑血流产生明显影响。

根据压力探头安放的位置，可将颅内压的监测分为4种类型，即脑室内、脑实质内、硬脑膜下（蛛网膜下隙）和硬脑膜外，后两者由于测量准确性和并发症问题，已较少使用。脑室内压力的监测，不仅能提供全面和准确的颅内整体压力变化信号，而且可用于脑脊液引流和生物学检测，即具有治疗和生化监测等多种功能。其缺点是操作较复杂，尤其是当颅内压升高，脑室受压或移位时更难置管。对于非颅脑手术患者，且脑室明显受压者，可选脑实质内测压。尽管脑实质置管的并发症较少，但有学者认为其准确性较差。这可能与零点调整以及颅内本身存在压力梯度等因素有关。

尽管颅内压监测不能早期发现脑组织容积变化，但是颅内压的监测既有利于颅内高压的诊断和治疗，又对颅内血流动力学变化的监测提供重要资料。故此，严重颅脑损伤患者均应积极开展颅内压监测项目。

7. 脑组织氧分压（$PtiO_2$）

脑组织氧分压监测是继颅内压监测后又一重要的颅内监测手段。其导管电极的置入过程几乎与脑实质颅内压监测方法类似。不同的是，导管探头是由聚乙烯膜包裹的铂金阴极和银阳极组成。当细胞或组织间隙的氧分子以扩散方式与电极板结合，其产生的极化电流变化通过计算机处理显示。组织间隙氧分压与电流强度成正比。监测导管放置的位置是根据临床需要而定。一般放置在非优势半球额叶正常组织内，以便反映大脑整体氧供状态；或根据脑影像学资料放置在原发损伤的"半影区"，以反映存在缺血风险组织的氧供状态。放置后一般需要 2 h 左右的稳定。目前该技术的零点校准和灵敏度均有较好的稳定性，但其同一部位脑组织重复测定的绝对数值相差较大。

$PtiO_2$ 的正常值和缺血阈值尚未确定，这可能与各家采用的测定系统不同、探头放置的位置不同、患者不同的临床状态（脑损伤类型、镇静程度以及何种镇静药等），以及医学伦理学等诸多问题相关。根据颅脑外伤的研究资料，一般将额叶正常组织内测定的 $PtiO_2$ 值小于 2.0 kPa（15 mmHg）作为缺血阈值或预后不良的指标。然而，临床在解释 $PtiO_2$ 值时需要注意以下几点：①组织缺氧性损害的发生不仅与缺氧的程度有关，还与其持续时间的长短关系密切。② $PtiO_2$ 仅仅反映局部组织的氧供状态，并不表示细胞代谢状况是需氧还是无氧酵解过程。③对于 $PtiO_2$ 绝对值的解释，应结合脑灌注压、颅内压和临床其他指标等综合分析。

8. 脑组织微透析（Micro-dialysis，MD）

如上所述，脑组织氧分压监测提供了脑组织或细胞间隙的氧供情况，但没有直接提供细胞代谢的相关信息。在不同损伤因素影响下，要了解脑细胞氧代谢的变化、各种神经介质和炎症介质的变化，以及这些因子在损伤与抗损伤机制中的作用，就需要一项能实时监测细胞代谢变化及过程的方法。20 世纪 60 年代，瑞典学者 Bito 等首先报道了微透析技术在大脑中的应用。经过近 30 年监测技术的改进，以及在动物实验中大量资料的积累，20 世纪 90 年代，该技术开始应用于监测人脑组织代谢的变化。脑组织微透析的临床应用，真正实现了床旁监测脑细胞代谢状态。

该技术的原理与常规透析原理相同，即半透膜两侧的溶质由于浓度梯度差而发生被动扩散的跨膜运动。目前临床使用的透析导管，其尖端为已知长度的半透膜（长 10 ~ 30 mm）组成的透析室。外径 0.5 mm 的透析导管连接灌注液，该灌注液的成分与被研究组织间液的组成相同或相似。灌注液在透析室与细胞间液交换后，经导管中央的毛细管收集待测。一般灌注液的灌流速度为 0.3 ~ 5 μl/min，收集的液体量仅为数微升。收集样本的频率或时间根据需要而定，如在手术期间常采用 5 min；而在重症监护室常约 30 min，以便获得更多或更好的相对回收率。在技术原理方面，除上述被动扩散外，另一个重要的原理就是半透膜的"相对回收率"（relative recovery）。它是指透析液检测到的某成分的浓度与实际细胞间隙该成分浓度的比值。这个比值与透析膜的长度、灌注液的灌流速度、灌注液的成分和分子扩散均有关。分子扩散又明显受半透膜孔大小的影响。一般而言，膜孔的大小，也称阻断阈值，应是被研究分子大小的 2 ~ 3 倍。目前使用的半透膜的膜孔大小在 20 ~ 100 kD 之间，基本可满足临床需要。

近十余年来，该项监测手段被广泛应用于研究不同损伤因素时脑细胞代谢和神经介质的变化，以及这些变化与临床表现或预后的关系；另一方面，该技术也被用于探讨治疗手段获益的机制。在缺血性中风的研究中发现，当细胞间液中谷氨酰胺、乳酸/丙酮酸比值、甘油等含量升高，则预示梗塞向恶性缺血性中风发展。在蛛网膜下隙出血的临床研究中发现，脑组织 MD 检测到的代谢变化，较脑血管痉挛引起的临床表现早 11 h。这为临床早期干预治疗血管痉挛提供了新的预测和诊断指标。MD 在严重颅脑外伤研究中的应用更加广泛和深入。严重颅脑外伤是被美国食品和药物管理局（FDA）认定的、可使用该项监测技术的唯一适应证。该领域的研究发现，乳酸/丙酮酸比值升高和兴奋性氨基酸的大量释放，均预示颅脑外伤患者的预后不良。

总之，脑组织 MD 技术不仅为临床监测细胞代谢指标，如葡萄糖、乳酸、丙酮酸、甘油、尿素和谷氨酰胺等提供了方法学，同时也为研究各种脑损伤病理生理变化、药物治疗机制等方面提供了强有力的手段。然而，在具体临床应用中，也应该注意到该技术的局限性。

(1）空间的局限性：导管所在部位病理状态的不同，反映脑组织代谢状态的不同。

(2）时间的局限性：获取测量样本需一定的收集时间，而在此期间细胞代谢变化是连续的，而测定却是间断的。

(3）细胞膜状态影响细胞间液成分的变化：MD 测定的代谢底物或代谢中间产物，并不是直接反映了细胞内的代谢变化，而是细胞间隙中上述物质的变化。

(4）缺乏正常值，以及各种病理状况下参数的特异性和敏感性。

(5）价格昂贵。

9. 颈内静脉血氧饱和度（$S_{JV}O_2$）

颈内静脉血氧饱和度是较早用于监测脑组织氧代谢的方法。由于其监测手段简便易行，并可通过光导纤维连续监测血氧饱和度，故此，该项目仍是目前临床常用的监测严重脑损伤的手段。该方法通过颈内静脉逆行插管，使导管尖端抵达颈静脉球位置（导管遇到阻力后退 1～2 cm，或 X 线摄片导管尖端在第 2 颈椎椎体水平）。一般选择脑损伤侧的颈内静脉，对于弥漫性脑损伤患者多选择右侧颈内静脉。有颅内压监测的患者，可通过分别短暂压迫两侧颈内静脉来选择插管的血管，即选择对颅内压影响大的颈内静脉。

正常情况下，$S_{JV}O_2$ 在 55%～75% 范围内波动（平均为 65%），低于或高于此范围均视为异常。临床观察发现，$S_{JV}O_2$ 与临床表现关系密切。当 $S_{JV}O_2 < 40\%$ 时，EEG 发生变化；$S_{JV}O_2 < 45\%$ 时，患者出现意识模糊；当其低于 25% 时，临床出现晕厥。接受心脏体外循环手术的患者，手术中出现 $S_{JV}O_2 < 50\%$ 时，醒后多存在认知功能障碍。一项严重颅脑外伤的研究发现，只有 $S_{JV}O_2 < 55\%$ 与患者预后不良相关；而其他指标，如 Glasgow 评分、瞳孔反应和脑灌注压等均与预后无关。研究也发现，在排除技术原因外（如采血过快或导管位置偏低），$S_{JV}O_2$ 过高也常与预后不良相关。这可能是与脑组织坏死或损伤造成组织"顿抑状态"，而无摄氧能力等有关。

总之，在临床监测中，对 $S_{JV}O_2$ 值应注意以下几点：① $S_{JV}O_2$ 是反映大脑半球或更多脑组织血流/氧代谢的综合指标。因此，该指标缺乏敏感反映局部脑损伤的能力。② $S_{JV}O_2$ 变化及其临床意义的结果多来自颅脑外伤的研究资料，是否适合其他病理因素所致的脑损伤，尚待进一步研究确定。③ $S_{JV}O_2$ 是反映对应的大脑半球供氧和耗氧相互关系的综合指标，故此，对该指标的解释要结合其他相关指标。

10. 其他监测方法

目前神经外科手术期间，尚采用的监测方法有：①激光多普勒血流测定法（LDF），是通过激光探头检测脑组织（1 mm³）中移动红细胞所造成的多普勒位移效应，来推测局部脑组织血流量（rCBF）。该方法具有连续、实时、微创、敏感等特点。②热弥散法（thermal diffusion）技术，通过检测置于皮层上加热探头与测量探头间的温度差，计算局部脑血流量（rCBF）。其特点与 LDF 相似。总之，这两种监测方法主要用于术中监测，如脑动静脉畸形切除术等。另外，脑血流量也可通过功能磁共振（fMRI）、高速 X-CT 和正电子断层扫描（PET）等先进手段获得，但均无法在床旁实施。

第五节　呼吸功能监测

进行机械通气的患者都存在不同程度的原发性或者继发性呼吸功能损害，呼吸功能状态常常决定着这些患者的病情严重程度和治疗成败，因此治疗过程中需要密切监测呼吸功能。近年来，随着机械通气理论和实践的发展，危重病病理生理的深入研究与电子计算机技术和传感技术的不断融合，导致了呼吸机智能化程度不断增强。临床上，呼吸功能监测的指标可以通过数据、各种波形或者动态趋势图表示，包括呼吸力学监测、肺容积监测、呼吸功监测等。我们通过分析连续性的监测数据，有利于及时采取相应诊治措施，有利于判断治疗效果和评估预后。

一、压力监测指标

压力监测一般指气道压力监测，气道压力在每一个呼吸周期内不断变化，常用的指标有峰压（P_{peak}）、平台压（P_{plat}）、呼气末气道正压（PEEP）等。P_{peak}指呼吸周期中压力感受器显示的最大压力，其数值过高会造成气压伤，原则上不能超过3.92~4.41 kPa（40~45 cmH_2O）；P_{plat}指吸气末屏气，压力感受器显示的气道压力，实际上反映吸气末最大的肺泡跨壁压，原则上P_{plat}应该控制在2.94 kPa（30 cmH_2O）以下；PEEP指呼气末的气道压力，$PEEP_i$是指PEEP为0时的呼气末肺泡压力，PEEP可以改善气体在肺内的分布，但如果时间过长或者设置过高，会对循环系统造成不利影响。P_{peak}与P_{plat}主要反映气道阻力（包括人工气道和管路），二者差值越大，说明气道阻力越大。P_{plat}与PEEP之差主要反映肺组织弹性阻力，差值越大，阻力越大。P_{peak}下降至P_{plat}的坡度和持续时间反映肺组织的黏性阻力，坡度越大肺组织的黏性阻力越大。

二、流量监测指标

机械通气时吸气相流速的形态可由呼吸机设置，呼气相流速的形态由系统顺应性和气道阻力决定。临床上常用的吸气流速波形为减速波，气流为减速气流时平均气道压力高、峰压低，且接近呼吸生理，因此减速波得到了广泛应用。

流量-时间曲线可以判断PSV模式的呼气转换水平，PCV或A/C时的吸气时间是否足够，有无屏气时间；判断气流阻塞导致的$PEEP_i$的高低以及气道扩张药的疗效。当呼气末流速未降至0（回到基线），说明存在$PEEP_i$，较高的呼气末流速对应较高的$PEEP_i$。应用支气管扩张剂后呼气峰流速增加，回复基线的时间缩短，提示病情有改善。如果管路中冷凝水积聚、气道内分泌物多以及气道痉挛等，流速曲线出现锯齿样变化。

三、容量监测指标

（一）潮气量和分钟通气量

容量是流量对时间的积分，多数呼吸机功能够监测潮气量（V_T），而分钟通气量则是潮气量与呼吸频率的乘积。正常人的V_T一般为5~10 mL/kg，其中一部分进入肺泡内能够有效地进行气体交换，即肺泡容量，另一部分则进入传导气道和完全没有血流的肺泡，即无效腔。一般无效腔占V_T的1/4~1/3，相当于2~3 mL/kg。正常人的分钟通气量约为6 L/min。机械通气时应该根据不同疾病和同一疾病的不同阶段选择合适的呼吸频率（RR）和V_T，例如在严重支气管哮喘和ARDS患者均应选择小V_T，但前者RR应较慢，后者RR应较快，如果人机对抗，适当应用镇静药抑制自主呼吸。对于肺外疾病导致的呼吸衰竭或者COPD患者相对稳定时可选择深慢呼吸，即大V_T慢RR。一般情况下V_T的变化与RR有关，RR增快，V_T变小；反之V_T增大，RR减慢。如果V_T增大伴RR增快，常常提示肺组织严重损伤或者水肿。

定压通气是通过调节吸气压力来改变潮气量的，因而潮气量相对不稳定，可随着患者气道阻力及顺应性的变化而发生变化。定容通气时由于管路的顺应性，患者实际通气潮气量也略低于设定的潮气量。潮气量-时间曲线也可以用来判断回路中有无气体泄漏以及反映呼气阻力。如有漏气，呼气量少于吸气量，潮气量曲线呼气支不能回到基线而开始下一次吸气。如果潮气量曲线呼气支呈线性递减而非指数递减，而且恢复至基线的时间延长，提示呼气阻力增高。

（二）肺活量

肺活量正常为60~80 mL/kg，是反映肺通气储备功能的基本指标。

（三）功能残气量

正常人功能残气量为40 mL/kg，或者占肺总量的35%~40%。体位改变会影响功能残气量。

四、气流阻力指标

气流阻力指控制通气时，整个呼吸系统的黏性阻力，包括气道、肺和胸廓的黏性阻力。一般来说，气流阻力主要反映气道阻力的变化。

吸气阻力（R_i）= (P_{peak} - P_{plat}) / (V_T/T_i)

呼气阻力（R_e）=（P_{plat}-PEEP）/V_{max}

V_{max}指呼气初期的流速。阻力增大，说明气道分泌物增加或气道痉挛，也可能是肺组织水肿、肺泡萎陷不张或者胸腔积液。

五、顺应性指标

机械通气时一般测定呼吸系统的总顺应性，分为静态顺应性（C_s）和动态顺应性（C_{dyn}）。C_s反映气流消失后单位压力变化时V_T的变化，其计算公式是：$C_s=V_T/(P_{plat}-PEEP)$，其正常值为60～100 mL/cmH$_2$O，C_s主要反映胸肺弹性阻力的变化；C_{dyn}则为呼吸运动时，即气流存在时单位压力变化时V_T的变化，其计算公式是：$C_{dyn}=V_T/(P_{peak}-PEEP)$，其正常值为50～80 mL/cmH$_2$O，$C_{dyn}$不仅受胸肺弹性阻力的影响，也受气道阻力和黏性阻力等变化的影响。

六、呼吸中枢驱动能力和呼吸肌力量指标

吸气用力开始0.1 s时对抗闭合气道产生的气道压，通常记录开始吸气0.1 s时的口腔压力，称为口腔闭合压（$P_{0.1}$），正常人小于0.2 kPa（2 cmH$_2$O）。$P_{0.1}$可用来评价呼吸中枢的驱动水平。

最大吸气压（P_{Imax}）标准方法是在FRC位，用单向活瓣堵塞吸气口，并迅速进行最大努力吸气，用压力表直接或者传感器间接测定，可以反映患者的自主呼吸能力，是呼吸肌和腹肌等辅助呼吸肌力量的综合反映。其正常值为-9.81～-4.90 kPa（-100～-50 cmH$_2$O）。P_{Imax} > -1.96 kPa（-20 cmH$_2$O），一般需要机械通气。而机械通气患者，P_{Imax} < -2.45 kPa（-25 cmH$_2$O），撤机较易成功。

$P_{0.1}$和P_{dimax}的监测一般需要留置食管气囊，以食管内压代替胸内压。

最大经膈压（P_{dimax}）是反映各肌收缩力量的准确指标，用一条带气囊的双腔管道分别测定吸气时胃内和食管内的压力，两者的差值即为经膈压。在FRC位做最大努力吸气所测得的经膈压为P_{dimax}，正常P_{dimax}为7.85～21.58 kPa（80～220 cmH$_2$O）。

膈肌肌电图（EMG）常用食管法测定，根据EMG的功率频谱评价膈肌功能，一般应用中位频率（Fc）、高位频率（H，150～250 Hz）与低位频率（L，20～50 Hz）的比值（H/L）表示。正常值范围：Fc为70～120，H/L为0.3～1.9。临床上需要动态观察，较基础值下降20%以上，提示可能有膈肌疲劳。

七、呼吸功指标

克服整个通气阻力（主要是气道阻力和胸肺组织的弹性阻力）所做的功称为呼吸功，因为吸气主动、呼气被动，所以呼吸功一般指吸气功，一般用胸腔压力变化与容积变化的乘积或者P-V曲线的面积来计算呼吸功。但是存在较高通气阻力，尤其是存在PEEP$_i$和较高气流阻力情况时，在吸气初期存在呼吸肌做功但无容量的变化，也就是说患者的触发功增加，因此上述计算方法有时低估了实际做功量。理论上流速触发可以减少触发功，更接近于生理。呼吸功包括呼吸肌和呼吸机做功两部分，原则上应该充分发挥自主呼吸做功，但在呼吸肌疲劳时应尽量减少自主呼吸做功。

八、呼吸形式的监测

呼吸频率（RR）是反映病情变化较敏感的指标，呼吸动力不足或者通气阻力加大均可增加RR。呼吸中枢兴奋性显著下降则RR明显减慢。由于通气模式或者参数调节不当也会影响RR，因此该指标特异性较差。呼吸节律对诊断呼吸中枢的兴奋性有一定的价值，但是焦虑患者常常出现不规则呼吸，高碳酸血症患者可以出现陈-施呼吸。

正常情况下，胸腹式呼吸同步，且以腹式呼吸为主。当呼吸肌疲劳或者胸廓结构变化时可以引起胸腹式呼吸幅度的变化，甚至胸腹矛盾运动。如果辅助呼吸肌如胸锁乳突肌、斜角肌等参与呼吸运动、张口呼吸或者出现吸气"三凹征"（吸气时胸骨上窝、锁骨上窝和肋间隙明显凹陷），则提示呼吸阻力显著增加、通气量不能满足需求或者呼吸肌疲劳。

九、吸、呼气时间比（I/E）和吸气时间分数（T_i/T_{tot}）

关于 I/E 的监测和调节应该根据基础疾病和患者的耐受以及舒适程度进行针对性个体化的调节。气流阻塞性疾病应采用深、慢呼吸，适当延长呼气时间；限制性通气障碍的患者宜选择浅快呼吸，适当延长吸气时间；急性肺组织疾病患者宜采用深快呼吸（以快为主）。

T_i/T_{tot} 是吸气时间 / 呼吸周期时间，一般呼吸肌在吸气时起作用，呼气时则由肺和胸廓的弹性回缩而驱动，正常人的 T_i/T_{tot} 值约为 0.3，一般不超过 0.35，如果延长至 0.4～0.5，则提示呼吸肌无力。

第六节 肾功能监测

肾是人体重要的生命器官，其主要功能是生成尿液，排泄人体代谢的终末产物（尿素、肌酐、尿酸等）、过剩盐类、有毒物质和药物，同时调节水电解质及酸碱平衡，维持人体内环境的相对稳定。然而，肾也是最易受损的器官之一，因此，在急危重症患者的诊疗过程中，肾功能监测与心肺功能监测同样重要。

一、一般观察

（一）尿量与次数

尿量是反映肾功能的重要指标之一。临床上通常记录每小时尿量或 24 h 尿量，成人白天排尿 3～5 次，夜间 0～1 次，每次 200～400 mL，24 h 尿量 1 000～2 000 mL。超过 2 500 mL/24 h 者为多尿；少于 400 mL/24 h 或 17 mL/h 为少尿；少于 100 mL/24 h 为无尿。

（二）颜色与气味

正常新鲜尿液呈淡黄色或深黄色，是由于尿胆原和尿色素所致。而气味则来自尿内的挥发性酸，静置后因尿素分解，故有氨臭味。

（三）酸碱度和比重

正常人尿液呈弱酸性，pH 为 4.5～7.5，比重为 1.015～1.025，尿比重与尿量一般成反比。

二、肾小球功能监测

肾小球的主要功能是滤过功能，测定肾小球滤过功能的重要指标是肾小球滤过率。单位时间内由肾小球滤过的血浆量，称为肾小球滤过率。临床上常用内生肌酐清除率、血浆肌酐、血尿素氮浓度来反映肾小球滤过功能，其中以内生肌酐清除率较为可靠。

计算公式：内生肌酐清除率 =（尿肌酐 / 血肌酐）× 单位时间尿量。因肾对某物质的清除量与肾体表面积有关，而后者又与体表面积有关，故内生肌酐清除率必须按体表面积校正：

校正清除率 =1.73 m² × 肌酐清除率 / 实际体表面积

实际体表面积 =0.006 × 身高（cm）+0.128 × 体重（kg）–0.152

三、肾小管功能监测

（一）尿浓缩 – 稀释试验

浓缩试验又称禁水试验，具体做法是：试验前 1 d 18：00 饭后禁食、禁水，睡前排空尿液，试验日 6：00、7：00、8：00 各留尿 1 次，3 次尿中至少有 1 次尿比重在 1.026（老年人可为 1.020）以上，尿比重小于 1.020 则表示肾浓缩功能差。而稀释试验则由于单位时间内进水量过多，有致水中毒的危险，且易受肾外因素的影响，故临床上基本上不采用。

（二）尿 / 血渗透压的测定

正常人的血浆渗透压为 280～310 mmol/L，而尿 / 血渗透压为 3：1～4.5：1。禁饮水 12 h 后，尿渗透压应大于 800 mmol/L，低于此值时，表明肾浓缩功能障碍。

四、肾影像学检查

肾功能的监测往往还需要一种或多种的肾影像学检查,如腹部平片、腹部CT、肾超声检查、肾盂造影、放射性核素扫描等。

第七节 肝功能监测

一、反映肝实质细胞损伤的酶学监测

(一)转氨酶

临床上常用的为丙氨酸氨基转移酶,简称谷丙转氨酶(GPT,ALT),以及门冬氨酸氨基转移酶,简称谷草转氨酶(GOT,AST)。人体许多组织细胞中都含有这两种酶,但含量不同,GPT含量次序为肝>肾>心>肌肉;GOT顺序为心>肝>肌肉>肾。GPT分布在细胞质中,GOT分布在细胞质及线粒体中。由于肝内GPT活性较其他组织都高,所以GPT较GOT在肝细胞损伤的检测中更具特异性。正常血清中GPT < 30 IU/L,GOT < 40 IU/L。

测定血清转氨酶活性可以动态反映肝脏情况,以便及时调整治疗,或及早发现致病原因。重症肝坏死是由于肝细胞合成转氨酶能力受损,血清转氨酶下降,出现"胆-酶分离"现象,为肝功能极度恶化的表现。

GOT在细胞内分布与GPT不同,一部分分布在胞质基质内,称为S型(AST_s),一部分在线粒体内,称为M型(AST_m)。当肝细胞病变较轻,仅通透性改变时,AST_m不能透过细胞膜进入血液,此时GOT/GPT比值低;而当肝细胞发生坏死时,AST_m将与AST_s同时进入血液,血液中AST总量增加,GOT/GPT比值较高。正常血清中GOT/GPT比值为1.15。

(二)腺苷脱氨酶(ADA)及其同工酶

ADA是一种核酸分解酶,不仅在核酸分解代谢中起重要作用,更与免疫功能密切相关。它在全身多种组织中以同工酶的形式广泛存在,而以淋巴细胞中活性最高。ADA分子较GPT小,分布于胞质中,更容易透过细胞膜,在肝细胞轻微损伤时即能从血液中测出,故较转氨酶有更高的敏感性,出现早,消失晚,但特异性不够。如测定它的同工酶ADA_2,则可提高特异性。其正常值为3~30 U/L。

(三)乳酸脱氢酶(LDH)及其同工酶

LDH是一种糖酵解酶,广泛存在于人体组织内,以心肌、肾、肝、横纹肌、脑组织含量较多,红细胞内含量也较高,故抽血检查时不能溶血。在反映肝细胞病变上,LDH灵敏度及特异性均不高。LDH分子由四条肽链组成,肽链有A、B两种,根据排列组合可组成LDH1-5五种类型。AAAA型即LDH-5,主要存在于横纹肌及肝脏,故又称为横纹肌型(M型);BBBB型即LDH-1,主要存在于心肌,故称心肌型(H型)。肝脏病变时LDH5明显升高。LDH同工酶的测定有助于判断病变的部位,排除肝外情况。

(四)谷胱甘肽-5-转移酶(GST)

GST是一组与肝脏解毒功能有关的同工酶,主要存在于肝细胞质中,微量存在于肾、小肠、睾丸、卵巢等组织中,诊断意义与GPT相近,在反映肝细胞损伤程度上更优于GPT。重症肝炎GPT下降时,GST仍能持续升高。同时,GST比GPT更敏感,常先于GPT升高。

(五)谷氨酸脱氢酶(GDH)

GDH主要参与谷氨酸的分解代谢,GDH仅存在于线粒体内,且肝脏内浓度远远高于心肌、骨骼肌等其他组织,是反映肝实质损害、坏死的一种敏感指标。

(六)胆碱酯酶(CHE)

人体CHE有两类,一类为真性胆碱酯酶,存在于神经节、运动终板等处,分解乙酰胆碱;另一类为假性胆碱酯酶,由肝细胞和腺细胞产生。血清假性胆碱酯酶主要由肝脏合成,当肝脏发生实质性损害

时，血清CHE活性常呈下降趋势，下降程度与肝细胞损害程度相平行。但该酶特异性较差，有机磷中毒、营养不良、恶性肿瘤等疾病发生时CHE活性均下降，而糖尿病、肾病综合征、甲状腺功能亢进、重症肌无力、脂肪肝、支气管哮喘等疾病可引起该酶活性升高。判断结果时需注意有无上述伴随疾病。

（七）磷脂酰胆碱胆固醇酰基转移酶（LCAT）

LCAT由肝合成和分泌，与胆固醇代谢有关，肝损害时该酶合成减少。与CHE类似，该酶血清活性反映肝脏的储备功能，但较CHE更具特异性。在敏感性方面，其对慢性肝损害优于GPT和ADA。

二、反映胆汁淤积的诊断与监测指标

胆红素是血红素的代谢产物，80%来自分解的血红蛋白，20%来自肌红蛋白、过氧化物酶、过氧化氢酶、细胞色素等的分解，衰老的红细胞被肝、脾及骨髓的网状内皮细胞破坏，释出血红蛋白，分解为血红素和珠蛋白，血红素经一系列的氧化还原反应成为胆红素，成为未结合胆红素。由于其分子内特殊的氢键结构，使胆红素显示出亲脂疏水性质。游离胆红素进入血液后即被白蛋白结合，然后被肝细胞摄取，形成葡萄糖醛酸胆红素，此为结合胆红素。结合胆红素经肝细胞膜主动运送进入毛细胆管，经胆管系统排入肠腔。在回肠末端及结肠，胆红素在肠道细菌作用下，水解还原成胆素原，大部分随粪便排出，少部分被吸收入门静脉，再次被肝摄取排入肠腔，一部分被小肠上段重吸收，形成所谓的"肝肠循环"。

（一）血清胆红素测定

血清胆红素试验包括血清总胆红素测定和一分钟胆红素测定。血清总胆红素正常值为5.1～17.1 $\mu mol/L$。如在17.1～34.2 $\mu mol/L$之间，则为隐性黄疸；34.2～171 $\mu mol/L$为轻度黄疸；171～342 $\mu mol/L$为中度黄疸；342 $\mu mol/L$以上为重度黄疸。一分钟胆红素是指通过直接偶氮反应，血清中一分钟内发生变色反应的胆红素的量。未结合胆红素不发生变色反应，而结合胆红素在一分钟内基本都发生了反应。因结合胆红素被肝细胞直接排入胆管，故正常人血中含量甚微，此时测出的一分钟胆红素基本都是干扰因素如尿素、胆汁酸盐、枸橼酸等所致，正常值为0～3.4 $\mu mol/L$，超过此值，即可认为血清结合胆红素升高。由于一分钟胆红素测定简便易行，虽然存在干扰因素，但对结果判断影响不大，故目前广泛应用。

总胆红素及一分钟胆红素的测定对鉴别黄疸的类型很有帮助。

（1）溶血性黄疸：以非结合性胆红素升高为主，总胆红素轻度升高（85.5 $\mu mol/L$），一分钟胆红素/总胆红素比值小于20%。

（2）阻塞性黄疸：一分钟胆红素明显增高，一分钟胆红素/总胆红素可高于50%。

（3）肝细胞性黄疸：结合性和非结合性胆红素均升高，一分钟胆红素/总胆红素大于35%。

（二）尿胆红素的测定

由于非结合胆红素不溶于水，不能进入尿液，结合胆红素虽能溶于水，但正常情况下血中结合胆红素含量很低，因此正常尿液中不含胆红素。如出现表明血液中结合胆红素升高。尿胆红素正常值为小于0.51 $\mu mol/L$。

临床上一般为定性试验，阳性的灵敏度一般为0.86～1.7 $\mu mol/L$范围内。通常情况下，血、尿中结合胆红素浓度变化相平行，但有时血中结合胆红素很高，尿中也可能为阴性。

（三）尿内尿胆原测定

尿胆原为胆红素排入肠道后在结肠经细菌分解后产生，部分再吸收入肝，由肝再排泄入小肠，形成肝肠循环，故尿内尿胆原量与多种因素有关，如胆红素产生过多；肝脏对重吸收的尿胆原摄取功能受损；胆管感染，使胆汁中的胆红素转变为了尿胆原；肠道排空延迟，吸收增多等。

（四）碱性磷酸酶（ALP，AKP）

ALP是一种膜结合酶，广泛存在于身体各组织中，肝、骨骼、肠上皮、胎盘、肾脏、成骨细胞和白细胞中含量丰富。它是一组同工酶，血清中的ALP成人主要来自肝，儿童主要来自骨骼。脂肪餐后，小肠内的ALP可逆入血液，引起ALP明显升高，持续可达6 h。由于ALP与膜结合紧密，且肝细胞内浓度仅比血液浓度高5～10倍，故肝病时血清ALP升高不明显。而胆汁酸凭其表面活化作用，可将

ALP 从膜上溶析下来，故任何干扰肝内外胆流的因素都会引起 ALP 的明显变化。

其目前主要用于诊断胆汁淤积。肝内炎症及恶性肿瘤时，由于 ALP 被过度制造，血清 ALP 也会明显升高，具有参考价值，对肝细胞损害价值不大。

ALP 正常值为 3～13 U。电泳法可将 ALP 分为六种同工酶，可鉴别其来源，肝脏来源的为 ALP-l 和 ALP-2。

（五）γ-谷氨酰转肽酶（GGT）

GGT 是一种膜结合酶，广泛存在于人体，尤以肾、胰、肝、肠为丰富。血清内的 GGT 主要来自肝脏，肝内主要分布于肝细胞质和肝内胆管上皮。其临床意义与 ALP 基本一致，而肝外胆管梗阻较肝内胆汁淤积升高更明显。其正常值为小于 40 U，长期饮酒者可能稍高，但不大于 50 U。

GGT 也有同工酶，但其蛋白质结构相同，因其所带电荷不同，在电泳带上出现不同分带。其中 GGTI、Ⅱ、Ⅲ对原发性肝癌诊断有意义。

三、蛋白质代谢试验

（一）血清总蛋白（TP）、白蛋白（Alb）、球蛋白（Glu）

血清总蛋白主要包括白蛋白和球蛋白。正常生理状态下，血清总蛋白在 60～80 g/L，其中白蛋白占 70%，球蛋白占 30%。人血白蛋白的半衰期为 17～21 d，球蛋白为 3～5 d，所以在肝脏疾病的早期，白蛋白不会很快下降。正常值白蛋白为 35～55 g/L，球蛋白为 25～30 g/L。白蛋白减少没有很高的特异性，营养不良、肝功能受损、蛋白丢失过多、高分解代谢状态、蛋白异常分布等都可引起人血白蛋白减少。球蛋白减少较少见，见于严重营养不良、长期应用类固醇激素以及一些先天性疾病。球蛋白合成增加，常见于肝脏及全身炎症时，球蛋白明显增高时应考虑多发性骨髓瘤存在，可加做蛋白电泳。

（二）前白蛋白（PA）

PA 是电泳时位于白蛋白前方的一条蛋白区带，由肝脏合成。其合成及分解代谢几乎与白蛋白同步，但由于其半衰期较白蛋白明显短，仅 1.9 d，故可非常敏感地反映肝脏蛋白合成功能及分解代谢情况。PA 在肝合成功能降低的早期即可降低，同样，在肝合成功能恢复的早期，PA 即可恢复正常或高于正常。肾病时 PA 会升高，机制不详。PA 正常值为 0.23～0.29 g/L。

（三）血氨

蛋白质分解最终可产生氨，氨可逆入脑脊液，消耗 α-酮戊二酸，影响脑脊液的柠檬酸循环，并改变神经介质功能。当血氨浓度超过 2.0 mg/L 时，常可出现不同程度的意识障碍，即继发性肝昏迷，而急性重症肝损害引起的原发性肝昏迷，血氨常不高，可能与内环境紊乱有关。血氨主要依靠肝脏清除，慢性肝功能衰竭时血氨常升高，急性肝功能衰竭时血氨升高较少。

四、脂质和脂蛋白代谢试验

（一）血清总胆固醇（TC）

体内胆固醇大多由各组织合成，少数来自肠道吸收。血清中的胆固醇几乎完全来自肝脏。血清总胆固醇包括游离胆固醇与胆固醇酯。急性肝损害引起肝合成功能下降时该值降低，胆管阻塞时升高，尤以慢性胆管阻塞时升高明显。饮食、糖尿病、动脉粥样硬化、脂肪肝等也可使其值增高。

其正常值为 3.3～5.9 mmol/L，随年龄增长可稍增高。

（二）血清磷脂（SPL）

肝脏一方面合成磷脂，进入血液，一方面又不断从血液摄取磷脂，分解后排入胆管。急性肝功能损害时该值无明显变化，慢性肝硬化晚期该值才有所下降。胆管梗阻时该值上升幅度明显。

（三）三酰甘油（TG）

血清 TG 存在于脂蛋白中，通过循环在组织中运送，其浓度受组织中脂肪代谢以及脂蛋白合成降解的影响。肝脏是内源性 TG 的主要来源。血清 TG 浓度受许多生理病理因素影响，特异性不高，对判断肝功能状态意义不大。其正常值为 0.22～1.21 mmol/L。

（四）载脂蛋白（apo）

血浆中脂质是通过与载脂蛋白结合而运输的，除作为脂质载体外，载脂蛋白还起着调节脂酶活性、调节脂蛋白合成分解代谢等重要作用。

目前认为，载脂蛋白测定比其他血脂检查更能正确反映肝脏功能不良时脂质代谢的实际状态。载脂蛋白分为apoA、apoB、apoC三类，每一类又有数种，其中最常监测的有apoAI和apoB。apoAI在apoA中含量最多，主要由肝及小肠黏膜合成，是高密度脂蛋白的主要结构蛋白，其主要功能为促进血浆胆固醇酯化和高密度脂蛋白成熟，并能协助运载周围组织中的自由胆固醇，是预测冠心病的一项重要指标。肝功能受损时合成减少，血清中apoAI浓度降低。动态观察有助于判断肝脏预后。apoB是低密度脂蛋白和极低密度脂蛋白的主要结构蛋白，主要功能是运载脂类，识别受体。其在调节周围组织中的胆固醇及低密度脂蛋白代谢方面具有重要作用，是预测动脉粥样硬化、冠心病的有价值指标之一。肝功能受损时其值随之下降，下降程度与肝脏受损严重度一致。

五、影像学监测

目前临床上常用于肝脏诊断的影像学技术有B型超声波、CT、MRI及核素扫描等。大多数形态学的变化及某些功能变化都可通过这些检查发现。但由于危重患者的特殊性，如不宜搬动、不能较长时间独处、有时还需呼吸机维持呼吸，使检查受到很大的局限性。目前，危重患者的肝脏影像学检查还是以B超及CT为主。

（一）B超

B超灵活、方便，可在床边进行，并可导引介入进行穿刺抽液、活检、药物注入，分辨率也较高，对肝内占位、胆管系统诊断价值很大，是目前临床上唯一可用于院前影像学检查的工具。

（二）多普勒彩超

多普勒彩超有助于对肝血管系统的观察，对肝移植后肝血供的判断很有价值。由于其分辨率及超声波穿透性的限制，易受气体干扰，对肝内微小占位、腹膜后淋巴结的观察不佳。

（三）CT

CT是B超最好的补充。由于需搬动患者、有射线损伤且检查费用较高，CT的检查受到一定限制。但CT分辨率高，能发现肝内小占位；对腹膜后、肝脏周围组织器官显示清楚，解剖结构直观；增强检查可发现血运变化等，在许多情况下CT检查不可替代。

（四）MRI、核素扫描

MRI、核素扫描虽有较多优点，由于检查烦琐，占用时间较长，在危重患者抢救中较少使用。

第八节　凝血功能监测

一、常见监测项目

（一）出血时间

出血时间（bleeding time，BT）是指刺破皮肤自然出血到出血自然停止所需时间，反映血小板与血管内皮之间形成血块的相互作用。出血时间异常通常反映血管壁的严重缺陷和（或）血小板功能异常或数量减少等。

BT试验方法包括以下几种。

（1）Duke法（1908年）：正常值为1～3 min，本法操作简便，但干扰因素多，缺乏敏感性和准确性。

（2）IVY法（1935年）：正常值为2.5～8.5 min，较Duke法敏感，由于其操作不易标准化，结果难以准确。

（3）出血时间测定器法（1969年）：正常值为4.8～9.0 min，由于它是双刀片并加有弹簧装置，刺入皮肤的刀片长度和深度均已固定，较Duke法和IVY法容易掌握，也较敏感和准确。目前普遍的观点是：①出血时间测定不能废除，但 Duke 法应予淘汰，推荐以出血时间测定器法代替。②临床上应根据需要（如怀疑 VWD 或血小板功能异常等）选择性进行 BT 试验，不必列为常规。③建议在专门的血液科或血液学实验室，并在临床医师配合下进行。

（二）凝血时间

凝血时间（clotting time，CT）是指离体血液从与异物接触到血液自然凝固所需的时间，它是反映内源凝血系统整个过程的筛选试验。玻片法不敏感，干扰因素多，国外早在 20 世纪 60 年代已淘汰。普通试管法测凝血时间和复钙时间较玻片法敏感，但敏感性、准确性不理想。

（三）血小板计数

血小板计数（platelet count）仅可反映血小板的数量，但不能反映其功能，其正常范围为（100～300）$\times 10^9$/L。尤其是大出血时，骨髓释放大量血小板，但功能尚不完全，凝血效果差，难以评价其作用效果。

目前广泛使用的全自动或半自动血细胞计数分析仪法，尤其是全自动分析仪，有匹配的试剂、方法、校准物和质控物等，因此有良好的可靠性和准确性。而半自动分析仪，由于人工稀释和部分操纵是在开放情况下进行的，易受到污染造成假性升高。实验人员要特别注意室内各质控环节，遇上过高、过低的计数一定要用目测法校对。

（四）凝血酶原时间

血浆凝血酶原时间（prothrombin time，PT）是外源性凝血系统各因子及相关控制物简便而敏感的筛选试验，可用手工倾斜试管法检测，也可用凝血分析仪检测。检测方法为向血样中加入过量的组织凝血活酶和适量的钙，来观察血浆凝固时间，以了解外源性凝血系统的功能，正常值为 12～14 s。试验受很多因素影响，特别是本试验的准确性首先取决于凝血活酶试剂的质量。WHO 和 ICSH（International Council for Standardization in Haematology）等国际机构要求试剂必须标有国际敏感性指数值（ISD）。ISD 值愈接近于 1.0，表明试剂愈敏感。

（五）凝血酶时间

凝血酶时间（thrombin clotting time，TCT）是测定凝血因子 I 转化成纤维蛋白的速率。正常值 12～20 s。凝血因子 I 水平低或异常的患者，可能只有 PT 或 PTT 轻微延长，但其凝血酶时间是延长的；接受肝素治疗的患者凝血酶时间也延长。

（六）部分凝血活酶时间

部分凝血活酶时间（active partial thromboplastin time，APTT）是在血样中加入特殊物质（如白陶土）以激活内源性凝血系统，测定血液凝固的时间，主要用于过筛测定内源途径和共同途径因子的缺陷，正常值为 25～37 s。APTT 异常与临床出血并无必然联系，除非患者有活动性出血，否则不必积极纠正手术患者的 APTT 异常。

与 PT 测定一样，不同的活化部分凝血活酶试剂对肝素和各种凝血因子缺陷的敏感性相差很大，不同的激活剂及激活时间对测定结果也有影响。迄今为止，尚未有 APTT 测定标准化或试剂标准化方案，一般实验室采用与正常比值报告结果。国内专家认为：

①玻片法测 CT 虽操作简便，但很不敏感，干扰因素太多，极不准确，有时还会误导临床造成不良后果，应坚决淘汰。

②普通试管法和复钙时间虽较玻片法敏感，但也只能检出因子Ⅷ：C 和Ⅳ：C 水平 < 20% 或 < 4% 的患者，不能用于血友病的诊断和肝素的实验室监测。

③APTT 简便、快速、实用，市场上又有试剂盒供应，还可用多种血液凝固仪测定，故建议用 APTT 代替其他凝血试验，可在临床广泛应用。

（七）纤维蛋白（原）降解产物（FDP）和血浆 D- 二聚体（D-D）

纤维蛋白裂解产物反映凝血因子 I 和纤维蛋白的降解情况，其含量的增高表明机体的凝血和纤溶系统的双重激活，是继发纤溶亢进的敏感指标。D- 二聚体检测反映交联纤维蛋白的降解，对于原发性纤溶和 DIC 较有特异性诊断价值，但可有假阳性，且检测时间较长。

（八）激活凝血时间

激活凝血时间（activate coagulation time，ACT）是改良的全血细胞凝集时间检测方法，其方法是向血样中加入硅藻土以激活内源性凝血系统，测定血块形成的时间，正常值为 90～130 s。方法简单易行，主要用于监测体外循环术中及肝素化治疗者，间接反映残留肝素的存在。体外循环（CPB）时的最佳 ACT 值仍无定论，多数学者认为应维持在 400 s 以上。ACT 除了作为肝素化效果的指标外，对其他凝血机制障碍的诊断无意义。

二、常见监测的临床应用

（一）手术前过筛检查

术前检查患者的出凝血功能，以免手术中发生危险。出血时间由血小板计数代替，对平时有出血病史的患者，还应做血小板功能测试及 vWF（血浆血管性假血友病因子，因子Ⅷ）检查，凝血时间由 PT+APTT+FIB（纤维蛋白原）代替。

（二）凝血因子检测的应用

1. 血友病中的应用

血友病包括血友病 A（因子Ⅷ缺乏症）、血友病 B（因子Ⅸ缺乏症）以及因子Ⅺ缺乏症。

2. 肝病出血中的应用

肝病出血的发生率为 15%，出血的原因有：

①凝血因子和抗凝蛋白的合成减少。②凝血因子和抗凝蛋白的消耗增多。③循环抗凝物和 FDP 的增多。④血小板数量减少及其功能障碍。

（三）血栓前状态中的应用

血栓前状态（prethrombotic state）或血栓前期（prethrombotic phase），是指血液有形成分或无形成分的生化学和流变学发生某些变化，这些变化使血液可能发生血栓形成或血栓栓塞性疾病。可通过以下试验判断血栓前状态：

1. 筛选试验

PLT、FIB、APTT、FDP 或 D-D、全血或血浆黏度测定。

2. 诊断试验

vWF：Ag 或血栓调节蛋白（TM）测定、β 血小板球蛋白/PF4 测定或 P-选择素（GMP-140）测定、可溶性纤维蛋白单体复合物（TAT）测定、t-PA/U-PA 测定。

（四）抗栓与溶栓检测中的应用

1. 监测肝素抗凝治疗

APTT 为首选检测指标。①肝素用于预防血栓形成时，APTT 测定值维持在正常对照值的 1.5 倍。②肝素用于治疗血栓形成时，APTT 测定值维持在正常对照值的 1.5～2.5 倍。

2. 口服抗凝剂的监测

PT 为首选检测指标，当 INR 为 2.0～3.0 时，抗凝效果最佳。溶栓治疗时的监测：FIB、PT、APTT、D-D 或 FDP、PLT、凝血酶时间（TT）。

三、DIC 诊断应用

凝血监测在 DIC 诊断中非常重要。DIC 的诊断标准如下。

1. 存在易致 DIC 的基础疾病

这些疾病如感染、恶性肿瘤、病理产科、大型手术及创伤等。

2. 有下列 2 项以上临床表现

（1）严重或多发性出血倾向。

（2）不能用原发病解释的微循环障碍或休克。

（3）广泛性皮肤及黏膜栓塞，灶性缺血性坏死、脱落及溃疡形成，或不明原因的肺、肾等脏器功能衰竭。

（4）抗凝治疗有效。

3. 实验检查同时有下列3项以上试验异常

（1）血小板计数 < 100×10^9/L（白血病、肝病 < 50×10^9/L）或是进行性下降，或下列2项以上血小板活化分子标志物血浆水平增高：①$β_2$血小板球蛋白（$β_2$TG）。②血小板第4因子（PF_4）。③血栓烷B_2（TXB_2）。④血小板颗粒膜蛋白-140（P_2选择素，GMP-140）。

（2）血浆纤维蛋白原含量 < 1.5 g/L（肝病 < 1.0 g/L，白血病 < 1.8 g/L）或 > 410 g/L 或呈进行性下降。

（3）3P试验阳性，或血浆 FDP > 20 mg/L（肝病 > 60 mg/L）或血浆 D-D 水平较正常增高4倍以上（阳性）。

（4）PT 延长或缩短 3 s 以上（肝病 > 5 s），APTT 延长或缩短 10 s 以上。

（5）AT-Ⅲ活性 < 60%（不适用于肝病）或蛋白 C（PC）活性降低。

（6）血浆纤溶酶原抗原（PLG：Ag）< 200 mg/L。

（7）因子Ⅷ：C < 50%（肝病必备）。

（8）血浆内皮素-1（ET-1）水平 > 80 mg/L 或凝血酶调节蛋白（TM）较正常增高2倍以上。

4. 基层医疗单位 DIC 实验诊断从简

具备下列3项以上检测指标异常可诊断 DIC。

（1）血小板 < 100×10^9/L 或进行性下降。

（2）纤维蛋白原 < 1.5 g/L 或进行性下降。

（3）3P 试验阳性。

（4）PT 延长或缩短 3 s 以上或呈动态变化。

（5）外周血破碎红细胞 > 10%。

（6）不明原因的血沉降低或血沉应增快的疾病，但其值正常。

5. Pre-DIC 诊断参考标准

Pre-DIC 指具有 DIC 发病原因、某些临床表现和凝血—纤溶反应的异常指标，但尚未达到 DIC 诊断标准的状态。存在易致 DIC 的基础疾病，有下列1项以上临床表现可考虑 Pre-DIC。

（1）皮肤、黏膜栓塞、灶性缺血性坏死、脱落及溃疡形成。

（2）原发病不易解释的微循环障碍，如皮肤苍白、湿冷及发绀等。

（3）不明原因的肺、肾、脑等轻度或可逆性脏器功能障碍。

（4）抗凝治疗有效。

有下列3项以上试验指标异常考虑 Pre-DIC：

（1）正常操作条件下，采集血标本易凝固，或 PT 缩短 > 3 s，APTT 缩短 5 s 以上。

（2）血浆血小板活化分子标志物（β-TG、PF4、TXB_2、P-选择素）含量增加。

（3）凝血激活分子标志物（F1+2、TAT、FPA、SFMC）含量增高。

（4）抗凝活性降低：AT-Ⅲ活性降低，PC 活性降低。

（5）血管内皮细胞受损伤分子标志物（ET-1、TM）增高。

四、凝血弹性图仪监测

凝血弹性图（thromboelastography，TEG）1948年由 Harter 发明，此后一直用于实验研究，20世纪80年代中后期开始用于临床，近年广泛用于肝移植和心肺转流术中，对凝血功能的监测表现出明显的优越性。TEG 不仅能够把凝血形成的反应时间、快速的 ACT 测定时间和血块溶解的全过程以图形表示并用数字量化指标，还可以分析凝血异常的原因，动态地评估血小板与血浆凝血因子的相互作用，以及其他细胞成分（WBC、RBC 等）对血浆因子活动的影响，具有动态性、及时性和诊断准确的特点，这是传统的实验室检查所不能及的。通过 TEG 分析仪的电脑数字处理系统自动显示出 TEG 图形，根据血细胞凝集块形成及溶解等5个主要参数判断凝血异常的原因，实时做出临床判断，拟订指导性诊治计划，具有很高的实用价值。

（一）凝血弹性图与传统常见监测项目的主要区别

1. 连续性

常见的传统方法不能连续动态地反映凝血功能的动态过程，只能反映一个时间点；TEG可连续动态反映凝血功能状况全过程。

2. 与APTT区别

TCT反映内源性途径与PT反映外源性途径表达，相当于TEG的R+K时间值，其后的血细胞呈凝集状态，在传统检查中是不可知的，而TEG则能观察凝血全过程。

3. 完成检查时间

传统方法常是滞后报告，而TEG即时可知（约10 min）。

4. 诊断方面

传统方法只能提供单个凝血因子数值，无诊断结论，如要诊断意见，需做多种项目检查，费时长，滞后，不能满足临床需求；TEG不但有监测凝血功能的图形，更重要的是为临床提供及时诊断、及时治疗量化指标，其错误率甚低。

（二）凝血弹性图监测的临床应用

国外已广泛应用TEG于围手术期凝血功能监测，取得相当多的临床经验，解决了许多凝血异常的难题，具有明显减少术中、术后输血及血液保护的实际意义。目前临床上应用于原位肝移植术；体外循环手术中了解肝素化程度；术中不明原因大出血；各种原因休克；严重创伤；妊娠高血压综合征；感染、脓毒症等。

五、Sonoclot凝血功能监测

Sonoclot凝血和血小板功能分析仪（Sonoclot Coagulation&Platelet function Analyzer，SA），能监测凝血变化的全过程，是一种功能性凝血分析仪。它能提供关于凝血因子性能、纤维蛋白形成、血块收缩和纤溶亢进的信息，临床上应用于以下几点。

1. 分析凝血障碍的类型

它能够测定出因凝血因子缺乏、凝血因子Ⅰ和血小板的功能改变所导致的凝血功能异常。

2. 指导抗凝治疗

它能检测抗凝药物的抗凝效果，如低分子肝素、香豆素、水蛭素、牛和猪的肝素等。其结果可在床边数分钟内得到，以确保有效的抗凝效果。

3. 指导成分输血和药物疗法

（1）成分输血：新鲜冰冻血浆推荐用于明显凝血因子缺乏的患者；冷沉淀推荐用于低凝血因子Ⅰ水平的患者；血小板推荐用于血小板功能低下的患者。

（2）药物疗法：它能监测到肝素、鱼精蛋白、抑肽酶以及血小板膜糖蛋白Ⅱb/Ⅲa受体拮抗剂依替巴肽（eptifibatide）和阿昔单抗（abciximab或reopro）等的效果。

4. 有效地指导肝移植手术中的凝血管理

5. 监测其他临床上的出、凝血障碍性疾病

这些疾病如血栓栓塞性疾病、弥散性血管内凝血（DIC）、脓毒血症、外伤、产科等疾病所致的凝血障碍。随着研究工作的深入，Sonoclot检测技术能为临床多种出凝血疾患提供更佳的指导。

第三章

急诊常用诊疗技术

第一节 洗胃术

洗胃术是指将一定成分的液体灌入胃腔内,混合胃内容物后再抽出,如此反复多次,达到清除胃内未被吸收的毒物或清洁胃腔,减少或避免毒物的吸收的目的。对于急性中毒,如吞服有机磷、无机磷、生物碱、巴比妥类药物等,洗胃是一项极其重要的抢救措施。常用洗胃术有催吐洗胃术、胃管洗胃术和电动洗胃术3种。

一、适应证

(1) 误服毒物、过量药物或其他有毒物质。
(2) 治疗幽门梗阻或胃扩张者。

二、禁忌证

(1) 有肝硬化伴食管胃静脉曲张、上消化道出血、主动脉瘤、严重心肺疾患者。
(2) 食管或贲门狭窄或梗阻。
(3) 吞食强酸、强碱等腐蚀性毒物或煤油、汽油等。

三、操作方法

(一)物品准备

洗胃管、漏斗、镊子、液状石蜡、无菌纱布、胶布、压舌板、开口器、舌钳、牙垫、灌洗液、污物桶 10 000 ~ 20 000 mL。电动洗胃机检查运转是否正常。

(二)履行告知义务

取得患者及家属的配合,取出患者义齿。

(三)操作步骤

1. 催吐法洗胃术

此方法一般适用于神志清楚,尚能合作的中毒患者。

方法:取坐位,胸前围防水布,饮入洗胃液(洗胃液的成分根据毒物的特点配制),每次口服洗胃液 500 ~ 1 000 mL 左右,或以感到饱胀为度。随即用手指、压舌板刺激患者咽后壁或舌根,反射性引起呕吐而排出胃内容物。如此反复多次,直到排出的洗胃液清淡无味为止。

2. 胃管洗胃术

此方法是经鼻或口腔插入胃管,先吸除毒物,注入洗胃液,再将胃内容物排出,以达到清除毒物的目的,适用于不合作、神志不清的患者。

(1) 患者采取左侧卧位,病情轻者亦可坐位,胸前铺塑料布。操作者戴无菌手套,胃管前端 10 cm 涂液状石蜡,经口腔(对昏迷不合作患者,可借助开口器使其口张开,放入牙垫,应防止咬伤术者手指)

缓慢插入食管内,当胃管已插入管壁标记50 cm处,表示胃管前端已入胃内。同时可由胃管注入适量空气,同时在胃区闻及气过水声,表明胃管已入胃内,将胃管固定。

(2)进管时如果患者有呼吸困难、咳嗽等,表示胃管误入气管,此时应拔管至口腔,重新再插。

(3)先将注射器将胃内容物尽量抽尽。将胃管漏斗端提高,高度约为患者头部上方50 cm左右,将灌洗液倒入,倒入量约300~500 mL时将漏斗放低,利用虹吸原理,将胃中液体吸出。

(4)当胃管中液体不再外流时,再将漏斗抬高并继续注入灌洗液,直至流出清净无气味的液体为止。

(5)灌洗完毕,反折胃管迅速拔出,防止管内液体误入气管,测量灌洗的进出量。

3. 电动洗胃机洗胃术

(1)同胃管洗胃步骤一样,将胃管插入胃内。胃管连接电动洗胃机。

(2)将配好的洗胃液放进塑料桶(玻璃瓶)内,连接洗胃机的药管、胃管、排污管。

(3)电动洗胃机有自控和手控两种。自控洗胃机自动控制。待进入300~500 mL洗胃液后,自动吸出,如此反复至吸出液澄清无味为止。手控洗胃机的使用则先用手拔旋钮至"入胃",待进入300~500 mL洗胃液后,将旋钮旋至"出胃"以负压吸出胃内容物,如此反复至出胃液澄清无味与灌洗液相同为止。

四、注意事项

(1)急性误服毒物而中毒者,患者神志清楚,合作者鼓励患者口服催吐洗胃,不合作者应立即插入胃管迅速洗胃,以减少毒物的吸收。

(2)中毒性质不明时,先抽取胃内容物化验。洗胃液可先选用温开水或等渗盐水,待毒物性质明确后,采用对抗剂洗胃。

(3)凡有心搏、呼吸骤停者,应先行复苏再行洗胃。

(4)洗胃过程中随时观察患者呼吸、血压、脉搏。如有阻碍、流出液有较多鲜血或出现休克现象,应立即停止洗胃。

(5)根据中毒物种类,可选用适当溶液或相应解毒剂。例如,①保护剂:口服腐蚀性毒物后,可用牛奶、蛋清、米汤、植物油等保护胃肠黏膜。②解毒剂:通过与胃内毒物中和、沉淀等化学反应,改变毒物理化性质,失去毒性。③溶剂:如口服汽油、煤油等有机溶剂后,可先用液状石蜡,使其溶解不吸收,再洗胃。

五、并发症

(1)插管不当造成消化道黏膜损伤、出血甚至穿孔,特别是有食管及胃部疾病或食管下端静脉曲张者。

(2)胃管插入气管,特别是昏迷患者造成误吸而发生吸入性肺炎。

(3)电解质紊乱及酸碱失衡。

(4)严重心肺疾病者可能发生呼吸、心搏骤停。

第二节 灌肠术

一、非保留灌肠

(一)适应证

(1)刺激结肠蠕动,协助排便用。

(2)用于清洁洗肠,作为乙状结肠镜检查、腹部X线检查及肠道手术前的准备。

(二)术前准备

(1)灌肠液:①温开水:一般情况可使用。②生理盐水:0.9%NaCl溶液,适用各种需要灌肠的患者。

③肥皂水：由医用肥皂 10 g 溶于温开水 100 mL 制成，肝性脑病时应避免使用。

（2）灌肠液的用量：①一般成人排便灌肠宜 600～1 000 mL，而清洁灌肠则需用上述量的 2～3 倍，分次或连续灌洗。②体弱、病重以及肠道有炎症者，以 300～600 mL 为适量。③灌肠液温度不宜过低，以避免刺激结肠，宜保持在 40～42℃。

（3）将肛管和连接橡皮管煮沸消毒，并用夹子夹紧，将灌洗液倒入灌肠筒中备用。

（三）操作方法

（1）患者取侧卧位，双膝向前稍屈曲，露出肛门。

（2）肛管前端涂以润滑剂，松开夹子，排出管内空气后，术者一手持肛管并稍折叠不使灌肠液流出，另一手将患者肛门分开，使肛门皱襞松展，将肛管徐徐插入肛门内 6～10 cm。

（3）固定肛管，提起灌肠筒，使灌肠液徐徐流入肠内，灌肠筒离床的高度一般在 45°～70°，当患者感到腹胀，可减慢灌入速度或暂时停止。

（4）灌肠液灌完后，夹紧橡皮管，拔出肛管，帮助患者转为仰卧位，经 5～15 min 后可排便。如便秘时间长者或清洗高位结肠者，可先采取右侧卧位，10～15 min 后再转向左侧卧位，然后排便。

（5）清洁灌肠者，可按上述方法连续洗 2～3 次，直至洗净为止。

二、保留灌肠

（一）适应证

主要为经直肠给药：常用水合氯醛、生理盐水、氢化可的松琥珀酸盐溶液、普鲁卡因溶液及中药消炎制剂等。

（二）操作方法

（1）准备灌肠药液、消毒肛管和橡皮管，并连接好漏斗或注射器备用。

（2）小量药液（10～20 mL）可直接注入，200 mL 以上药液，一般先行清洁灌肠（用清水或生理盐水），以便药物容易吸收。

（3）患者取仰卧位，双膝屈曲，垫高臀部。

（4）肛管前端涂以润滑剂，将药液置于灌肠漏斗筒中，驱出管中气体后，将肛管插入直肠内 10～15 cm，提高漏斗筒，必要时调整肛管位置，使药液徐徐灌入直肠。药液完全注入后，捏紧肛管，徐徐拔出，嘱患者静卧，两腿并拢，勿使药液排出。

（5）保留灌肠一般不超过 150 mL，需灌入药液大于 200 mL 时，以采用滴管注入法为宜，滴入速度一般为不超过每分钟 70～90 滴。

第三节　心包穿刺术

心包穿刺常用于心脏压塞、未能明确病因的渗出性心包炎时，穿刺抽取一定量的心包积液，以明确心包积液的病因、解除填塞症状或注入抗菌药物或化疗药物。

一、适应证

（1）需要明确心包积液的性质与病因。

（2）心脏压塞时，穿刺抽液以缓解症状。

（3）化脓性心包炎的诊断、穿刺排脓和心包腔内注射治疗药物。

二、物品准备

无菌心包穿刺包、常规消毒治疗盘、5 mL 和 50 mL 注射器、7 号针头、血管钳、洞巾、纱布；其他用品如 2% 利多卡因、无菌手套、试管、量杯等；备用心电图机、抢救药品、心脏除颤仪和人工呼吸器。

三、操作方法

（1）向患者及家属说明穿刺目的，取得患者配合，消除紧张情绪，必要时给镇静剂。

（2）患者取半卧位，检查血压和心率，并做记录。

（3）穿刺部位定位心尖部穿刺点：左侧第5肋间或第6肋间，心浊音界内侧1～2 cm处。剑突下穿刺点：剑突下与左肋缘相交的夹角处，以剑突尖端左下方1 cm处。

（4）常规皮肤消毒，术者戴无菌手套，铺洞巾，自皮肤至心包壁层做局部麻醉。

（5）持穿刺针并用血管钳夹紧胶管，按选定部位及所需方向缓慢推进。心尖部进针时，针头由下而上，向脊柱方向缓慢刺入。剑突下进针时，针头与腹壁呈30°～40°角向上向后，指向左锁骨中点刺入，边进针边抽吸。当刺入心包腔时，感到阻力突然消失，并有心脏搏动感，此时应退针少许，并固定针头，助手协助抽液。

（6）抽液量第一次不超过100～200 mL，以后可逐渐增加到300～500 mL。抽液不能过快、过多，防止大量血液回心导致肺水肿。

（7）抽液完毕，若需注入药物，将事先准备好的药物注入后拔出穿刺针，局部盖以纱布，胶布固定。

（8）术中术后密切观察患者呼吸、血压、脉搏的变化。

四、注意事项

（1）严格掌握适应证，在心电监护下进行穿刺。

（2）除紧急情况外，术前须进行心脏超声检查，选液平段最大、距体表最近点作为穿刺部位，或在超声显像指导下进行穿刺抽液。

（3）嘱患者在穿刺过程中切勿咳嗽或深呼吸。术前半小时可服地西泮10 mg与可待因0.03 g。

（4）如抽出鲜血，立即停止抽吸，并严密观察有无心脏压塞出现。

第四节　腹腔穿刺术

腹腔穿刺术是借助穿刺针直接从腹前壁刺入腹膜腔达到诊断和治疗作用的一项技术。

一、适应证

（1）腹部创伤，怀疑腹腔出血或空腔脏器破裂。

（2）外伤时体征与症状、化验结果不符合，或难以用腹部以外合并伤解释者。

（3）怀疑腹腔内脓肿。

（4）腹水患者需抽取腹水检查，明确腹水性质，辅助诊断。

（5）大量腹水（如肝硬化或肿瘤）需放腹水以缓解腹腔压力，缓解症状。

（6）腹腔内给药，如抗生素、抗肿瘤药，还可行腹腔灌洗。

二、禁忌证

（1）肠梗阻患者肠管高度扩张者。

（2）有多次腹部手术史、腹腔内广泛粘连者。

（3）妊娠后期妇女。

三、物品准备

准备好腹腔穿刺包、麻醉药及抢救用药、无菌手套、口罩、帽子、2%利多卡因、注射器、消毒用品、胶布、盛器、量杯、弯盘、腹腔内注射所需药品、无菌试管数支（留取常规、生化、细菌、病理标本）、多头腹带、靠背椅等。

四、操作过程

（1）向患者及家属说明操作的目的和方法，消除患者顾虑和紧张情绪，取得配合。

（2）体位：患者排尿后取平卧位，也可用侧卧位或半卧位。

（3）穿刺点。根据需要可选择不同的穿刺点：双侧麦氏点、侧腰部、下腹中线等处。一般常选左侧麦氏点，即脐与左髂前上棘连线中外 1/3 交界处。

（4）皮肤常规消毒铺无菌巾，以 2% 利多卡因行浸润麻醉。穿刺针连接好空针垂直于腹壁刺入，进入腹腔后有阻力消失感。以空针负压抽吸，可变换针头方向和深度。抽出腹水，行腹水常规、生化、细菌学和细胞学检查。

（5）如需大量放液时，针尾接橡胶管，将腹水引出。一次放液不超过 3 000 mL。

（6）操作完毕，拔出穿刺针，穿刺处皮肤再次消毒后覆盖无菌纱布，胶布固定，并做好记录。

五、注意事项

（1）注意无菌操作，避免腹腔感染。

（2）穿刺要避免伤及腹壁血管和肠管。

（3）如放腹水，速度不宜过快，以免引起晕厥。

（4）术中严密观察患者，如有面色苍白、头晕、心悸等，应立即停止操作。

（5）放液前后测血压、脉搏，观察病情变化。患者应卧床休息 12 h 以上。

第五节　腰椎穿刺术

一、适应证

（1）诊断神经系统疾病，检查脑脊液的性质。

（2）施行气脑造影、脊髓造影。

（3）鞘内注射药物，治疗神经系统疾病。

（4）腰椎麻醉。

二、操作方法

（1）患者侧卧于硬板床上，背部与床板垂直，头向前胸部屈曲，两手抱膝使其紧贴腹部。

（2）确定穿刺点，一般以髂后上棘连线与后正中线的交会处为最适宜（为第 3～4 腰椎棘突间隙），有时亦可在上一或下一腰椎间隙进行。

（3）消毒和局部麻醉，常规消毒皮肤后戴手套及盖洞巾，用 1%～2% 普鲁卡因自皮下到椎间韧带做局部麻醉。

（4）医生用左手固定穿刺点皮肤，右手持穿刺针以垂直脊柱的方向缓慢刺入，成人进针深度为 4～6 cm，儿童则为 2～4 cm。当针头穿过韧带与硬脊膜时，可感到阻力突然消失。此时可将针芯慢慢抽出，即可见脑脊液流出。

（5）在放液前先接上测压器测量压力。正常侧卧位脑脊液的压力为 70～180 mmH$_2$O 或 40～50 滴 /min。

（6）移去测压器，收集脑脊液 2～5 mL 送检。如需做培养时，用无菌操作法留标本。

（7）术毕，将针芯插入，再一并拔出穿刺针，覆盖消毒纱布，用胶布固定。

（8）术后患者去枕平卧 4～6 h，以免引起术后头痛。

三、注意事项

（1）严格掌握禁忌证，凡疑有颅内压升高者必须做眼底检查，如有明显视盘水肿或有脑疝先兆者，禁忌穿刺。凡患者处于休克、衰竭或濒危状态以及局部皮肤有炎症、颅后窝有占位性病变或伴有脑干症状者均禁忌穿刺。

（2）针头刺入皮下组织后进针缓慢，以免用力过猛时刺伤马尾神经或血管，以致产生下肢疼痛或使脑脊液混入血液影响结果的判断。如系外伤出血，须待 5～7 d 后才能重复检查。

（3）穿刺时如患者出现呼吸、脉搏、面色异常等症状时，应立即停止穿刺，并做相应处理。

（4）鞘内给药时，应先放出同量脑脊液，然后再注入药物。做气脑检查时，应先缓慢放液 10 mL，再注入滤过空气 10 mL，如此反复进行达到所需量时再行摄片。

第六节 骨髓穿刺术

一、适应证

凡疑有白血病、传染病（如黑热病、疟疾、伤寒等）、多发性骨髓瘤、骨髓转移癌、单核巨噬细胞系统疾病等，骨髓穿刺以助诊断。

二、禁忌证

血友病及血浆纤维蛋白原等凝血因子重度缺陷者。

三、操作方法

（1）确定穿刺部位：①髂前上棘穿刺点，患者仰卧，穿刺点位于髂前上棘后 1～2 cm，此部位骨面较平，易于固定，操作方便，无危险性，为最常用的穿刺点，但骨质较硬，髓液较少。②髂后上棘穿刺点，患者侧卧（幼儿俯卧，腹下放一枕头），上面的腿向胸部弯曲，下面的腿伸直，髂后上棘突出于臀部之上，相当于第五腰椎水平，旁开 3 cm 左右处。③胸骨穿刺点，患者取仰卧位，肩下置一枕头，使胸部抬升，取胸骨中线，相当于第二肋间水平，胸骨体上端为穿刺点；胸骨较薄（约 1 cm），胸骨后为心房和大血管，严防穿通胸骨发生意外；但由于胸骨髓液含量丰富，当其他部位穿刺失败时，仍需做胸骨穿刺。④腰椎棘突穿刺点：患者取坐位，双手伏在椅背上，上身前屈；体弱者可侧卧位，两膝向胸部弯曲，以两臂抱之，取第三、四腰椎棘突为穿刺点；有时棘突尖端小而硬，穿刺不易成功，可在距棘突约 1.5 cm 处从侧方穿刺棘突体。

（2）常规皮肤消毒，铺无菌洞巾，术者戴手套，以 1%～2% 利多卡因溶液 2～3 mL 局部浸润麻醉直至骨膜，按摩注射处。

（3）将骨髓穿刺针的固定器固定在距针尖 1.0～1.5 cm 处（胸骨穿刺约 1 cm，髂骨穿刺约 1.5 cm），术者用左手拇指和食指固定穿刺部位，右手持针向骨面垂直刺入（若为胸骨穿刺则应与骨面成 30°～40° 角），当针尖接触骨质后则将穿刺针左右旋转，缓缓钻刺骨质，当感到阻力消失，且穿刺针已能固定在骨内时，表示已进入骨髓腔。若穿刺针不固定，则应再钻入少许达到能够固定为止。

（4）拔出针芯，接上干燥的 10 mL 或 20 mL 注射器，用适当的力量抽吸，若针头确在骨髓腔内，当抽吸时患者感到一种尖锐的疼痛，随即便有少量红色骨髓液进入注射器中。骨髓液吸取量以 0.1～0.2 mL 为宜（不超过 0.2 mL，即注射器针栓部可见到骨髓液）；若做骨髓液细菌培养需在留取骨髓液计数和涂片标本后，再抽取 1～2 mL。如未能吸出骨髓液，则可能是针腔被皮肤或皮下组织块堵塞或干抽（dry tap），此时应重新插上针芯，稍加旋转或再钻入少许或退出少许，拔出针芯，如见针芯带有血迹时，再行抽吸即可取得骨髓液。

（5）抽毕，重新插上针芯，左手取无菌纱布置于针孔上，右手将穿刺针一起拔出，随即将纱布盖于针孔上并按压 1～2 min，再用胶布将纱布加压固定。

四、注意事项

（1）术前应做出凝血时间及血小板计数检查，有出血倾向患者操作时应特别注意，血友病患者应绝对禁忌做本术。

（2）穿刺针与注射器必须干燥，以免发生溶血；穿刺时用力不宜过猛，尤其做胸骨穿刺时；针头进入骨质后不可摇摆，以免断针；抽吸液量如作细胞形态学检查则不应过多，过多会导致骨髓稀释，影响增生判断及细胞计数及分类的结果；如做细菌培养可抽取 1～2 mL；抽取后应立即涂片，否则会很快发生凝固，使涂片失败。

（3）抽不出骨髓液时，如非技术问题，则为"干抽"，该情况多见于骨髓纤维化、恶性组织细胞病、恶性肿瘤骨髓转移、多发性骨髓瘤及血细胞成分异常增生（如白血病原始幼稚细胞高度增生）时，此时需更换部位穿刺或做骨髓活检。

（4）老年人骨质疏松，应注意不要用力过猛；小儿不合作，除严格选择穿刺部位外，必要时穿刺前给镇静剂。

（5）操作前应向患者讲明骨髓穿刺目的、穿刺过程，消除患者恐惧心理，积极配合操作。

第七节　关节腔穿刺术

一、目的

关节腔穿刺术的目的是诊断和治疗关节疾病。

二、适应证

（1）抽取关节腔积液进行检验，以确定关节腔积液的性质。

（2）关节腔内注入空气或造影剂进行造影。

（3）吸出关节腔脓液或分泌物进行细菌检查和培养，以指导治疗。

（4）抽取关节腔内积血。

（5）关节腔内积脓或积液作穿刺抽吸后注药治疗。

三、操作要点

（1）肩关节：①前侧入路：扪及喙突与肱骨小结节之间，向内斜刺入，或从三角肌前缘与喙突下外侧刺入。②后侧入路：肩关节轻度外展内旋，扪及三角肌与冈下肌之间的间隙刺入。

（2）肘关节：①后侧入路：肘屈 90°，在鹰嘴和外上髁间刺入。②外侧入路：在桡骨小头与肱骨滑车之间刺入。

（3）腕关节：可经尺骨茎突或桡骨茎突侧面下方，垂直向内下进针，最好选尺侧穿刺。

（4）髋关节：①前侧入路：在腹股沟韧带与股动脉交点外侧 1 cm 处垂直刺入。②外侧入路：股骨沿大粗隆上缘向内上刺入（与股骨颈平行）。③后侧入路：股骨自大粗隆中央与髂后上棘连线的外中 1/3 交点刺入。

（5）膝关节：①前上入路：在膝伸直时髌骨内侧一横指斜向关节中心刺入。②前下入路：在内、外膝眼处刺入，关节应呈屈曲状。

（6）踝关节：①前外侧入路：在伸趾肌腱与外踝之间刺入。②内侧入路：在胫前肌腱与内踝间刺入。

（7）用甲紫等标出穿刺点。

（8）常规消毒穿刺部位皮肤，术前戴无菌手套，铺洞巾。用 1% 利多卡因或 1% 普鲁卡因溶液在穿刺点作局部麻醉。

（9）右手持注射器，左手固定穿刺点。当针头刺入关节腔时，可有阻力消失感，并将关节腔内的液体抽入注射器送检。

（10）术毕，拔出穿刺针，盖以无菌纱布，并用胶布或绷带固定。

四、注意事项

（1）操作要轻柔，不要损伤关节软骨。若针尖触及关节骨端，应稍向后退。

（2）关节腔有明显积液者，术后应适当给予固定。

第八节 气管切开术及环甲膜切开术

一、气管切开术

气管切开术是在颈部中线切开气管并置入气管套管以保持患者呼吸通畅的一种手术。患者经置入的套管呼吸，可吸引出呼吸道分泌物，解除喉源性呼吸困难、呼吸功能失调、呼吸道分泌物堵塞所致呼吸困难。

（一）适应证

1. 上呼吸道阻塞

上呼吸道阻塞包括急性咽喉部炎症、水肿、气管异物以及喉及气管外伤伴软组织肿胀、骨折等原因引起的喉阻塞、呼吸困难。

2. 下呼吸道分泌物阻塞

各种原因引起的昏迷、吞咽障碍、咳嗽反射受抑制，下呼吸道分泌物不能排除。

3. 施行口咽、喉或颈部大手术

为保持术中及术后呼吸道通畅，可先做气管切开手术。

4. 辅助呼吸

已行气管插管，需较长时间呼吸机治疗者。

5. 清除气管异物

当条件受到限制时，可经气管切开的途径取出气管异物。

（二）禁忌证

（1）呼吸道暂时性阻塞，可暂缓气管切开，气管切口以下阻塞者不宜切开。

（2）有明显出血倾向时要慎重。

（三）术前准备

（1）器材准备：吸引器、气管切开手术包、简易呼吸器、面罩、照明设备、吸引器等。

（2）严重呼吸困难者，在施行本手术前，可先行气管插管，缓解患者的呼吸困难，以免术中出现意外，又可减少纵隔气肿和气胸的发生。

（四）操作方法

（1）体位患者取仰卧位，颈部过伸，保持正中位，以便暴露和寻找气管。

（2）前颈部、胸前皮肤消毒铺单。

（3）2%利多卡因自甲状软骨下至胸骨上切迹于颈前中线做局部浸润麻醉。如情况紧急或患者深昏迷，可不必麻醉。

（4）术者用左手拇指、中指固定喉部，食指按压喉结以定位。切口有纵切口和横切口。横切口在环状软骨下3 cm，双侧胸锁乳突肌前缘作横切口，长4~5 cm。此切口的优点是瘢痕小，适用于颈部短粗者。分层切开皮肤、皮下组织和颈浅筋膜。纵切口自环状软骨至胸骨上切迹处做纵切口，较易找到气管。

（5）用止血钳至白线处分开肌束，并将肌束向两侧分开。暴露甲状腺峡部（一般位于第2和第3气管环前壁）和气管。

（6）将甲状腺峡部向上游离，显示第3、4、5气管软骨环，用注射器穿刺，经3、4软骨环间穿入，抽吸有气，可切开2个软骨环，若已行气管插管，将导管缓慢退至切口上方，但不能拔出。

（7）气管切开后，立即用气管撑开器撑开，将带有导芯的气管切开专用导管插入，快速拔除导芯，插入内套管，确定是否在气管内，听诊两肺呼吸，观察有无气流从气管切开导管排出，吸出气管内的分泌物。

（8）气管切开置管成功后，向气管导管套囊充气，密封气道。

（9）缝合皮肤切口，放置开口纱布块，垫于导管底板下，保护伤口。气管导管两侧的系带环颈，于颈后正中打结，固定导管，其松紧以能插入两指为宜。或将套管用丝线缝合固定于皮肤上，以防止套管移位或脱出。

（10）手术结束后术者应做术后检查，检查胸部有否皮下气肿、伤口有无出血、导管是否畅通等，若发生并发症应做相应处理。

（五）并发症

常见并发症有出血、气管切开后的呼吸骤停、皮下气肿、纵隔气肿或气胸、创口感染、脱管、拔管困难、气管食管瘘等。

二、环甲膜切开术

（一）概述

对于病情危急，需立即抢救者，可先行环甲膜切开手术，待呼吸困难缓解后，再作常规气管切开术。同时它具有简便、快捷、有效的优点，而且稍微接受急救教育的人都可以掌握。

（二）适应证

（1）急性上呼吸道梗阻。

（2）喉源性呼吸困难（如白喉、喉头水肿等）。

（3）头面部严重外伤。

（4）气管插管有禁忌或病情紧急而需快速开放气道时。

（三）手术要点

（1）于甲状软骨和环状软骨间作一长约2～4 cm的横行皮肤切口，于接近环状软骨处切开环甲膜，以弯血管钳扩大切口，插入气管套管或橡胶管或塑料管，并妥善固定。

（2）手术时应避免损伤环状软骨，以免术后引起喉狭窄。

（3）环甲膜切开术后的插管时间，一般不应超过24 h。

（4）对情况十分紧急者，也可用粗针头经环甲膜直接刺入声门下区，亦可暂时减轻喉阻塞症状。穿刺深度要掌握恰当，防止刺入气管后壁。

（四）手术并发症

（1）皮下气肿：是术后最常见的并发症。

（2）气胸及纵膈气肿。

（3）出血：术中伤口少量出血，可经压迫止血或填入吸收性明胶海绵压迫止血。

（4）拔管困难：术后感染。

（5）气管食管瘘：少见。

第四章

创伤急救

第一节 止血术

当患者受伤后失血量达到总血量的20%（800 mL）以上时，可出现明显的临床症状；如果为大出血且出血量达到总血量40%（1600 mL）以上时，就会出现生命危险。因此，争取时间采取有效的止血措施，对抢救伤员的生命具有非常重要的意义。

一、适应证

外伤后所有出血的伤口均需止血。伤口的出血大致分为以下几种。
（1）动脉出血：出血呈喷射状，色鲜红。
（2）静脉出血：血流缓慢流出，色暗红。
（3）毛细血管出血：出血呈点状或片状渗出，色鲜红。一般来说如较大动脉或大静脉出血，急救时先采用指压止血法，必要时应用止血带止血，对毛细血管、中小静脉和小动脉出血，现场一般采用加压包扎止血法。

二、操作

（一）用物

止血带（橡皮管或毛巾）、三角巾、无菌纱布、绷带。

（二）止血分类

1. 指压止血法

指压止血法是一种简单有效的临时性止血方法，它是根据动脉的走向，在出血伤口的近心端用手指压住动脉处，达到临时止血的目的。指压止血法适用于头部、颈部、四肢的动脉出血。

2. 加压包扎止血法

用消毒纱布或干净的毛巾、布块折叠成比伤口稍大的垫盖住伤口，再用绷带或折成条状的布带或三角巾紧紧包扎，其松紧度以能达到止血目的为宜。此种止血方法多用于静脉出血和毛细血管出血。当伤口在肘窝、腋窝、腘窝、腹股沟时，可在加垫后屈肢固定在躯干上加压包扎止血。加压包扎止血法适用于上下肢、肘、膝等部位的动脉出血，但有骨折或可疑骨折或关节脱位时，不宜使用此法。

3. 填塞止血法

此方法主要用于较深部位出血时，单纯加压包扎效果欠佳时。用无菌敷料填入伤口内，外加大敷料加压包扎，如大腿根部、腋窝等处。

4. 止血带止血法

止血带止血法是快速有效的止血方法，但它只适用于不能用加压止血的四肢大动脉出血。方法是用橡皮管或布条缠绕伤口上方肌肉多的部位，其松紧度以摸不到远端动脉的搏动，伤口刚好止血为宜，过松无止血作用，过紧会影响血液循环，易损伤神经，造成肢体坏死。

三、注意事项

（1）使用止血带缚扎部位的原则是应扎在伤口的近心端，并尽量靠近伤口以减少缺血范围。

（2）缚扎时松紧度要适宜，以出血停止、远端摸不到动脉搏动为准，肢端应为苍白色。

（3）前臂和小腿一般不适用止血带，因其有动脉常走行于两骨之间，止血效果差。所以，应用止血带的部位实际上只能是大腿和上臂的中上 1/3 处（上臂扎止血带时，不可扎在下 1/3 处，以免损伤桡神经）。

（4）止血带下加衬垫，缚扎时先抬高伤肢，切忌用绳索、电线，甚至是铁丝等。

（5）上止血带的伤员，必须在明显的部位标明上止血带的部位和时间；上止血带的时间超过 2 h，要每隔 1 h 放松 1 次，每次 1 ~ 2 min。为避免放松止血带时大量出血，放松期间可改用指压法临时止血。松解止血带时，要补充血容量，做好纠正休克的准备。

第二节　包扎术

包扎术是各种外伤中最常用、最重要、最基本的急救技术之一，其目的在于保护伤口，减少感染和再损伤；局部加压，帮助止血，亦可预防或减轻局部肿胀；固定敷料夹板，挟托受伤的肢体，减轻伤员痛苦，防止刺伤血管、神经等严重并发症。

一、适应证

创伤经止血处理后，伤口均需作现场包扎，以达到减少污染、固定敷料和骨折、压迫止血等目的。

二、操作

（一）用物

三角巾、绷带、衣服、手绢、毛巾等材料。

（二）包扎分类

1. 三角巾包扎法

（1）风帽式包扎法：将三角巾的底边向内折叠约两指宽，放置在前额眉上，顶角向后拉盖头顶，将两底边沿两耳上方往后拉至枕部下方，左右交叉压住顶角绕至前额打结固定（见图 4-1）。

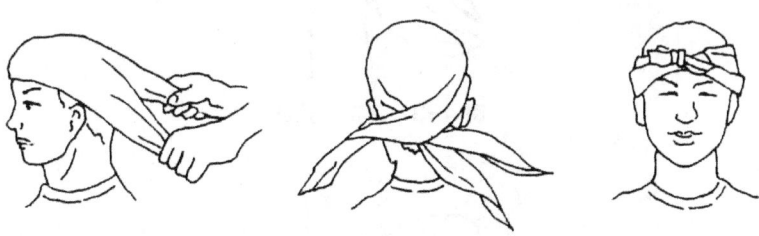

图 4-1　头部三角巾包扎法

（2）眼部包扎法：包扎单眼时，将三角巾折叠成四指宽的带状，斜置于伤侧眼部，从伤侧耳下绕至枕后，经健侧耳上拉至前额与另一端交叉反折绕头一周，于健侧耳上端打结固定。包扎双眼时，将带状三角巾的中央置于枕部，两底角分别经耳下拉向眼部，在鼻梁处左右交叉各包一只眼，成"8"字形经两耳上方在枕部交叉后绕至下颌处打结固定。

（3）胸部包扎法：将三角巾的顶角置于伤侧肩上，两底边在胸前横拉至背部打结固定，后再与顶角打结固定（见图 4-2）。

（4）下腹部包扎法：将三角巾顶角朝下，底边横放腹部，两底角在腰后打结固定，顶角内两腿间拉至腰后与底角打结固定。

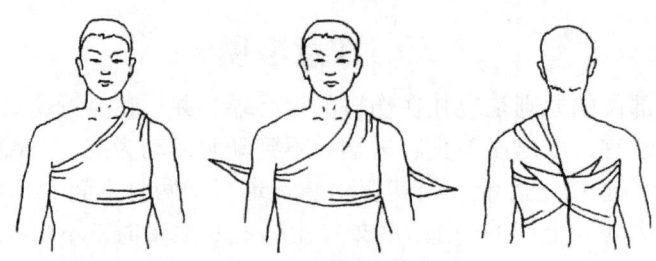

图 4-2 胸部包扎法

（5）肩部包扎法：单肩包扎时，将三角巾折成燕尾巾，夹角朝上，向后的一角压住向前的角，放于伤侧肩部，燕尾底边绕上臂在腋前方打结固定，将燕尾两角分别经胸、背部拉到对侧腋下打结固定。包扎双肩时，则将三角巾折叠成两尾角等大的双燕尾巾，夹角朝上，对准颈后正中，左右双燕尾由前向后分别包绕肩部到腋下，在腋后打结固定。

（6）手、足部包扎法：包扎膝、肘部时，将三角巾折叠成比伤口稍宽的带状，斜放伤肢，两端压住上下两边绕肢体一周，在肢体内侧或外侧打结固定。包扎手、足时，将三角巾底边横放在腕（踝）部，手掌（足底）向下放在三角巾中央，将顶角反折盖住手（足）背，两底角交叉压住顶角绕肢体一圈，反折顶角后打结固定。

2. 绷带包扎法

（1）环形包扎法：在包扎原处环形重叠缠绕，每周完全覆盖前一周，常用于包扎的起始和终止、肢体粗细相等的部位（见图 4-3）。

（2）蛇形包扎法：斜行环绕缠绕，每周互不遮盖，常用于临时简单固定夹板或需由一处迅速伸至另一处时（见图 4-4）。

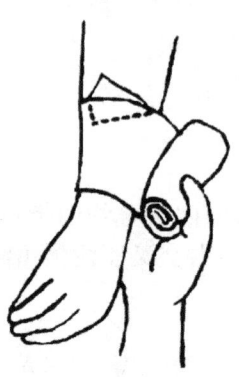

图 4-3 环形包扎法

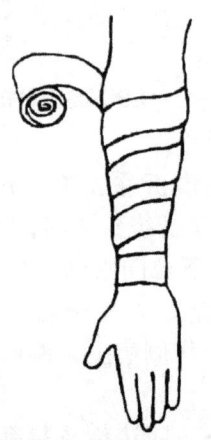

图 4-4 蛇形包扎法

（3）螺旋形包扎法：螺旋状缠绕，每周均覆盖上周的 1/3～1/2 左右，常用于粗细相近部位，如上臂、大腿、躯干、手指处（见图4-5）。

（4）螺旋反折形包扎法：先做螺旋状缠绕，待到渐粗的地方每周把绷带反折一下，盖住前圈的1/3～2/3，常用于包扎粗细不一致的小腿和前臂（见图4-6）。

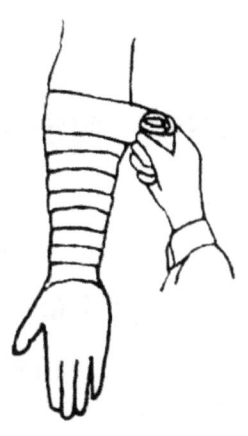

图4-5　螺旋形包扎法

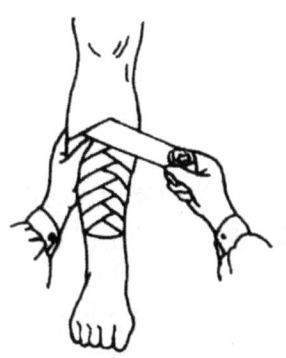

图4-6　螺旋反折形包扎法

（5）"8"字形包扎法：于关节处固定环绕后，按"8"字书写路径包扎，交叉缠绕，常用于包扎肘、膝关节、腹股沟或肩、手掌、足跟等处（见图4-7）。

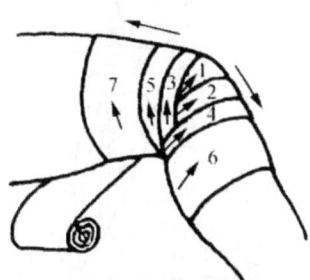

图4-7　"8"字形包扎法

（6）回返包扎法：从顶端正中开始，来回向两侧翻转绷带，回返覆盖前次的1/3～1/2，直至顶端包没为止，常用于头顶和残肢端的包扎。

三、注意事项

（1）充分暴露伤口再进行包扎。

（2）连衣包扎容易造成污染，除特殊紧急情况下，应尽量避免采用连衣包扎。脱衣时，应先脱健侧，后脱伤侧；若两侧均受伤，应先脱轻伤侧，后脱重伤侧；若两侧均受重伤，则禁止脱衣，可用开窗术（剪开伤口部位衣服的3个边,翻开衣服暴露伤口)。覆盖膨出脑组织、脱出内脏的敷料,应用等渗盐水浸透,以免粘连,造成脑组织或肠浆膜的损伤。

(3)初次处理伤口时,不能用污染物品直接接触伤口,以免加重伤口感染。不可用未消毒的水冲洗伤口,以免把表面的污物冲入伤口深部,造成感染。伤口表面禁用碘酊涂擦,以免引起剧烈疼痛甚至休克。

第三节 固定术

固定术用于骨折或骨关节损伤,以减轻疼痛,避免骨折片损伤血管、神经等,并能防止休克,更便于伤员的搬运。对开放性软组织损伤应先止血,再包扎。对疑有骨折的伤员,都应按骨折处理。

一、适应证

固定术适用于四肢骨折、脊柱骨折、骨盆骨折等。固定的目的在于限制骨折部位的活动,从而减轻疼痛,避免骨折断端相互摩擦而损伤血管、神经和重要脏器,便于伤员的搬运。

二、操作

(一)用物

夹板、颈托、固定器;没有夹板时可用健侧肢体、树枝等代替。

(二)固定方法

1. 锁骨骨折的固定方法

让患者坐直挺胸,在伤者两腋下垫棉垫,将两条指宽的带状三角巾分别环绕两个肩关节,于肩部打结;再分别将三角巾的底角拉紧,在两肩过度后张的情况下,在背部将底角拉紧打结。

2. 前臂骨折的固定方法

可把两块夹板分别置放在前臂的掌侧和背侧,可在伤员患侧掌心放一团棉花,让伤员握住掌侧夹板的一端,使腕关节稍向背屈,然后固定,再用三角巾将前臂悬挂于胸前。无夹板时,可将伤侧前臂屈曲,手端略高,用三角巾悬挂于胸前,再用一条三角巾将伤臂固定于胸前(见图4-8)。

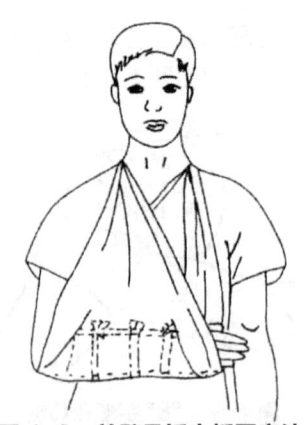

图4-8 前臂骨折夹板固定法

3. 上臂骨折的固定方法

可将伤肢屈曲贴在胸前,在伤臂外侧放一块夹板,垫好后用两条布带将骨折上下两端固定并吊于胸前,然后用三角巾(或布带)将上臂固定在胸部。无夹板时,可将上臂自然下垂,用三角巾固定在胸侧,用另一条三角巾将前臂挂在胸前;亦可先将前臂吊挂在胸前,用另一三角巾将上臂固定在胸部。

4. 小腿骨折的固定方法

将夹板置于小腿外侧,其长度应从大腿中段到脚跟,在膝、踝关节垫好后用绷带分段固定,再将两下肢并拢上下固定,并在脚部用"8"字形绷带固定,使脚掌与小腿成直角。无夹板时,可将两下肢并列对齐,在膝、踝部垫好后用绷带分段将两腿固定,再用"8"字形绷带固定脚部,使脚掌与小腿成直角。

5. 大腿骨折的固定方法

将夹板置于伤肢外侧,其长度应从腋下至脚跟,两下肢并列对齐,垫好膝、踝关节后用绷带分段固定。用"8"字形绷带固定脚部,使脚掌与小腿成直角。无夹板时亦可用健肢固定法。

6. 脊椎骨折的固定方法

脊椎骨折抢救过程中,最重要的是防止脊椎弯曲和扭转,不得用软担架和徒手搬运。如有脑脊液流出的开放性骨折,应先加压包扎。固定时,由4~6人用手分别扶托伤员的头、肩、背、臀、下肢,动作一致将伤员抬到硬木板上。颈椎骨折时,伤员应仰卧,尽快给伤员上颈托,无颈托时可用沙袋或衣服填塞头、颈部两侧,防止头左右摇晃,再用布条固定。胸椎骨折时应平卧,腰椎骨折时应俯卧于硬木板上,用衣服等垫塞颈、腰部,用布条将伤员固定在木板上(见图4-9)。

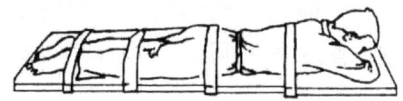

图4-9 脊椎骨折固定法

三、注意事项

(1)如有休克,应先抗休克处理;有伤口和出血,应先止血,后包扎,然后再固定。

(2)开放性骨折骨断端外露时,不可将断端送入伤口内,以免造成感染。

(3)夹板长度必须超过骨折的上、下两个关节,且固定时除关节部位上下端外,还要固定上下两关节。

(4)夹板不可与皮肤直接接触,应先垫棉花或其他柔软织物,且应在夹板两端,骨隆突出部位、悬空部位加厚衬垫,以防止受压或固定不妥。

(5)松紧应适度,以免影响血液循环。固定时,指(趾)端露出,以便随时观察末梢血液循环情况,如发现异常,如指(趾)端苍白、发冷、麻木、疼痛、水肿或青紫,应松开重新固定。

(6)避免不必要的搬动,不可强制患者进行各种活动。

第四节 搬运术

患者在现场进行初步急救处理和随后送往医院的过程中,必须经过转运这一重要环节。搬运的目的是为了及时、迅速、安全地转运伤员至安全地带,防止其再次受伤。使用正确的搬运方法是急救成功的首要环节。现场搬运多为徒手搬运,也可使用一些搬运工具。常用搬运工具有床板、梯子、担架,或用绳子和两根木棍制成临时担架等。

一、徒手搬运法

(一)单人搬运

单人搬运由一个人进行,可用扶持、背负、侧身匍匐、抱持等方法。

1. 抱法

此法适于年幼伤病、体轻、没有骨折且伤势不重者,是短距离搬运的最佳方法。搬运者蹲在伤病者的一侧,面向伤员,一手托其背部,一手托其大腿,然后轻轻抱起伤病者。如有脊柱或大腿骨折禁用此法。

2. 搀扶法

此法适宜清醒且没有骨折,伤势不重,能自己行走的伤病者。救护者站在伤病者身旁,将其一侧上肢绕过救护者颈部,用手抓住伤病者的手,另一只手绕到伤病者背后,搀扶行走。

3. 背负法

此法适用老幼、体轻、清醒的伤病者。救护者背向伤病者蹲下,让伤员将双臂从救护员肩上伸到胸前,两手紧握。救护员抓住伤病者的大腿,慢慢站起来。上、下肢,脊柱骨折不能用此法。

4. 侧身匍匐法

此法根据伤员的受伤部位,采用左匍匐法或右匍匐法。搬运时,使伤员的伤部向上,将伤员腰部置于搬运者的大腿上,并使伤员的躯干紧靠在搬运者胸前,使伤员的头部和上肢不与地面接触。

(二)双人搬运法

1. 轿杠法

此法适用于清醒伤病者。两名救护者面对面各自用右手握住自己的左手腕,再用左手握住对方右手腕,然后蹲下让伤病者将两上肢分别放到两名救护者的颈后,再坐到相互握紧的手上。两名救护者同时站起,行走时同时迈出外侧的腿,保持步调一致。

2. 拉车法

此法适于意识不清的伤病者,将伤病者移至椅子、担架或在狭窄地方搬运时。方法为:两名救护者,一人站在伤病者的背后将两手从伤病者腋下插入,把伤病者两前臂交叉于胸前,再抓住伤病者的手腕,把伤病者抱在怀里,另一人反身站在伤病者两腿中间将伤病者两腿抬起,两名救护者一前一后地行走。

(三)三人或四人搬运法

三人或四人平托式,适用于脊柱骨折的伤者。

1. 三人同侧搬运

由三名救护者站在伤病者的一侧,并排同时单膝跪地,分别抱住伤病者肩、后背、臀、膝部,然后同时站立抬起伤病者。

2. 四人异侧搬运

由三名救护者站在伤病者的一侧,分别在头、腰、膝部,第四名救护者位于伤病者的另一侧,四名救护员同时单膝跪地,并分别抱住伤病者颈、肩、后背、臀、膝部,再同时站立抬起伤病者。

二、担架搬运法

此法为创伤急救搬运伤病员的常用方法之一。担架搬运时应注意以下几点。

(1)对不同的伤病员应有不同的体位:一般伤员多采用平卧位,腹部内脏脱出的伤员应取双下肢屈曲仰卧位,昏迷或有呕吐窒息危险的伤员应取侧卧或仰卧头转向一侧。

(2)注意保暖,扣好安全带,防止担架摇晃时滑脱。

(3)搬运时保持平稳,上下楼梯时尽量保持水平状态。

(4)担架上车后应予以固定,取足前头后位。

第五章

水电解质酸碱平衡失调

第一节 脱水

一、定义

脱水是指细胞外液减少而引起的一组临床症候群根据其伴有的血钠或渗透压的变化。脱水又分为低渗性脱水,即细胞外液减少合并低血钠;高渗性脱水,即细胞外液减少合并高血钠;等渗性脱水,即细胞外液减少而血钠正常。

二、病因

(一) 高渗性脱水

1. 水摄入不足

昏迷患者或精神失常患者无渴感,不知要水喝且水摄入不足,或口腔、上消化道病变不能进水,或水源断绝,如在沙漠和意外事故中得不到水。

2. 水需求增加

高热患者或在高温环境下需水量增加但补充不足。

3. 水丢失过多

(1) 呕吐腹泻、肠瘘、胃肠道引流使消化液大量丢失而得不到补充。

(2) 尿崩症或肾小管对抗利尿激素(ADH)不敏感而排出大量稀释尿接受溶质性利尿剂(甘露醇、甘氨酸等)或高蛋白含盐饮食摄入过多而产生的渗透性利尿,未控制的糖尿病患者排出大量糖尿及肾浓缩功能障碍导致肾脏排水多于排钠。

(3) 高温及重体力劳动时的大量出汗。

(4) 气管切开和过度换气可使水分从呼吸道大量丢失,这样丢失的水是纯水,在伴有水摄入不足的情况下很容易造成高渗性脱水。

(二) 等渗性脱水

(1) 消化道中的液体除唾液、胃液及结肠分泌的黏液含钠较少外,消化道的其他分泌液钠的含量都与血浆相近,故腹泻、十二指肠减压、消化道插管等也是等渗性脱水常见的原因。高渗性脱水的患者仅少量补充了水也可导致等渗性脱水。

(2) 大量抽放胸腔积液、腹腔积液,或胸、腹腔引流。

(3) 大面积皮肤烧伤导致大量渗液。

(4) 急性大量失血。

(三) 低渗性脱水

低渗性脱水常见于高渗性或等渗性脱水时只补充水而没有补充盐,如上述消化液的大量丢失、利尿剂的应用、急性肾衰竭多尿期尿崩症、糖尿病及肾浓缩功能障碍而致大量尿液的排出,大量出汗,大量抽放胸、腹腔积液，大量失血等。低渗性脱水晚期由于胞外液低渗，细胞外液向细胞内转移，可造成细胞内水肿，如此时输入大量水分就可引起水中毒。

（四）肾排水功能不足

在急慢性肾功能不全少尿期，因肾脏排水功能急剧降低，如果入水量不加限制则可引起水在体内潴留；严重心力衰竭或肝硬化时，由于有效循环血量和肾血流量减少，肾脏排水也明显减少，若增加水负荷亦易引起水中毒。

三、机制

不论何种类型的脱水，它们首先都有脱水，即都存在有细胞外液容量的减少。细胞外液约占正常成人体重的20%，细胞内液则占体重的40%。细胞外液又分为血浆（占体重的5%）和组织间液（占体重的15%）两部分。正常情况下不同个体之间体液量的差别相当大，此主要决定于年龄、性别和肥胖程度。血浆组织间液及细胞内液的分布是相对稳定的，它们之间是不断交换的。血浆和组织间液之间隔着一层毛细血管壁，除蛋白以外的物质都可以自由通透，所以毛细血管两边的液体平衡主要靠胶体渗透压和毛细血管的流体静压，即毛细血管内的血压来维持。组织间液和细胞内液之间由细胞膜分隔，细胞膜对水和一些小分子溶质（如尿素）可以通透，蛋白质等胶体不能通过，电解质如钠、钾等虽然可以出入细胞，但它要受钠泵（细胞膜上的Na^+，K^+-ATP酶系）的制约和许多因素的影响。因此，细胞内、外离子的交换需要一定的过程，而水的交换或转移主要决定于渗透压（包括晶体渗透压和胶体渗透压），水由渗透压低处向渗透压高处转移。

体液除了不停地在体内进行交换以外，每天还要与外界进行交换，并维持基本稳定。一般成人每日与外界水的交换量约为细胞外液总量的1/5。在水的入量方面，除进食食物中含有的水和代谢产生的水外，主要借饮水以补充机体所需要的水；在水的出量方面，除皮肤蒸发、肺呼出水和粪便含有的水外，主要借排尿排出体内过多的水。由于每天机体要产生大量的代谢产物，需要经肾排出，因此即使没有水的摄入，每日仍需自皮肤蒸发500 mL，肺呼出400 mL，肾排尿500 mL左右，如得不到水的补充必将造成脱水。在完全断绝水摄入的情况下，每日仍需丢失1400 mL水，相当于70 kg的人体重的2%，其组织间液的1/7。正常机体体液的容量和渗透压都是相对稳定的。它受神经体液因素的调节，在体液因子中ADH、醛固酮、心房肽等都起重要的调节作用。它们参与脱水的代偿及发病机制。

（一）高渗性脱水

任何原因造成机体脱水且水分的丢失多于盐的丢失，将导致高渗性脱水。由于脱水，即细胞外液容量减少且为高渗性，必将引起机体一系列变化，首先是代偿性的，如细胞外液高渗而细胞内等渗，细胞内液的渗透压相对较低，水自细胞内流向细胞外，细胞内液容量减少而细胞外液容量得以维持，细胞外液渗透压增高可刺激渗透压感受器和下视丘的口渴中枢，出现渴感，促使机体饮水。细胞外液渗透压升高，通过对渗透压感受器和中枢的作用，促进垂体后叶分泌抗利尿激素，肾小管远端重吸收水分增多，临床出现少尿，尿比重高。通过以上的代偿高渗性脱水在较长的时间内，细胞外液的容量仅略低于正常，血容量减少不多，对血循环影响不大，血压一般不低。高渗性脱水的病因如果继续存在，脱水继续加重达到中等程度脱水（体重减少4%以上）时，醛固酮分泌增加，醛固酮是调节血容量和细胞外液容量的重要激素。高渗性脱水进一步发展血容量不能维持，血压下降，临床上出现循环衰竭的症状。脱水严重时，从皮肤蒸发的水分减少，体温调节受影响，因而体温升高，临床称之为脱水热。由于细胞内的水转移到细胞外液，因此造成细胞脱水，临床上较明显出现脑细胞脱水，及其所引起的中枢神经功能障碍的表现。此外，由于细胞脱水导致细胞代谢障碍，分解代谢加强而氧化不全结合代谢产物自肾排出减少，可出现氮质血症。高渗性脱水时血清钠浓度必然增高。

（二）低渗性脱水

低渗性脱水机体有脱水而失钠大于失水。由于细胞外液的渗透压降低，将反射性抑制垂体后叶抗利尿激素的释放使远端肾小管对水的重吸收减弱，因而低渗性脱水的早期尿量并不减少，且尿相对密度降低。由于细胞外液的渗透压低于细胞内液，所以细胞外液的水分还向细胞内转移，使细胞内液不仅不减少，有时还可以略微增加，而细胞外液则明显减少。由于细胞外液明显减少，患者脱水的体表症状出现得早且明显，循环衰竭的症状出现得早且明显。由于细胞外液容量减少，醛固酮分泌增加，及晚期循环发生衰竭，肾血流量少；肾小球滤过率降低导致尿量减少，尿中氯化钠含量明显降低，并出现氮质血症低渗性脱水时，细胞内液均为低渗，故无口渴症状晚期，还可因脑细胞水肿发生水中毒，而致中枢神经系统功能紊乱。

（三）等渗性脱水

机体有脱水，水和钠是按正常体液的比例丢失，或高渗性脱水补充了一定量的水。由于是等渗性脱水没有渗透压因素的影响，但由于细胞外液容量的不足，有效循环血量减少亦可刺激容量感受器，引起ADH和醛固酮释放增多，使肾对水的重吸收增加，有利于细胞外液容量的维持。一般情况下血容量减少达到10%就可以引起ADH释放的增多。临床患者表现尿量减少，尿钠也减少，在临床实际中等渗性脱水最为多见。等渗性脱水如果不经处理，可因皮肤蒸发肺呼出水等水分的丢失，使等渗转变为高渗性脱水；如果只补充了水而未补充钠盐，则可转变为低渗性脱水；若脱水进一步发展，细胞外液容量明显减少，除了出现体表的脱水症状以外，还可发生血压下降、休克甚至肾衰竭等。

四、临床表现

脱水时常伴以失钠等电解质丢失。当脱水甚于失钠时可引起血浆及细胞外液浓缩而发生高渗性脱水，即血浆渗透压大于正常高限（约300 mmol/L）。

如脱水失钠比值与血浆（如小肠液）相近时则引起等渗性脱水，即虽脱水，血浆渗透压维持正常。如脱水少于失钠，则发生低渗性脱水，则血浆渗透压低于正常低限（约270 mmol/L）。但不论何种脱水，体液水分均减少，引起体液量缺失。

（一）高渗性脱水

下丘脑渴觉中枢受刺激，神志清醒者即有口渴感而要求喝水，同时下丘脑前部视神经上核受刺激而释放抗利尿激素，经血循环而作用于肾远曲小管及集合管，于是水分回吸收增多，尿量大减。经喝水、少尿的调节后体内水分恢复正常，于是高渗转为等渗，体液总量也恢复，故轻度脱水虽经常发生，不致引起严重病情；但若脱水严重，尤其是调节功能失常者则往往呈现不同程度的症状。高渗性脱水者除口渴外常呈皮肤黏膜干燥，面部潮红，躁动不安。小儿易有脱水热，尿量减少，体重明显减轻。由于血容量下降，血压明显降低，可引起休克。又由于肾血循环量不足，非蛋白氮等代谢产物滞留引起肾前性氮质血症与酸中毒。脑细胞等脱水可引起精神神经征群，最终可发生昏迷。此时血液浓缩，血细胞数、血红蛋白、血细胞比容及血Na^+等均可升高，血浆渗透压亦明显超过正常高限，尿液浓缩而比重高。

（二）等渗性脱水

口渴常不明显，低渗性脱水时则无口渴，患者除有原发病症状外，主要有体液缺乏与失钠等电解质与酸碱平衡紊乱的表现。当脱水超过体重的2%～3%，且血Na^+ < 125 mmol/L时，患者感觉疲乏软弱、四肢无力、头昏头痛、精神倦怠，有时有恶心感。当每公斤体重失钠（NaCl）达0.5～0.75 g时，血容量常下降，血压常降低（收缩压 < 12 kPa以下），脉细数，视力模糊。当每公斤体重失钠达0.75～1.25 g时，即有淡漠无神、木僵、休克而昏迷，尿中常少钠（< 10 mmol/L）或无钠。尿量早期因血浆渗透压降低，抗利尿激素受抑制而未必减少，但后期尿量减少，患者常死于周围循环衰竭。血Na^+、Cl^-常降低，但由于肾血循环障碍，非蛋白氮、肌酐、尿素亦可增高，血液亦呈浓缩状态。

五、诊断

（一）病史

应注意询问造成体液丢失的各种可能情况，如腹泻、呕吐、各种引流、出汗、失血、渗液、饮食包括水分摄入的情况，必要时要计算每日摄入及排出的液体总量。此外，还应注意询问其体重的变化、饮食习惯及既往史，如头颅有无外伤、神志是否改变及有无糖尿病史，等等。

意识清醒的患者，根据病史、体表症状和体重、血尿测定的情况，较容易做出诊断，但意识不清或已进入昏迷的患者，易造成诊断困难。尤其是昏迷患者不能述说口渴，索取水喝，鼻饲高蛋白高浓度的流质饮食所致的"高张综合征"或"鼻饲症候群"，由于存在溶质性利尿，患者尿量无明显减少，此时极易造成误漏诊断。

（二）体格检查

应注意患者营养情况、精神状态、发热及出汗情况，应注意皮肤及部膜的表现，脱水的典型表现为皮肤弹性降低，皮肤展平时间延长，眼窝及囟门凹陷，舌面及口腔薄膜干燥，腋部及腹股沟部皮肤干燥，皮肤容易出现皱纹。如出现心动过速、直立性低血压、血压降低、颈静脉萎陷，中心静脉压降低，则提示血容量已减少，有效循环血量减少，已出现脱水所致循环功能不全的体征。高渗性脱水与低渗性脱水体征表现略有不同，前者有口渴、无力、烦躁，常有发热；后者常表现为头痛、头晕，虚弱无力，神志淡漠，脱水的体表症状出现得早且更为明显，循环衰竭的症状出现得早且明显。临床上还根据体重的减轻（失水量）及临床表现，将脱水分为三度。

1. 轻度脱水

失水量占体重的 2%～3% 或体重减轻 5%，仅有一般的神经功能症状，如头痛、头晕、无力，皮肤弹性稍有降低。高渗性脱水有口渴。

2. 中度脱水

失水量占体重的 3%～6% 或体重减轻 5%～10%，脱水的体表病症已经明显，并开始出现循环功能不全的病症。

3. 重症脱水

失水量占体重的 6% 以上或体重减轻 10% 以上，前述症状加重，甚至出现休克、昏迷。

（三）实验室检查

1. 尿液的检查

尿液的检查包括尿量、尿相对密度、尿钠及其他成分。高渗性与低渗性脱水表现不同，低渗性脱水初期尿量并不减少，后期减少，尿相对密度低，且尿钠明显减少。高渗性脱水初期尿量即减少，尿相对密度高且尿钠高，尿量不少而相对密度高，应注意溶质性利尿，需检查尿糖、酮体等。

2. 血液的检查

血液往往在中度脱水时才显示出变化。血清钠升高的情况常是判断脱水程度的一个重要指标，血清钠超过 150 mmol/L 即应警惕。血浆渗透压可以反映细胞外液渗透压的情况，＞ 310 mmol/L 为高渗，＜ 280 mmol/L 为低渗。高渗性脱水渗透压 ＞ 330 mmol/L 时，由于脑细胞脱水，神经细胞皱缩，脑组织充血而出现神经系统功能改变，＞ 360 mmol/L 时可出现嗜睡，甚至昏迷、呼吸停止。血红蛋白明显升高，往往反映血液浓缩现象。低渗性脱水时水进入红细胞内，故血细胞比容增加，红细胞平均容积（MCV）或平均血细胞体积增大。血中尿素氮升高表示肾排泄功能障碍，多出现在中度以上的脱水或脱水的晚期。

六、治疗

（1）单纯失水，首先应防治原发疾病，防止某些原因的作用。高渗性脱水时因血钠浓度高，故应给予 5% 葡萄糖溶液。高钠血症严重者可静脉内注射 2.5% 或 3% 葡萄糖溶液。应当注意，高渗性脱水时血钠浓度高，但患者仍有钠丢失，故还应补充一定量的含钠溶液，以免发生细胞外液低渗。

（2）低渗性脱水，除去除原因（如停用利尿药）、防治原发疾病外，一般应用等渗氯化钠溶液及时补足血管内容量即可达到治疗目的。如已发生休克，要及时积极抢救。

（3）等渗性脱水，防治原发病，输注渗透压偏低的氯化钠溶液，其渗透压以等渗溶液渗透压的 1/2～2/3 为宜。

第二节 高钾血症

一、定义

钾离子是细胞内液中含量最高的阳离子，且主要呈结合状态，直接参与细胞内的代谢活动；适当的钾离子浓度及其在细胞膜两侧的比值对维持神经-肌肉组织的静息电位的产生，及电兴奋的产生和传导有重要作用，也直接影响酸碱平衡的调节。钾离子紊乱是临床上最常见的电解质紊乱之一，且常和其他电解质紊乱同时存在。血钾 > 5.5 mmol/L 称为高钾血症，> 7.0 mmol/L 则为严重高钾血症。高钾血症有急性与慢性两类，急性发生者为急症，应及时抢救，否则可能导致心搏骤停。

二、病因和发病机制

（一）肾排钾减少
（1）急性肾衰竭少尿期或慢性肾衰竭晚期。
（2）肾上腺皮质激素不足，如 Addison 病、低肾素性低醛固酮症、α_1-羟化酶缺乏症。
（3）保钾利尿剂长期应用，如氨苯蝶啶、螺内酯（安体舒通）、氨氯吡咪（阿米洛利）。

（二）细胞内的钾移出
（1）溶血，组织损伤，肿瘤或炎症细胞大量坏死，组织缺氧，休克，烧伤，肌肉过度挛缩等。
（2）酸中毒。
（3）高血钾周期性瘫痪。
（4）注射高渗盐水及甘露醇后，由于细胞内脱水，改变细胞膜的渗透性或细胞代谢，使细胞内钾移出。有报告应用盐酸精氨酸而发生高血钾，这可能是精氨酸进入细胞而钾排出所致。

（三）含钾药物输入过多
青霉素钾盐（每 100 万单位含钾 1.5 mmol）大剂量应用或含钾溶液输入过多、过急。

（四）输入库存血过多
患者输入大量库存血。

（五）洋地黄中毒
洋地黄过量可致离子泵活力降低，影响钾进入细胞。

三、临床表现

高钾血症的临床表现主要为心血管系统和神经肌肉系统症状的严重性取决于血钾升高的程度和速度、有无其他血浆电解质和水代谢紊乱合并存在。

（一）心血管症状
高钾使心肌受抑，心肌张力减低，故有心动徐缓和心脏扩大、心音减弱，易发生心律失常，但不发生心力衰竭。心电图有特征性改变，且与血钾升高的程度相关。当血钾大于 5.5 mmol/L 时心电图表现为 Q-T 间期缩短，T 波高尖对称基底狭窄而呈帐篷状；血钾为 7～8 mmol/L 时 P 波振幅降低，P-R 间期延长以至 P 波消失，这可能是窦房结传导阻滞或窦性停搏，也可出现"窦-室"传导（窦房结不经心房内正常传导系统而通心房内特殊纤维束传入心室）；血钾升至 9～10 mmol/L 时室内传导更为缓慢，QRS 波增宽，R 波振幅降低，S 波加深，与 T 波直线相连融合；血钾 11 mmol/L 时 QRS 波、ST 段和 T 波融合成双相曲折波形。血钾升至 12 mmol/L 时一部分心肌先被激动而恢复，另一部分尚未去极，此时极易引起折返运动而引起室性异位节律，表现为室性心动过速、心室扑动和心室纤颤，最后心脏停搏于舒张期。

（二）神经肌肉症状
早期常有四肢及口周感觉麻木，极度疲乏，肌肉酸疼，肢体苍白湿冷，血钾浓度达 7 mmol/L 时四肢麻木软瘫,先为躯干后为四肢,最后影响到呼吸肌发生窒息。中枢神经系统可表现为烦躁不安或意识不清。

(三)其他症状

由于高钾血症引起乙酰胆碱释放增加,故可引起恶心呕吐和腹痛。由于高钾对肌肉的毒性作用可引起四肢瘫痪和呼吸停止,所有高钾血症均有不同程度的氮质血症和代谢性酸中毒,后可加重高钾血症。

四、诊断

高钾血症的诊断首先要除外由于溶血等原因所致的假性高钾血症,并除外实验室误差。心电图检查明确有无严重的心脏毒性的发生,心电图若有高钾血症的表现是危险的信号,应采取积极的治疗措施。药物(包括钾盐)及肾功能不全是最常见的导致高钾血症的原因。肾功能正常但伴严重肾前性氮质血症的患者可伴高钾血症。醛固酮、胰岛素分泌或作用的缺陷亦可导致高钾血症。在初诊为肾上腺皮质功能不全的患者中40%伴有高钾血症。持续性高钾血症伴酸中毒可能是高钾性肾小管酸中毒,常见于中度肾功能不全,尤其是伴有糖尿病、间质性肾炎或梗阻的患者。另外,组织坏死、横纹肌溶解及膜的去极化状态(如琥珀胆碱的使用和高钾性周期性麻痹等)从临床表现上诊断不难。一些罕见的基因缺陷导致的遗传性疾病亦可导致高钾血症。

五、治疗

高钾血症起病急骤者应采取紧急措施,还应根据病情的轻重采取不同的治疗方法。

1. 急性严重的高钾血症的治疗原则

(1)对抗钾对心肌的毒性。

(2)降低血钾。

2. 轻-中度高钾血症的治疗

(1)低钾饮食,每天摄入钾限于50~60 mmol(50~60 mEq)。

(2)停止可导致血钾升高的药物。

(3)阳离子交换树脂以减少肠道钾吸收和体内钾的排出。1 mmol的钠可交换1 mmol的钾。如乙烯磺酸钠树脂(kayexalate)或多乙烯苯钠(sodium polystyrene)可口服,也可保留灌肠,但口服比灌肠效果好。口服剂量为40~80 g,分3~4次服,同时服20%山梨醇10~20 mL。灌肠时可将40 g树脂置于200 mL 20%山梨醇液中作保留灌肠,保留1 h后解出大便。

(4)去除高钾血症的病因或治疗引起高钾血症的原因。

3. 透析

透析为最快和最有效的方法。可采用血液透析或腹膜透析,但后者疗效相对较差,且效果较慢。应用低钾或无钾透析液进行血液透析,可以使血钾几乎在透析开始后即下降,1~2 h后血钾几乎均可恢复到正常。腹透应用普通标准透析液在每小时交换2 L情况下,大约可交换出5 mmol钾,连续透析36~48 h可以去除180~240 mmol钾。

及时治疗原发疾病(如清创、排出胃肠道积血)及避免摄入含钾过多饮食(如水果、咖啡等)。如酸中毒为诱发高钾血症的原因,应尽快同时纠正酸中毒。停用可使血钾水平上升的药物,包括抑制肾素-血管紧张素-醛固酮系统的药物、β肾上腺素能受体阻断药、吲哚美辛及抑制钾在远端肾小管分泌的药物(如螺内酯、氨苯蝶啶)等,总之应积极治疗基础病,避免诱发因素。

六、急救措施

首先要控制引起高钾血症的原因及治疗原发病。一旦发现高钾血症时,应立即停止补钾,积极采取保护心脏的急救措施。

对抗钾的毒性作用;促使钾向细胞内转移;排除体内过多的钾,以降低血清钾浓度。急救措施包括:①静注钙剂(10%葡萄糖酸钙10~20 mL),可重复使用,钙与钾有对抗作用,能缓解钾对心肌的毒性作用。或30~40 mL加入液体滴注。②静脉注射5%碳酸氢钠溶液60~100 mL,或11.2%乳酸钠溶液 40 ~ 60 mL，之后可再注射碳酸氢钠 100 ~ 200 mL 或乳酸钠溶液 60 ~ 100 mL，这种高渗碱性钠盐可扩充血容量，以稀释血清钾浓度，使钾离子移入细胞内，纠正酸中毒以降低血清钾浓度，还有注入的钠，对钾也有对抗作用。③用 25% ~ 50% 葡萄糖 100 ~ 200 mL 加胰岛素（4 g 糖加 IU 胰岛素）作静脉滴注，当葡萄糖合成糖原时，将钾转入细胞内。④注射阿托品，对心脏传导阻滞有一定作用。⑤透析疗法：有腹膜透析和血液透析，肾功能不全，经上述治疗后，血清钾仍不下降时可采用。⑥阳离子交换树脂的应用，15 g 口服，4 次 / 天可从消化道携带走较多的钾离子，亦可加入 10% 葡萄糖 200 mL 中作保留灌肠。

第三节　低钾血症

一、概述

人体钾全靠外界摄入，每日从食物中摄入钾 50 ~ 100 mmol，90% 由小肠吸收。肾脏是排钾和调节钾平衡的主要器官，肾小球滤液中的钾先在近曲肾小管内被完全吸收，以后远曲肾小管细胞和集合管细胞再将过剩的钾分泌出来，从尿排出，使钾在体内维持平衡。但是，人体摄入钾不足时，肾脏不能明显地减少排钾，使钾保留于体内，故易引起缺钾。血清钾浓度在 3.5 ~ 5.5 mmol/L，平均 4.2 mmol/L。通常以血清钾 < 3.5 mmol/L 时称低血钾。但是，血清钾降低，并不一定表示体内缺钾，只能表示细胞外液中钾的浓度，而全身缺钾时，血清钾不一定降低，故临床上应结合病史和临床表现分析判断。

二、病因和发病机制

（一）钾摄入减少

一般饮食含钾都比较丰富。故只要能正常进食，机体就不致缺钾。消化道梗阻、昏迷、手术后较长时间禁食的患者，不能进食。如果给这些患者静脉内输入营养时没有同时补钾或补钾不够，就可导致缺钾和低钾血症。然而，如果摄入不足是唯一原因，则在一定时间内缺钾程度可以因为肾的保钾功能而不十分严重。当钾摄入不足时，在 4 ~ 7 d 内可将尿钾排泄量减少到 20 mmol/L 以下，在 7 ~ 10 d 内则可降至 5 ~ 10 mmol/L（正常时尿钾排泄量为 38 ~ 150 mmol/L）。

（二）钾排出过多

1. 经胃肠道失钾

这是小儿失钾最重要的原因，常见于严重腹泻呕吐等伴有大量消化液丧失的患者。腹泻时粪便中 K^+ 的浓度可达 30 ~ 50 mmol/L，此时随粪丢失的钾可比正常时多 10 ~ 20 倍。粪钾含量之所以增多，一方面是因为腹泻而使钾在小肠的吸收减少，另一方面是由于腹泻所致的血容量减少可使醛固酮分泌增多，而醛固酮不仅可使尿钾排出增多，也可使结肠分泌钾的作用加强。由于胃液含钾量只有 5 ~ 10 mmol/L，故剧烈呕吐时，胃液的丧失并非失钾的主要原因，而大量的钾是经肾随尿丧失的，因为呕吐所引起的代谢性碱中毒可使肾排钾增多，呕吐引起的血容量减少也可通过继发性醛固酮增多而促进肾排钾。

2. 经肾失钾

这是成人失钾最重要的原因。引起肾排钾增多的常见因素有以下几种。

（1）利尿药的长期连续使用或用量过多。例如，抑制近曲小管钠、水重吸收的利尿药（碳酸酐酶抑制药乙酰唑胺），抑制髓襻升支粗段 Cl^- 和 Na^+ 重吸收的利尿药（呋塞米、依他尼酸、噻嗪类等）都能使到达远侧肾小管的原尿流量增加，而此处的流量增加是促进肾小管钾分泌增多的重要原因。上述利尿药还能使到达远曲小管的 Na^+ 量增多，从而通过 $Na^+ - K^+$ 交换加强而导致失钾。许多利尿药还有一个引起肾排钾增多的共同机制：通过血容量的减少而导致醛固酮分泌增多。呋塞、依他尼酸、噻嗪类的作用在于抑制髓襻升支粗段对 Cl^- 的重吸收，从而也抑制了 Na^+ 的重吸收。所以，这些药物的长期使用既可导致低钠血症，又可导致低氯血症。已经证明，任何原因引起的低氯血症均可使肾排钾增多。其可能机制之一是低氯血症似能直接刺激远侧肾小管的泌钾功能。

（2）某些肾脏疾病：如远侧肾小管性酸中毒时，由于远曲小管泌氢功能障碍，因而 $H^+ - Na^+$ 交换减少，而 K^+-Na^+ 交换增多而导致失钾。近侧肾小管性酸中毒时，近曲小管 HCO_3^- 的重吸收减少，到达远曲小管的 HCO_3^- 增多是促进远曲小管排钾增多的重要原因。急性肾小管坏死的多尿期，由于肾小管液中尿素增多所致的渗透性利尿，及新生肾小管上皮对水、电解质重吸收的功能不足，故可发生排钾增多。

（3）肾上腺皮质激素过多：原性和继发性醛固酮增多时，肾远曲小管和集合管 Na^+-K^+ 交换增加，因而起排钾保钠的作用。库欣综合征时，糖皮质激素皮质醇的分泌大量增多。皮质醇也有一定的盐皮质激素样的作用。大量、长期的皮质醇增多也能促进远曲小管和集合管的 Na^+-K^+ 交换而导致肾排钾增多。

（4）远曲小管中不易重吸收的阴离子增多：HCO_3^-、SO_4^{2-}、HPO_4^{2-}、NO_3^-、β-羟丁酸、乙酰乙酸、青霉素等均属此。它们在远曲小管液中增多时，由于不能被重吸收而增大原尿的负电荷，因而 K^+ 易从肾小管上皮细胞进入管腔液而随尿丧失。

（5）镁缺失：镁缺失常常引起低钾血症。髓襻升支的钾重吸收有赖于肾小管上皮细胞中的 Na^+，K^+-ATP 酶，而这种酶又需 Mg^{2+} 的激活。缺镁时，可能因为细胞内 Mg^{2+} 缺失而使此酶失活，因而该处钾重吸收发生障碍而致失钾。动物实验还证明，镁缺失还可引起醛固酮增多. 这也可能是导致失钾的原因。

（6）碱中毒：碱中毒时，肾小管上皮细胞排 H^+ 减少，故 H^+-Na^+ 交换加强，故随尿排钾增多。

3. 经皮肤失钾

汗液含钾只有 9 mmol/L。在一般情况下，出汗不致引起低钾血症。但在高温环境中进行重体力劳动时，大量出汗亦可导致钾的丧失。

（三）细胞外钾向细胞内转移

细胞外钾向细胞内转移时，可发生低钾血症，但在机体的含钾总量并不因而减少。

（1）低钾性周期性麻痹：发作时细胞外钾向细胞内转移，是一种家族性疾病。

（2）碱中毒：细胞内 H^+ 移至细胞外以起代偿作用，同时细胞外 K^+ 进入细胞。

（3）过量胰岛素：用大剂量胰岛素治疗糖尿病酮症酸中毒时，发生低钾血症的机制有二：①胰岛素促进细胞糖原合成，糖原合成需要钾，血浆钾乃随葡萄糖进入细胞以合成糖原。②胰岛素有可能直接刺激骨骼肌细胞膜上的 Na^+，K^+-ATP 酶，从而使肌细胞内 Na^+ 排出增多而细胞外 K^+ 进入肌细胞增多。

（4）钡中毒：抗日战争时期四川某地发生大批"趴病"病例，临床表现主要是肌肉软弱无力和瘫痪，严重者常因呼吸肌麻痹而死亡。经我国学者杜公振等研究，确定该病的原因是钡中毒。但当时钡中毒引起瘫痪的机制尚未阐明。现已确证，钡中毒引起瘫痪的机制在于钡中毒引起了低钾血症。钡中毒时，细胞膜上的 Na^+，K^+-ATP 酶继续活动，故细胞外液中的钾不断进入细胞。但钾从细胞内流出的孔道却被特异地阻断，因而发生低钾血症。引起钡中毒的是一些溶于酸的钡盐，如醋酸钡、碳酸钡、氯化钡、氢氧化钡、硝酸钡和硫化钡等。

（四）粗制生棉油中毒

近二三十年来，在我国某些棉产区出现一种低血钾麻痹症，在一些省内又被称为"软病"。其临床主要特征是四肢肌肉极度软弱或发生弛缓性麻痹，严重者常因呼吸肌麻痹而死亡，血清钾浓度明显降低，往往在同一地区有许多人发病。病因与食用粗制生棉油有密切关系。粗制生棉油是农村一些小型油厂和榨坊生产的。这些厂的生产工艺不合规格，棉籽未经充分蒸炒甚至未曾脱壳就用来榨油，榨出的油又未按规定进行加碱精炼，因此棉籽中的许多毒性物质存于油中。与"软病"的发生和随后的一系列研究，都是棉酚（gossypol）。"软病"时低钾血症的发生机制尚未阐明。"软病"的发现和随后的一系列研究，都是我国学者进行的。迄今为止，国外的书刊中尚无该病的记载。

三、临床表现

临床表现和细胞内、外钾缺乏的严重程度相关，更主要的是取决于低血钾发生的速度。血清 K^+ < 2.5 mmol/L 时，症状较严重，短时期内发生缺钾，症状出现迅速，甚至引起猝死。

（1）神经肌肉系统：表现为神经、肌肉应激性减退。当血清 K^+ < 3.0 mmol/L 时，可出现四肢肌肉软弱无力，肌无力常由双下肢开始，后延及双上肢，双侧对称，以近端较重，低于 2.5 mmol/L 时，可

出现软瘫，以四肢肌肉最为突出，腱反射迟钝或消失。当呼吸肌受累时则可引起呼吸困难。中枢神经系统表现症状为精神抑郁、倦怠、神志淡漠、嗜睡、意识不清，甚至昏迷等。

（2）消化系统：缺钾可引起肠蠕动减弱，轻者有食欲缺乏、恶心、便秘，严重低血钾可引起腹胀、麻痹性肠梗阻。

（3）心血管系统：低血钾时一般为心肌兴奋性增强，可出现心悸、心律失常。严重者可出现房室阻滞、室性心动过速及室颤，最后心脏停搏于收缩状态。此外还可引起心肌张力减低，心脏扩大，末梢血管扩张，血压下降等。

（4）泌尿系统：长期低钾可引起缺钾性肾病和肾功能障碍，肾浓缩功能下降，出现多尿且比重低，尤其是夜尿增多。这可能由远曲肾小管细胞受损，对抗利尿激素反应降低，水重吸收能力降低所致。另外，缺钾后膀胱平滑肌张力减退，可出现尿潴留，患者常易合并肾盂肾炎。

（5）酸碱平衡紊乱：低血钾可导致代谢性碱中毒。

四、诊断

主要根据病史和临床表现进行判断。血清钾测定血 K^+ < 3.5 mmol/L 时，出现症状即可做出诊断。但在缺水或酸中毒时，血清 K^+ 可不显示降低。此外，可根据心电图检查，多能较敏感地反映出低血钾情况。心电图的主要表现为 Q-T 间期延长，S-T 段下降，T 波低平、增宽、双相、倒置或出现 U 波等。

五、治疗

（1）一般采用口服钾，成人预防剂量为 10% 氯化钾 30～40 mL/d（每克氯化钾含钾 13.4 mmol）。氯化钾口服易有胃肠道反应，可用枸橼酸钾为佳（1 g 枸橼酸钾含钾 4.5 mmol）。

（2）静脉输注氯化钾，不能口服或缺钾严重的患者使用。常用浓度为 5% 葡萄糖液 1.0 L 中加入 10% 氯化钾 10～20 mL，每克氯化钾必须均匀滴注 30～40 min 以上，不可静脉推注。补钾量视病情而定，作为预防，通常成人补充氯化钾 3～4 g/d，作为治疗，则为 4～6 g 或更多。

（3）补钾注意点：①尿量必须在 30 mL/h 以上时，方考虑补钾，否则可引起血钾过高。②伴有酸中毒、血氯过高或肝功能损害者，可考虑应用谷氨酸钾，每支 6.3 g 含钾 34 mmol，可加入 0.5 L 葡萄糖液内静滴。③静脉滴注的氯化钾浓度太高可刺激静脉引起疼痛，甚至静脉痉挛和血栓形成。④切忌滴注过快，血清钾浓度突然增高可导致心搏骤停。⑤K^+ 进入细胞内的速度很慢，约 15 h 才达到细胞内、外平衡，而在细胞功能不全如缺氧、酸中毒等情况下，钾的平衡时间更长，约需 1 周或更长，所以纠正缺钾需历时数日，勿操之过急或中途停止补给。⑥缺钾同时有低血钙时，应注意补钙，因为低血钙症状往往被低血钾所掩盖，低血钾纠正后，可出现低血钙性搐搦。⑦短期内大量补钾或长期补钾时，需定期观察，测定血清钾及心电图，以免发生高血钾。

第四节 高钙血症

一、定义

血清钙浓度高于 2.75 mmol/L 即为高钙血症（hypercalcemia）。

二、原因和发生机制

（1）甲状旁腺功能亢进：原发性常见于甲状旁腺腺瘤、增生或腺癌，这是高血钙的主要原因。继发性见于维生素 D 缺乏或慢性肾衰等所致的长期低血钙，刺激甲状旁腺代偿性增生。PTH（甲状旁腺素）过多，促进溶骨、肾重吸收钙和维生素 D 活化，引起高钙血症。

（2）恶性肿瘤：恶性肿瘤（白血病、多发性骨髓瘤等）和恶性肿瘤骨转移是引起血钙升高的最常见原因。65% 的乳腺癌患者有骨转移，多发性骨髓瘤和 Burkitt 淋巴肉瘤亦多有骨转移。这些肿瘤细胞可分泌破骨细胞激活因子，这种多肽因子能激活破骨细胞。肾癌、胰腺癌、肺癌等即使未发生骨转移亦可引起高钙血症，这与前列腺素（尤其是PGE2）的增多导致溶骨作用有关。

（3）维生素D中毒：治疗甲状旁腺功能低下或预防佝偻病而长期服用大量维生素D可造成维生素D中毒，所致高钙高磷血症可引起头痛恶心等一系列症状及软组织和肾的钙化。

（4）甲状腺功能亢进：甲状腺素具有溶骨作用，中度甲亢患者约20%伴高钙血症。

（5）其他：肾上腺功能不全（如艾迪生病）、维生素A摄入过量，类肉瘤病，应用使肾对钙重吸收增多的噻嗪类药物等。

三、临床表现

高钙血症的临床表现与血钙升高幅度和速度有关。根据血钙水平，高钙血症可分为：轻度，血钙在2.7～3.0 mmol/L之间；中度，3.0～3.4 mmol/L之间；重度，3.4 mmol/L以上。

（1）神经精神症状：轻者只有乏力、倦怠、淡漠；重者有头痛、肌无力、腱反射减弱、抑郁、易激动、步态不稳、语言障碍、听力、视力和定向力障碍或丧失、木僵、行为异常等精神神经症状。高钙危象时可出现谵妄、惊厥、昏迷。神经精神症状的发生主要是高钙对脑细胞的毒性可干扰脑细胞电生理活动。

（2）心血管和呼吸系统症状：可引起血压升高和各种心律失常。心电图可见Q-T间期缩短、ST-T改变、房室传导阻滞和低血钾性u波，如未及时治疗，可引起致命性心律不齐。因高钙血症可引起肾排水增多和电解质紊乱，使支气管分泌物黏稠，黏膜细胞纤毛活动减弱，支气管分泌物引流不畅，易招致肺部感染、呼吸困难，甚至呼吸衰竭。

（3）消化系统症状：表现为食欲缺乏、恶心、呕吐、腹痛、便秘，重者发生麻痹性肠梗阻。钙可刺激胃泌素和胃酸分泌，故高钙血症者易发生消化性溃疡。钙异位沉积于胰腺管，且钙刺激胰酶大量分泌，故可引发急性胰腺炎。

（4）泌尿系统症状：高血钙可致肾小管损害，使肾小管浓缩功能下降，加之大量钙从尿中排出，从而引起多尿、烦渴、多饮，甚至失水、电解质紊乱和酸碱失衡。钙在肾实质中沉积可引起间质性肾炎、失盐性肾病、肾钙质沉积症，最终发展为肾衰竭，也易发生泌尿系感染和结石。

（5）钙的异位沉着表现：高钙血症易发生异位钙沉着，可沉着于血管壁、角膜、结合膜、鼓膜、关节周围和软骨，可分别引起肌肉萎缩、角膜病、红眼综合征、听力减退和关节功能障碍等。

（6）血液系统：因钙离子可激活凝血因子，故可发生广泛性血栓形成。

（7）高血钙危象：血钙增高至4 mmol/L以上时，表现为多饮、多尿、严重脱水、循环衰竭、氮质血症。如不及时抢救，患者可死于肾衰竭和循环衰竭。少数严重的病例可有神经系统的表现，包括嗜睡、乏力和反射减弱。心电图Q-T间期缩短提示高钙血症。心动过缓和Ⅰ度房室传导阻滞也有报道。急性高钙血症可出现明显的血压升高。胃肠道表现包括无力性便秘和厌食，严重病例可有恶心和呕吐，不同原因的高钙血症都可伴随急性胰腺炎。

四、诊断

（一）诊断依据

（1）高钙血症是指血清离子钙浓度升高，通常临床上测定血钙为血浆总钙，>2.7 mmol/L即可认为是高钙血症。血浆总钙包括蛋白结合钙、复合钙和离子钙。人血白蛋白含量和血液酸碱平衡直接影响着离子钙的浓度，在分析血清总钙浓度的诊断价值时，应考虑其影响因素。

（2）高钙血症最常见原因为原发性甲状旁腺功能亢进症。本病进展缓慢，早期50%的患者仅仅表现为高血钙、低血磷和甲状旁腺增高，临床上勿轻易放过高钙血症这一早期诊断线索。

（3）出现下列临床线索，应警惕高钙血症：反复胃、十二指肠溃疡；反复发作急性胰腺炎；反复出现泌尿道结石或肾绞痛；反复发生病理性骨折；不明原因的肌无力及肌萎缩。

（二）实验室检查

（1）可多次测定血浆中钙浓度。因为血清总钙受人血白蛋白的干扰，因此，有人认为测定血浆离子钙比测定血浆总钙为优。但是血浆钙离子受血 pH 的影响，故也可发生误差。

（2）测定血清总钙时应同时测定人血白蛋白；测定离子钙时应同时测血 pH，以便纠正所测结果。另外在测离子钙时注意压脉带不宜压迫时间过长，压迫时间过长可使血 pH 发生改变而使血离子钙有假性升高。

（三）其他辅助检查

依据病史，症状选做 B 超、X 线检查、核素扫描和 CT 检查。

（四）鉴别诊断

要和可引起高钙血症的有关疾病鉴别：①恶性肿瘤性高钙血症。②多发性骨髓瘤。③三发性甲状旁腺功能亢进。④结节病。⑤维生素 A 或维生素 D 中毒。⑥甲状腺功能亢进。⑦继发性甲状旁腺功能亢进。⑧假性甲状旁腺功能亢进。⑨钙受体病等。选择性静脉插管从甲状腺、肿瘤引流区和外周静脉取血，比较血 PTH 或氨基端 PTH 可明确 pHTP 和异源性 PTH 分泌瘤的诊断。

五、治疗

应根据血钙升高的程度采取不同的治疗对策。

（一）轻度高钙血症的治疗

轻度高钙血症是指血症在 2.75 mmol/L 以上，3.0 mmol/L 以下。高钙血症治疗的目的在于将血钙降低。对甲状旁腺功能亢进者的处理尚有不同意见。如无威胁生命的高钙血症、骨密度正常者可进行观察，监测血清钙、肾功能、骨密度和尿钙排泄。当有下列情况者应考虑手术治疗：①血钙高于 2.85 mmol/L；②有威胁生命的高钙血症发作；③肌酐清除减少到只有同年龄健康人的 70%；④有肾结石；⑤ 24 h 尿钙 > 100 μmol（400 mg）；⑥骨密度减低超过正常人的 2SD（标准偏差）。可采用钙受体协同剂 R-568。此药抑制 PTH 分泌，抑制的程度与剂量相关。用最大剂量时可使血离子钙降低，但确切的作用还待长期临床试用。最近发现绝经后妇女求偶素缺乏与甲状旁腺功能亢进有关。用求偶素替代治疗可使血钙降低（降低 0.125 ~ 0.25 mmol/L），尿钙也减少，但血浆 PTH 无变化。求偶素还可防止骨丢失和心血管病的发生。轻度高钙血症患者应避免使用所有的利尿药，因利尿药虽可增加尿钙排泄，但也使细胞外液缩减而增加钙从肾小管重吸收，从而使血钙升高。噻嗪类利尿药应禁用，此类利尿药可减少尿钙排泄。双膦酸盐对甲状旁腺功能亢进症引起轻度高钙血症降血钙的作用不大，故不需采用。

（二）中度高钙血症的治疗

中度高钙血症的治疗指血钙浓度在 3.0 ~ 3.4 mmol/L。此等患者多有症状，与血钙升高的速率有关。除治疗引起高钙血症的原发性疾病外，可采取后述治疗措施，包括：①静脉滴注生理盐水扩容，使患者轻度"水化"。②如果欲使血钙下降快些，可用襻利尿药（但禁用噻嗪类利尿药）。如有肾功能不全，襻利尿药剂量要大些。静脉滴注生理盐水加用襻利尿药，可使血钙在 1 ~ 2 d 内下降 0.25 ~ 0.75 mmol/L。如果血钙下降不理想，可再加用双膦酸盐口服。

（三）重度高钙血症的治疗

重度高钙血症指血钙在 3.75 mmol/L（13.5 mg/dL）以上，即高钙危象。不管有无症状均应紧急处理。治疗方法包括：①扩充血容量；②增加尿钙排泄；③减少骨的重吸收；④治疗原发性疾病。扩充血容量可使血钙稀释，增加尿钙排泄。只要患者心脏功能可以耐受，在监测血钙和其他电解质、血流动力学变化情况下，可输入较大量的生理盐水。用襻利尿剂可增加尿钙排泄。用双膦酸盐以减少骨的重吸收，使血钙不被动员进入血液。双膦酸盐可抑制破骨细胞活性。双膦酸盐可与骨矿物质牢固结合，并对膦酸酶裂解作用有抵抗，且半衰期长。可将双膦酸盐放在 500 mL 以上生理盐水中静脉滴注，于 4 h 内滴完。

其他抑制骨重吸收的药物还有以下几种。

（1）氨磷汀（amifostine，WR-2721）：此药为有机三磷酸盐，为放射治疗或化学药物治疗肿瘤中的正常组织保护剂，它可抑制 PTH 分泌以使血钙降低，并能直接抑制骨的重吸收，减少肾小管钙的重吸收。

（2）降钙素：有鲑鱼及鳗鱼降钙素，可抑制骨的重吸收，促进尿钙排泄，从而使血钙降低。鲑鱼降钙素剂量为 2～8 U/kg，鳗鱼降钙素剂量为 0.4～1.6 U/kg，每 6h 肌内注射或皮下注射 1 次，6 h 内可使血钙降低 0.25～0.5 mmol/L，但作用时间短，且在几小时或几天内出现"逸脱"现象而失效。与糖皮质激素或光辉霉素合用有协同作用，且糖皮质激素可消除前述降钙素的"逸脱"现象。

（3）糖皮质激素：除甲状旁腺功能亢进症外，可用以治疗其他原因所引起的高钙血症，还可作为高钙血症病因的鉴别诊断。口服泼尼松 40～80 mg/d，或 200～300 mg 氢化可的松静脉滴注，持续 3～5 d，其起效作用慢，维持时间短，故常与其他降钙药物联合应用。

（4）光辉霉素（普卡霉素）：具有抑制 DNA 合成，减少骨重吸收和拮抗 PTH 应用。静脉注射 25～50 mg/kg，血钙可于 36～48 h 降至正常。因其毒性大，故一般只注射 1 次，必要时可在第 1 次用药后 5～7 天重复 1 次。此药对肝、肾和造血系统有毒。

（5）顺铂（cisplatin）：有直接抑制骨的重吸收作用，具有安全、有效和疗效持久的特点，其疗效最短可维持 4 d，最长可达 115 d，平均 38 d，1 次静脉滴注剂量为 100 mg/m^2。癌症引起的高钙血症在其他降钙药无效时可采用此药治疗。

（6）西咪替丁：300～600 mg 加入生理盐水中静脉滴注，每 0.5 h 1 次。

（7）钙螯合剂：依地酸二钠可与钙形成可溶解的复合物，从尿中排出。每天 2～4 g 加于生理盐水中静脉滴注，于 4 h 滴完。此药对肾有毒，故有肾功能不全者应慎用或不用。对肾功能严重不全者可用透析治疗。

第五节　低钠血症

一、定义

低钠血症（hyponatremia）为血清钠 < 135 mmol/L，仅反映钠在血浆中浓度的降低，并不一定表示体内总钠量的丢失，总体钠可以正常甚或稍有增加。临床上极为常见，特别在老年人中。主要症状为软弱乏力、恶心呕吐、头痛思睡、肌肉痛性痉挛、神经精神症状和可逆性共济失调等。

二、病因

低钠血症的病因有：①体液丢失时，溶质丢失超过水分丢失，即低渗性脱水；②细胞外液量基本正常，但由于内分泌疾病而致电介质异常丢失。如抗利尿激素不适当分泌综合征（SIADH）或甲状腺、肾上腺皮质功能紊乱时；③细胞外液容量过多，如输入过多低渗液，肾功能排水障碍，表现为细胞外液钠被稀释，又称稀释性低钠血症。

三、临床表现

低钠血症的临床表现严重程度取决于血 Na^- 和血钠下降的速率。血 Na^+ 在 125 mmol/L 以上时，极少引起症状；Na^+ 在 125～130 mmol/L 时，也只有胃肠道症状。此时主要症状为软弱乏力、恶心呕吐、头痛思睡、肌肉痛性痉挛、神经精神症状和可逆性共济失调等。在低钠血症的早期，脑细胞对细胞内外渗透压不平衡有适应性调节。在 1～3 h 内，脑中的细胞外液移入脑脊液，而后回到体循环；如低钠血症持续存在，脑细胞的适应调节是将细胞内的有机渗透溶质包括磷酸、肌酸、肌醇和氨基酸（如丙氨酸、氨基乙磺酸）丢掉以减轻细胞水肿。如果脑细胞这种适应调节衰竭，脑细胞水肿则随之而至。临床表现有抽搐、木僵、昏迷和颅内压升高症状，严重可出现脑幕（tentorium）疝。如果低钠血症在 48 h 内发生，则有很大危险，可导致永久性神经系统受损的后果。慢性低钠血症者，则有发生渗透性脱髓鞘的危险，特别在纠正低钠血症过分或过快时易于发生。除脑细胞水肿和颅高压临床表现外，由于血容量缩减，可出现血压低、脉细速和循环衰竭，同时有失水的体征。总体钠正常的低钠血症则无脑水肿临床表现。

四、诊断

（一）确定是否真正有低钠血症

低钠血症的患者需测定血渗透压，若渗透压正常，则可能为严重高脂血症或少见的异常高蛋白血症所致的假性低钠血症。渗透压增高则为高渗性低钠血症。

（二）估计细胞外液容量状况

容量低者低钠血症主要由体液绝对或相对不足所致。血压偏低或下降、皮肤弹性差及实验室检查示血尿素氮上升、肌酐轻度上升等均支持该诊断。病史中如有胃肠道液体丢失、大量出汗、尿钠 < 10 mmol/L 者，提示经肾外丢失；尿钠 > 20 mmol/L，有应用利尿药病史或检查有糖尿病或肾上腺皮质功能减退者则可确定为经肾丢失。尿钾测定也很重要，高者常提示有近端小管或髓襻的 Na^+ 重吸收障碍，或者由呕吐、利尿药等引起；低者提示有醛固酮过低的情况。细胞外液不少且同时有水肿或第三间隙液体积聚者，低钠血症大多因心、肝、肾等导致水肿形成而致。如无水肿，血压正常，同时无任何体液过少的迹象，低钠血症主要是由 ADH（抗利尿激素）分泌过多引起。此时如果严重少尿，血尿素氮、肌酐明显升高，尿钠排泄仍 > 20 mmol/L 者，为肾衰竭引起；如果尿渗透压明显降低（80 mOsm/kg H_2O），且伴有明显多饮，则本病可能由多饮引起，常见原因为精神病或者服用某些导致严重口渴药物（如三环类抗抑郁药）。抗利尿激素分泌失调综合征（SIADH）临床诊断标准：持续性低钠血症伴下列 4 项内容：①无肾、心、肺、肾上腺、脑垂体功能障碍；②细胞外液呈低渗透压状态；③尿液无法正常性稀释，给予液体负荷（包括注射生理盐水）后由于水继续贮存在体内，Na^+ 仍然从尿中排出，低钠血症继续加剧；④限制摄水可以改善低钠血症情况。

在诊断本病时应注意：①血尿酸水平在 SIADH 通常偏低，如果偏高，则应除外有效细胞外液量不足引起。②血钾通常正常。伴有低钾者常是其他原因引致的低钠血症，特别是呕吐及高醛固酮症导致的。高钾者则应注意有低醛固酮血症情况存在。③ HCO_3^-：通常正常，由利尿药引起者可偏高；醛固酮过低者则可偏低。④血尿素氮：大多偏低。

临床上 SIADH 有 4 种亚型：①持续高水平 ADH 释放，大多由肺癌引起，约占 SIADH 中的 38%；②渗透值重调，表现为对 ADH 分泌的调节仍然正常，但阈值处于较低渗透浓度，约占 38%；③低渗血症对 ADH 完全无抑制作用，大约占 16%，该型患者在渗透压过高时分泌正常，但低渗血症时无法下降到零水平；④肾脏对 ADH 反应过敏，该型 ADH 水平及分泌调节情况正常，血中也无 ADH 样物质存在。

（三）实验室检查

3 种类型的低钠血症均有血浆渗透压降低，血钠降低。总体钠正常的低钠血症，两者降低都不明显。此外，总体钠丢失的低钠血症还有血钾、血浆蛋白和血细胞比容和血尿素氮升高，提示存在血容量不足；尿量、尿钠和氯化物则减少，尿比重升高，血 pH 常低。高血容量性低钠血症（即稀释性低钠血症），除血钠和血浆渗透压与失钠性低钠血症（低血容量低钠血症）相同外，其余实验室检查结果则与之相反。血容量正常的低钠血症的前述实验室检查则变化较大，血钠只稍低于正常。

（四）其他辅助检查

根据临床表现选做心电图、B 超、脑 CT 等。

五、治疗

低钠血症的治疗应根据病因、低钠血症的类型、低钠血症发生的急慢及伴随症而采取不同处理方法，故强调低钠血症的治疗应个别化，但总的治疗措施包括：①去除病因；②纠正低钠血症；③对症处理；④治疗并发症。下面按急性低钠血症、慢性低钠血症、总体钠丢失过多的低钠血症和稀释性低钠血症分别叙述。

（一）急性低钠血症

急性低钠血症是指在 48 h 内发生的低钠血症，多见于接受低张液体治疗的住院患者中，也有报道在大量清水（不含溶质）洗胃治疗农药中毒的患者。对这些患者应迅速治疗，否则会引发脑水肿，甚至死亡。治疗目标为每小时使血 Na^+ 升高 2 mmol/L。可静脉滴注 3% 氯化钠溶液，滴速为 1～2 mL/(kg·h)。同时注射襻利尿药以加速游离水的排泄，使血 Na^+ 更快得到恢复。如果出现严重的中枢神经症状（如抽搐或昏迷等），可加快滴速到 4～6 mL/(kg·h)，甚至采用 29.2% 氯化钠溶液 50 mL 滴注，但应严密监测血清电解质变化。应该提及的是有人认为快速纠正低钠血症可引起脑桥髓鞘溶解（pontine myelinolysis），但此种情况是极少见的，但在快速纠正低钠血症过程中应该警惕。其特征为四肢痉挛性瘫痪、假性大脑半球瘫痪、吞咽功能不全和变哑。尸解时脑桥有脱髓鞘病变，其发病机制尚不明了，但与血低张性时间、低钠血症纠正速率和血浆 Na^+ 变化有关。

（二）慢性低钠血症的治疗

治疗应根据症状的有无而采取不同方法。慢性无症状的低钠血症首先应寻找引起低钠血症病因，然后针对病因进行治疗。病因去除后有些患者低钠血症也随之解除。对病因暂时不能去除的患者，可限制水的摄入和抑制 ADH 释放，或增加溶质摄入或排泄。抑制 ADH 释放的物现代临床上选用者为地美环素（demeclocycline），首剂为 1200 mg，以后 300～900 mg/d。此药可抑制肾小管对 ADH 的反应，使自由水排出增多，故服药期间可不限水。但此药对神经和肾有毒，且可发生光敏感，小孩服用可使牙齿和骨骼异常。有肝功能受损者禁用。另一种药为 ADHV2 受体拮抗药。此药正在试用中。增加溶质摄入可用口服尿素，服 30～60 g/d。尿素可引起渗透性利尿，增加自由水排泄。不良反应为口感不好。慢性有症状的低钠血症的治疗措施为补充钠和襻利尿药增加自由水的排泄。应当注意的是：血 Na^+ 纠正速率不要超过 1 mmol/(L·h)；肾水丢失速率为 250 mL/h。

（三）失钠性低钠血症的治疗

常见于胃肠道和肾脏丢失钠。此种情况同时有水丢失，但钠丢失多于水丢失，故引起失钠性低渗状态而导致血容量不足和末梢循环衰竭。这种情况因水和钠都丢失，因此，不会导致脑细胞内外渗透压不平衡，故无神经受损和颅高压症状。治疗主要是补钠。轻度者只口服盐水或氯化钠片即可，同时饮水，使血容量得到恢复。重者则静脉补充生理盐水或高浓度盐水。身体缺钠量（或应补钠量）可按下列公式计算：缺钠量（mmol）=（正常血钠－患者所测血钠）×0.6×患者体重。1 g 氯化钠 =17 mmol Na^+，据此可以算出应补充生理盐水或高浓度盐水的毫升数。男性总体水按体重的 60%；女性按体重的 50% 计算。应当注意的是此类患者不可输给葡萄糖水，否则会加重低钠血症。在补钠补水的同时，下面几点应予注意：①病因治疗：去除病因可使缺钠、缺水得到更快的纠正。②上述公式所计算出的缺钠只是粗略估算。在第 1 个 24 h 内，先补给计算出来缺钠量的 1/3～1/2 较为安全，然后根据治疗效果，并监测血压、皮肤弹性、神志、血尿渗透压和血钠浓度做出判断，将剩余的缺钠量补给。③上述公式中不包括可能存在的等渗液丢失。例如，腹泻患者可以丢失 5L 等渗液，后因饮水及生理上保留 3 L 水而引发低钠血症。用公式估算的 Na^+ 量只有 3 L 游离水，则仍缺 2L 等渗的 Na^+ 和水。④血浆钠浓度不能反映总体钠的丢失。⑤如同时有缺钾，须同时补给。K^+ 进入细胞内，使细胞内钠流向细胞外液，有利于细胞外 Na^+ 的升高和血浆渗透压提高。⑥为避免过多 Cl^- 输入，可在部分等渗液中加入 1/6 M 乳酸钠或碳酸氢钠（碳酸氢钠）溶液，有利于同时存在的代谢性酸中毒的纠正。如果患者已发生循环衰竭，提示缺钠严重。此时除补给盐水外，应及时补给胶体溶液以扩容，如输给血浆等。切记不可单独用升压药或血管扩张剂，对改善末梢循环有害而无效。只有在补钠和输血浆扩容，血压仍不上升时方可采用。

（四）稀释性低钠血症的治疗

本症主要原因是肾脏排泄功能障碍和心、肝、肾功能受损而导致水钠在体内潴留，故治疗措施主要是限制水的摄入和利尿以排除自由水。症状轻者只要适当限制水摄入量。心、肝、肾患者稀释性低钠血症的发病机制是多因素的，患者总体钠不减少，往往是过多，其总体水也过多，常有水肿、胸腔积液或腹腔积液，但总体水大于总体钠。这类患者治疗比较困难。纠正低钠血症给予钠盐可加重水肿；纠正总体水过多用利尿药则可加重低钠血症，而过分限水患者不易接受。原则上每天摄入水量应少于每天尿量和不显性失水量之和。可适当使用襻利尿药以增加水的排泄，因为襻利尿药可抑制 ADH 对集合管的作用，使水重吸收减少；但用过多襻利尿药可加重钠的丢失。这类患者除了限水外，同时也要限钠，一般每天氯化钠摄入量不超过 3 g。由精神性多饮和 SIADH 综合征的治疗主要是严格限制水的摄入和使用襻利尿药，在治疗急性低钠血症的治疗措施中可以选用。

第六节 代谢性酸中毒

一、定义

人体动脉血液中酸碱度（pH）是血液内 H^+ 浓度的负对数值，正常为 7.35～7.45，平衡值为 7.40。体液中 H^+ 摄入很少，主要是在代谢过程中内生而来。机体对酸碱负荷有相当完善的调节机制，主要包括缓冲、代偿和纠正作用。碳酸氢盐是体液中最重要、作用最大的缓冲对，代谢性酸负荷时，H^+ 与 HCO_3^- 结合成 H_2CO_3，H_2CO_3 极不稳定，大部分分解成 CO_2 和 H_2O，CO_2 通过呼吸排出体外，使血液中 HCO_3^- 与 H_2CO_3 的比值保持在 20∶1，pH 也将保持不变，可是代偿是有限度的，如果超过了机体所能代偿的程度，酸中毒将进一步加剧。代谢性酸中毒是最常见的一种酸碱平衡紊乱，以原发性 HCO_3^- 降低（＜21 mmol/L）和 pH 降低（＜7.35）为特征。

二、病因和发病机制

（一）病因

病因不外乎 H^+ 产生过多、排出受阻，或者 HCO_3^- 丢失过多，常见于：①腹膜炎、休克、高热等酸性代谢废物产生过多，或长期不能进食，脂肪分解过多，酮体积累。②腹泻、肠瘘、胆瘘和胰瘘等，大量 HCO_3^- 由消化道中丢失。③急性肾衰竭，排 H^+ 和再吸收 HCO_3^- 受阻。

当体内 H^+ 升高后，除体液缓冲系统作用外，主要由肺和肾调节。$H^+ + HCO_3^- \rightarrow H_2CO_3 \rightarrow H_2O+CO_2$。当 HCO_3^- 减少时，H_2CO_3 相应增高，离解出 CO_2，使血 PCO_2 升高，刺激呼吸中枢，引起呼吸深快，CO_2 排出增加，血中 H_2CO_3 相应减少以代偿；肾脏通过排出 H^+、NH_4^+ 和回收 HCO_3^-，以提高血浆中 HCO_3^-/H_2CO_3 的比值，pH 仍属正常，称为代偿性代谢性酸中毒，若两者比值不能维持正常，pH 降至 7.35 以下则为失代偿性代谢性酸中毒。

（二）发病机制

1. 酸性物质产生过多

（1）乳酸酸中毒：乳酸酸中毒（lactic acidosis）可见于各种原因引起的缺氧，其发病机制是缺氧时糖酵解过程加强，乳酸生成增加，因氧化过程不足而积累，导致血乳酸水平升高。这种酸中毒很常见。

（2）酮症酸中毒：酮症酸中毒（ketoacidosis）是本体脂大量动用的情况下，如糖尿病、饥饿、妊娠反应较长时间有呕吐症状者、酒精中毒呕吐并数日少进食物者，脂肪酸在肝内氧化加强，酮体生成增加并超过了肝外利用量，因而出现酮血症。酮体包括丙酮、β-羟丁酸、乙酰乙酸，后两者是有机酸，导致代谢性酸中毒。这种酸中毒也是 AG 增加类正常血氯性代谢性酸中毒。

因胰岛素缺乏而发生糖尿病的患者，可以出现严重的酮症酸中毒，甚而致死。因为正常时人体胰岛素对抗脂解激素，使脂解维持常量。当胰岛素缺乏时，脂解激素如 ACTH（促肾上腺皮质激素）、皮质醇、胰高血糖素及生长激素等的作用加强，大量激活脂肪细胞内的脂肪酶，使甘油三酯分解为甘油和脂肪酸的过程加强，脂肪酸大量进入肝脏，肝脏则生酮显著增加。

肝脏生酮增加与肉毒碱酰基转移酶（acylcarnitine transferase）活性升高有关。因为正常时胰岛素对比酶具有抑制性调节作用，当胰岛素缺乏时此酶活性显著增强。这时进入肝脏的脂肪酸形成脂肪酰辅酶 A（fatty acyl-CoA）之后，在此酶作用下大量进入线粒体，经 β-氧化而生成大量的乙酰辅酶 A，乙酰辅酶 A 是合成酮体的基础物质。正常情况下，乙酰辅酶 A 经柠檬酸合成酶的催化与草酰乙酸缩合成柠檬酸而进入三羧酸循环，或经乙酰辅酶 A 羧化酶的作用生成丙二酰辅酶 A 而合成脂肪酸。因此，乙酰辅酶 A 合成酮体的量是很少的，肝外完全可以利用。此外，糖尿病患者肝细胞中增多的脂肪酰辅酶 A 还能抑制柠檬酸合成酶和乙酰辅酶 A 羧化酶的活性，使乙酰辅酶 A 进入三羧酸循环的通路不畅，同时也不易合成脂肪酸。这样就使大量乙酰辅酶 A 肝内缩合成酮体。

非糖尿病患者的酮症酸中毒是糖原消耗补充不足，机体进而大量动用脂肪所致，如饥饿等。

2. 肾脏排酸保碱功能障碍

不论肾小管上皮细胞 H^+ 排泌减少和碳酸氢盐生成减少还是肾小球滤过率严重下降，不论急性或慢性肾衰竭，均能引起肾性代谢性酸中毒。由于肾脏是机体酸碱平衡调节的最终保证，故肾衰的酸中毒更为严重，也是不得不采取血液透析措施的临床危重情况之一。

（1）肾衰竭：肾衰竭如果主要是由于肾小管功能障碍所引起时，则此时的代谢性酸中毒主要是因小管上皮细胞产 NH_3 及排 H^+ 减少所致。正常肾小管上皮细胞内谷氨酰胺及氨基酸由血液供应，在谷氨酰胺酶及氨基酸化酶的催化作用下不断生成 NH_3，NH_3 弥散入管腔与肾小管上皮细胞分泌的 H^+ 结合形成 NH_4^+，使尿液 pH 升高，这就能使 H^+ 不断分泌入管腔，完成排酸过程。原尿中的 Na^+ 被 NH_4^+ 不断换回，与 HCO_3^- 相伴而重新入血成为 $NaHCO_3$。这就是肾小管的主要排酸保碱功能。当肾小管发生病变从而引起此功能严重障碍时，即可发生酸中毒。此类酸中毒因肾小球滤过功能无大变化，并无酸类的阴离子因滤过障碍而在体内潴留，其特点为 AG 正常类高血氯性代谢性酸中毒。也就是说 HPO_4^{2-}、SO_4^{2-} 等阴离子没有潴留，故 AG 不增加，而 HCO_3^- 重吸收不足，则由另一种容易调节的阴离子 Cl^- 代替，从而血氯上升。

肾衰竭如果主要是肾小球病变而使滤过功能障碍，则一般当肾小球滤过率不足正常的20%时，血浆中未测定阴离子 HPO_3^{2-}、SO_4^{2-} 和一些有机酸均可因潴留而增多。这时的特点是 AG 增加类正常血氯性代谢性酸中毒。HPO_4^{2-} 滤出减少，可以使可滴定酸排出减少，从而导致 H^- 在体内潴留。

（2）碳酸酐酶抑制剂：例如，使用乙酰唑胺作为利尿时，由于该药物抑制了肾小管上皮细胞中的碳酸酐酶活性，使 $CO_2 + H_2O \rightarrow H_2CO_3 \rightarrow H^+ + HCO_3^-$ 反应减弱，H^+ 分泌减少，HCO_3^- 重吸收减少，从而导致 AG 正常类高血氯性酸中毒。此时 Na^+、K^+、HCO_3^- 从尿中排出高于正常，可起利尿作用，用药时间长要注意上述类型酸中毒。

（3）肾小管性酸中毒：肾小管性酸中毒（renal tubular acidosis，RTA）是肾脏酸化尿液的功能障碍而引起的 AG 正常类高血氯性代谢性酸中毒，目前按其发病机制可分四型。

Ⅰ型：远端肾小管性酸中毒（distal RTA），是远端小管排 H^+ 障碍引起的。此时远端小管不能形成并维持正常管内与管周液的 H^+ 陡峭浓度差。小管上皮细胞形成 H_2CO_3 障碍，且管腔内 H^+ 还可弥散回管周液。它可能是肾小管上皮细胞排 H^+ 的一系列结构、功能和代谢的不正常引起的。其病因有原发性、自身免疫性、肾钙化、药物中毒（两性霉素 B、甲苯、锂化合物、某些镇痛剂及麻醉剂）、肾盂肾炎、尿路阻塞、肾移植、麻风、遗传性疾病、肝硬化等。

Ⅱ型：近端肾小管性酸中毒（proximal RTA），是近端小管重吸收 HCO_3^- 障碍引起的。此时尿中有大量 HCO_3^- 排出，血浆 HCO_3^- 降低。如果我们人为地将这类患者的血浆 HCO_3^- 升至正常水平并维持之，即可到肾丢失 HCO_3^- 超过滤过量的15%，这是一个很大的量，因此可导致严重酸中毒。当血浆 HCO_3^- 显著下降，酸中毒严重时，患者尿中 HCO_3^- 也就很少了，用上述办法方可观测到其障碍之所在。此型 RTA 的发病机制可能系主动转运的能量不足所致，多系遗传性的代谢障碍。

Ⅲ型：即Ⅰ～Ⅱ混合型，既有远端小管酸化尿的功能障碍，也有近端曲管重吸收 HCO_3^- 的障碍。

Ⅳ型：据目前资料认为系远端曲管阳离子交换障碍所致。此时管腔膜对 H^+ 通过有障碍。患者有低肾素性低醛固酮血症，高血钾。K^+ 高时，与 H^+ 竞争，也使肾 NH_4^+ 排出下降，H^+ 潴留。常见于醛固酮缺乏症、肾脏对醛固酮反应性降低或其他如Ⅰ型或Ⅱ型的一些原因引起。

（4）肾上腺皮质功能低下（阿狄森病）：一方面由于肾血流量下降，缓冲物质滤过减少，形成可滴定酸少；另一方面由于 Na^+ 重吸收减少，NH_3 和 H^+ 的排出也就减少，因为 Na^+ 的重吸收与 NH_3 及 H^+ 的排出之间存在着一个交换关系。

3. 肾外失碱

肠液、胰液和胆汁中的 HCO_3^- 均高于血浆中的 HCO_3^- 水平。故当腹泻、肠瘘、肠道减压吸引等时，可因大量丢失 HCO_3^- 而引起 AG 正常类高血氯性代谢性酸中毒。输尿管乙状结肠吻合术后亦可丢失大量 HCO_3^- 而导致此类型酸中毒，其机制可能是 Cl 被动重吸收而 HCO_3^- 大量排出，即 $Cl^- - HCO_3^-$ 交换所致。

4. 酸或成酸性药物摄入或输入过多

氯化铵在肝脏内能分解生成氨和盐酸，用此祛痰剂日久量大可引起酸中毒。$NH_4Cl \rightarrow NH_3+H^++Cl^-$。为 AG 正常类高血氯性代谢性酸中毒。氯化钙使用日久量大亦能导致此类酸中毒，其机制是 Ca^{2+} 在肠中吸收少，而 Cl^- 与 H^+ 相伴随而被吸收，其量多于 Ca^{2+}，Ca^{2+} 能在肠内与缓冲碱之一的 HPO_4^{2-} 卜相结合，使 HPO_4^{2-} 吸收减少。$Ca^{2+}-$也能与 $H_2PO_4^{2-}$ 相结合生成不吸收的 $Ca_3(PO_4)_2$ 和 H^+，而 H^- 伴随 Cl^- 而被吸收。

水杨酸制剂如阿司匹林（乙酰水杨酸）在体内可迅速分解成水杨酸，它是一个有机酸，消耗血浆的 HCO_3^-，引起 AG 增加类正常血氯性代谢性酸中毒。

甲醇中毒时由于甲醇在体内代谢生成甲酸，可引起严重酸中毒，有的病例报告血 pH 可降至 6.8。误饮含甲醇的工业酒精或将甲醇当作酒精饮用者可造成中毒。我国 1987 年曾发生过大批中毒病例。除甲醇的其他中毒危害外，AG 增加类正常血氯性代谢性酸中毒是急性中毒的重要死亡原因之一。积极作用 $NaHCO_3$ 抢救的道理就在于此。

酸性食物如蛋白质代谢最终可形成硫酸、酮酸等，当然，在正常人并无问题。但是当肾功能低下时，高蛋白饮食是可能导致代谢性酸中毒的。这也是 AG 增加类正常血氯性代谢性酸中毒。

输注氨基酸溶液或水解蛋白溶液过多时，亦可引起代谢性酸中毒，特别是氨基酸的盐酸盐，在代谢中会分解出 HCl 来。这些溶液制备时 pH 均调至 7.4，但其盐酸盐能在代谢中分解出盐酸这一点仍需注意。临床上根据情况给患者补充一定量 $NaHCO_3$ 的道理就在于此。

5. 稀释性酸中毒

大量输入生理盐水，可以稀释体内的 HCO_3^- 并使 Cl^- 增加，因而引起 AG 正常类高血氯性代谢性酸中毒。

三、临床表现

临床表现随病因而不同，轻者常被原发病掩盖，主要有：①呼吸深快，通气量增加，PCO_2 下降，可减轻 pH 下降幅度，有时呼气中带有酮味。②面部潮红、心率加快，血压常偏低，意识不清，甚至昏迷，患者常伴有严重缺水的症状。③心肌收缩力和周围血管对儿茶酚胺的敏感性降低，引起心律不齐和血管扩张，血压下降，急性肾功能不全和休克。④肌张力降低，腱反射减退和消失。⑤血液 pH、二氧化碳结合力（CO_2CP）、SB、BB、BE 均降低，血清 Cl^-、K^+ 可升高。尿液检查一般呈酸性反应。

四、诊断

根据患者有严重腹泻、肠瘘或输尿管乙状结肠吻合术等的病史，又有深而快的呼吸，即应怀疑有代谢性酸中毒。作血气分析可以明确诊断，并可了解代偿情况和酸中毒的严重，失代偿时，血液 pH 和 HCO_3^- 明显下降，PCO_3 正常；部分代偿时，血液 pH、HCO_3 和 PCO_2 均有一定程度的降低。如无条件进行此项测定，可作二氧化碳结合力的测定，也可确定诊断和大致判定酸中毒的程度。血清 Na^+、K^+、Cl^- 等的测定，也有助于判定病情。

五、治疗

（1）积极防治引起代谢性酸中毒的原发病，纠正水、电解质紊乱，恢复有效循环血量，改善组织血液灌流状况，改善肾功能等。

（2）给碱纠正代谢性酸中毒：严重酸中毒危及生命，则要及时给碱纠正。一般多用 $NaHCO_3$ 以补充 HCO_3^-，去缓冲 H^+。乳酸钠也可用，不过在肝功能不全或乳酸酸中毒时不用，因为乳酸钠经肝代谢方能生成 $NaHCO_3$。三羟甲基氨基甲烷（tris-hydroxymethyl Aminomethane，THAM 或 Tris）近来常用。它不含 Na^+、HCO_3^- 或 CO_2。其分子结构式为 $(CH_2OH)_3CNH_2$，它是以其 OH^- 去中和 H^+ 的。

1 g $NaHCO_3$ 含有 11.9 mmol 的 HCO_3^-，1 g 乳酸钠相当于 9 mmol 的 HCO_3^-，1 g THAM 相当于 8.2 mmol 的 HCO_3^-。而 $NaHCO_3$ 溶液作用迅速、疗效确切、不良反应小。

纠正代谢性酸中毒时补充碱量可用下式计算：补充碱（mmol）=（正常 CO_2CP − 测定 CO_2CP）×

体重（kg）×0.2 或 =（正常 SB- 测定 SB）× 体重（kg）×0.2。

临床上可先补给计算量的 1/3 ~ 1/2，再结合症状及血液化验结果，调整补碱量。在纠正酸中毒时大量 K^+ 转移至细胞内，引起低血钾，要随时注意纠治低钾。

（3）处理酸中毒时的高钾血症和患者失钾时的低钾血症：酸中毒常伴有高钾血症，在给碱纠正酸中毒时，H^+ 从细胞内移至细胞外不断被缓冲，K^+ 则从细胞外重新移向细胞内从而使血钾回降。但需注意，有的代谢性酸中毒患者因有失钾情况存在，虽有酸中毒但伴随着低血钾。纠正其酸中毒时血清钾浓度更会进一步下降引起严重甚至致命的低血钾。这种情况见于糖尿病患者渗透性利尿而失钾，腹泻患者失钾等。

纠正其酸中毒时需要依据血清钾下降程度适当补钾。严重肾衰竭引起的酸中毒，则需进行腹膜透析或血液透析方能纠正其水、电解质、酸碱平衡及代谢尾产物潴留等紊乱。

第七节　呼吸性酸中毒

一、定　义

呼吸性酸中毒是以原发的 PCO_2 增高及 pH 降低为特征的高碳酸血症。急性严重呼酸表现为呼吸急促、呼吸困难和明显的神经系统症状，如头痛、视野模糊、烦躁不安，甚至出现震颤、意识模糊、谵妄和昏迷。体检可发现视盘水肿、脑脊液压力增高和心律失常等。

二、病因和发病机制

（一）病因

呼吸性酸中毒系肺泡通气功能障碍所致，常见于：①呼吸中枢抑制，如麻醉药使用过量。②呼吸道梗阻，如喉痉挛、支气管痉挛、呼吸道烧伤及异物、溺水、颈部血肿或包块压迫气管等。③肺部疾患，如休克肺、肺水肿、肺不张、肺炎等。④胸部损伤，如手术、创伤、气胸、胸腔积液等。

（二）发病机制

1. 呼吸中枢抑制

一些中枢神经系统的病变如延脑肿瘤、延脑型脊髓灰质炎、脑炎、脑膜炎、椎动脉栓塞或血栓形成、颅内压升高、颅脑外伤等时，呼吸中枢活动可受抑制，使通气减少而 CO_2 蓄积。此外，一些药物如麻醉剂、镇静剂、镇静剂（吗啡、巴比妥钠等）均有抑制呼吸的作用，剂量过大亦可引起通气不足。碳酸酐酶抑制剂如乙酰唑胺能引起代谢性酸中毒前已述及。它也能抑制红细胞中的碳酸酐酶而使 CO_2 在肺内从红细胞中释放减少，从而引起动脉血 PCO_2 升高。有酸中毒倾向的伤病员应慎用此药。

2. 呼吸神经、肌肉功能障碍

见于脊髓灰质炎、急性感染性多发性神经炎（Guillain-barre 综合征）肉毒中毒，重症肌无力，低钾血症或家族性周期性麻痹，高位脊髓损伤等。严重者呼吸肌可麻痹。

3. 胸廓异常

胸廓异常影响呼吸运动常见的有脊柱后、侧凸，连枷胸（flail chest），关系强直性脊柱炎（ankylosing spondylitis），心肺性肥胖综合征（Picwick 综合征）等。

4. 气道阻塞

常见的有异物阻塞、喉头水肿和呕吐物的吸入等。

5. 广泛性肺疾病

其是呼吸性酸中毒的最常见的原因，包括慢性阻塞性肺病、支气管哮喘、严重间质性肺疾病等。这些病变均能严重妨碍肺泡通气。

6. CO_2 吸入过多

此项指吸气中 CO_2 浓度过高，如在坑道、坦克等空间狭小通风不良之环境中。此时肺泡通气量并不减少。

三、临床表现

在呼吸器官有病时如果发生急性呼吸性酸中毒则有呼吸加深加快发绀及心跳快等表现。若呼吸中枢因药物或 CO_2 蓄积受到抑制，就可能无呼吸加深加快的表现。在外科手术中若用气管内插管麻醉，能因通气不足而突然发生急性呼吸性酸中毒。当 $PCO_2 > 6.7$ kPa（50 mmHg）时血压明显上升，PCO_2 进一步升高，则血压反而下降，如未及时发现，由于酸中毒使 K^+ 向细胞外液转移过多过速则能出现急性高钾血症引发心室纤颤或心脏停搏。所以在气管插管麻醉时如发现血压升高，应注意检查是否有通气不良或须更换钠石灰。

四、诊断

患者有呼吸功能受影响的病史，又出现一些呼吸性酸中毒的症状，即应怀疑有呼吸性酸中毒。

凡具有上述致病原因者，若血浆 $PaCO_2 > 6$ kPa（45 mmHg），则考虑呼酸的诊断。其中若 pH < 7.35，为失代偿性；若 pH 在 7.35 ~ 7.45 者，为代偿性，此时需要与代碱相鉴别。此外，尚应判断 HCO_3^- 的代偿程度。若 $PaCO_2$ 上升 1.33 kPa（10 mmHg），HCO_3^- 上升 3 mmol，则为慢性呼酸；若 HCO_3^- 仅上升 1 mmol，则为急性呼酸或混合型酸碱失衡。

五、治疗

（1）积极防治引起的呼吸性酸中毒的原发病。

（2）改善肺泡通气，排出过多的 CO_2。根据情况可行气管切开，人工呼吸，解除支气管痉挛，祛痰，给氧等措施，给氧时氧浓度不能太高，以免抑制呼吸。人工呼吸要适度，因为呼吸性酸中毒时 $NaHCO_3/H_2CO_3$ 中 H_2CO_3 原发性升高，NaH_2CO_3 呈代偿性继发性升高。如果通气过度则血浆 PCO_2 迅速下降，而 $NaHCO_3$ 仍在高水平，则患者转化为细胞外液碱中毒，脑脊液的情况也如此。它可以引起低钾血症、血浆 Ca^{2+} 下降、中枢神经系统细胞外液碱中毒、昏迷甚至死亡。

（3）一般不给碱性药物，除非 pH 下降甚剧，因碳酸氢钠的应用只能暂时减轻酸血症，不宜长时间应用。酸中毒严重时如患者昏迷、心律失常，可给 THAM 治疗，以中和过高的 H^+。$NaHCO_3$ 溶液亦可使用，不过必须保证在有充分的肺泡通气的条件下才可作用。因为给 $NaHCO_3$ 纠正呼吸性酸中毒体液中过高的 H^+，能生成 CO_2，如不能充分排出，会使 CO_2 深度升高。

第八节 代谢性碱中毒

一、定义

由于碱性物质摄入太多或固定酸大量丢失而引起血浆 HCO_3^- 浓度原发性增高，称为代谢性碱中毒。

二、病因和发病机制

（一）病因学

代碱的基本原因是失酸（H^+）或得碱（HCO_3^-），常见于：①H^+ 丢失过多，如持续呕吐（幽门梗阻），持续胃肠减压等；②HCO_3^- 摄入过多，如消化性溃疡时大量服用碳酸氢钠；③利尿排氯过多，尿中 Cl^- 与 Na^+ 的丢失过多，形成低氯性碱中毒。当血浆 HCO_3^- 升高后，血 pH 升高，抑制呼吸中枢，呼吸变慢变浅，以保留 CO_2，使血液 H_2CO_3 增加以代偿。同时肾小管减少 H^+、NH_3 的生成，HCO_3^- 从尿排出增加，使得血浆中 HCO_3^-/H_2CO_3 的比值恢复 20∶1。

（二）发病机制

1. 氢离子丢失过多

（1）胃液丢失：常见于幽门梗阻或高位肠梗阻时的剧烈呕吐，直接丢失胃酸（HCl）。胃腺壁细胞生成 HCl，H^+ 是胃腺壁细胞由 $CO_2+H_2O \rightarrow H_2CO_3 \rightarrow H^+ + HCO_3^-$ 反应而来，Cl^- 则来自血浆。壁细胞中有碳酸酐酶促进此反应能迅速进行。H^+ 与 Cl^- 在胃腺腔内形成 HCl 分泌入胃内。进入小肠后 HCl 与肠液、胰液、胆汁等碱性消化液中的 $NaHCO_3$ 中和。碱性液的分泌是受 H^+ 入肠的刺激引起的。因此，如果 HCl 因呕吐而丢失，则肠液中 $NaHCO_3$ 分泌减少，体内将有潴留；再者，已分泌入肠的 $NaHCO_3$ 不被 HCl 中和，势必引起肠液中 HCO_3^- 升高而使其重吸收增加。这就使血中 HCO_3^- 上升而导致代谢性碱中毒。

胃液大量丢失时可伴有 Cl^-、K^+ 的丢失和细胞外液容量减少，这些因素也与此时的代谢性碱中毒发生有关。低血 Cl^- 时，同符号负离子 HCO_3^- 增多以补偿之，低血 K^+ 时由于离子转移而 H^+ 移入细胞内，细胞外液容量减少时由于醛固酮分泌增多而促进 Na^+ 重吸收，而促使 H^+ 和 K^+ 排出，这些均能引起代谢性碱中毒。

（2）肾脏排 H^+ 过多：肾脏排出 H^+ 过多主要是醛固酮分泌增加引起的。醛固酮能促进远曲小管和集合管排出 H^+ 及 K^+，而加强 Na^+ 的重吸收。H^+ 排出增多则由于 $H_2COH_3 \rightarrow H^+ + HCO_3^-$ 的反应，HCO_3^- 生成多，与 Na^+ 相伴而重吸收也增加，从而引起代谢性碱中毒，同时也伴有低钾血症。

醛固酮分泌增加见于下列情况：①原发性醛固酮增多症。②库欣综合征（Cushing Syndrome），常由垂体分泌 ACTH 的肿瘤、原发性肾上腺皮质增生或肿瘤等所引起。皮质醇等激素的生成和释放增多，皮质醇也有盐皮质激素的活性，故亦能导致代谢性碱中毒。③先天性肾上腺皮质增生可分为两型，17-羟化酶缺乏型（非男性化）和 11-羟化酶缺乏型（男性化）。因为这些酶缺乏而导致皮质醇合成减少，血中皮质醇水平下降反馈地引起垂体分泌过多 ACTH，促进肾上腺皮质合成并分泌更多去氧皮质酮（deoxycor-ticorticosterone，DOC）和皮质酮（Corticosterone）。DOC 则具有明显的盐皮质激素活性。④Bartter 综合征。这是以近球装置增生而肾素分泌增多为特点的综合征。通过肾素－血管紧张素－醛固酮系统引起醛固酮分泌增多，患者无高血压是因为其血管对血管紧张素Ⅱ的反应性降低。由于患者前列腺素分泌增多，故近年也提出交感神经兴奋而使前列腺素增多，从而导致肾素分泌增多的机制。例如使用吲哚美辛抑制前列腺素合成，可以降低患者肾素及醛固酮水平，并使代谢性碱中毒及 Na^-、K^+ 恢复正常。⑤近球装置肿瘤，其细胞能分泌大量肾素，引起高血压及代谢性碱中毒。⑥甘草及其制剂长期大量使用时，由于甘草酸（glycyrrhizic acid）具有盐皮质激素活性，故能引起类似醛固酮增多症时的代谢性碱中毒。⑦细胞外液容量减少时引起醛固酮分泌增多，以加强 Na^+ 重吸收而保容量，可引起代谢性碱中毒，常见于呋塞米、依他尼酸等髓袢利尿剂时或大量胃液丧失时。此种情况下，细胞外液每减少 1L，血浆 HCO_3^- 约增加 1.4 mmol/L。呋塞米和依他尼酸除可使细胞外液减少外，其抑制肾小管髓袢升支对 Cl^-、Na^+ 的重吸收能导致到达远端曲管的 Na^+ 增多而使远端曲管排 H^+ 换 Na^+ 过程加强，这也与代谢性碱中毒的发生有关。⑧创伤和手术时的应激反应时有肾上腺皮质激素分泌增多，常伴以代谢性碱中毒。

2. 碱性物质摄入过多

（1）碳酸氢盐摄入过多：例如溃疡患者服用过量的碳酸氢钠，中和胃酸后导致肠内 $NaHCO_3$ 明显升高时，特别是肾功能有障碍的患者由于肾脏调节 HCO_3^- 的能力下降可导致碱中毒。此外，在纠正酸中毒时，输入碳酸氢钠过量也同样会导致碱中毒。

（2）乳酸钠摄入过多：经肝脏代谢生成 HCO_3^-，见于纠正酸中毒时输乳酸钠溶液过量。

（3）枸橼酸钠摄入过多：输血时所用液多用枸橼酸钠抗凝。每 500 mL 血液中有枸橼酸钠 16.8 mEq，经肝代谢性可生成 HCO_3^-。故大量输血时（例如快速输入 3000~4000 mL）可发生代谢性碱中毒。

3. 缺钾

各种原因引起的血清钾减少，可引起血浆 $NaHCO_3$ 增多而发生代谢性碱中毒。其机制有：①血清 K^+ 下降时，肾小管上皮细胞排 K^+ 相应减少而排 H^+ 增加，换回 Na^-、HCO_3^- 增加。此时的代谢性碱中毒，不像一般碱中毒时排碱性尿，它却排酸性尿，称为反常酸性尿。②血清钾下降时，由于离子交换，K^+ 移至细胞外以补充细胞外液的 K^+，而 H^+ 则进入细胞内以维持电中性，故导致代谢性碱中毒（此时细胞内却是酸中毒，当然细胞内冲物质可以缓冲进入细胞内的 H^+）。

4. 缺氯

由于 Cl^- 是肾小管中唯一的容易与 Na^+ 相继重吸收的阴离子，当原尿中 Cl^- 降低时，肾小管便加强

H^+、K^+的排出以换回Na^+，HCO_3^-的重吸收增加，从而生成$NaHCO_3$。因此，低氯血症时由于失H^+、K^+而$NaHCO_3$重吸收有增加，故能导致代谢性碱中毒。此时患者尿Cl^-是降低的。另外，前述之呋塞米及依他尼酸能抑制髓襻升支粗段对Cl^-的主动重吸收从而造成缺Cl^-。此时远端曲管加强排H^+、K^+以换回到达远端曲管过多的Na^+。故同样可导致代谢性碱中毒。此时患者尿Cl^-是升高的。

呕吐失去HCl，就是失Cl^-，血浆及尿中Cl^-下降，通过上述原尿中Cl^-降低机制促使代谢性碱中毒发生。

三、临床表现

轻者只表现为原发病症状。严重者呼吸浅而慢，神经肌肉兴奋性增高，常有面部及四肢肌肉抽动、手足搐搦，口周手足麻木，其原因可能是蛋白结合钙增加、游离钙减少，碱中毒致乙酰胆碱释放增多。血红蛋白对氧的亲和力增加，致组织缺氧，出现头昏、躁动、谵妄乃至昏迷。伴低钾时，可有软瘫。

四、诊断及鉴别诊断

根据病史和临床表现可初步做出诊断，血气分析可以确定诊断及其严重程度。失代偿时，血液pH和HCO_3^-明显增高，PCO_2正常；部分代偿时，血液pH、HCO_3^-和PCO_2均有一定程度的增高。鉴别低氯性碱中毒和对氯无反应的碱中毒。前者见于各种血容量不足、失钾、失氯引起的碱中毒，尿氯 < 10 mmol/L，补给生理盐水后碱中毒可以纠正。后者见于醛固酮增多的内分泌疾病，尿氯 > 20 mmol/L，补给含氯溶液后无助于矫正碱中毒。

五、治疗

（1）积极防治引起代谢性碱中毒的原发病，消除病因。

（2）纠正低血钾症或低氯血症，如补充KCl、NaCl、$CaCl_2$、NH_4Cl等。其中NH_4Cl既能纠正碱中毒也能补充Cl^-，不过肝功能障碍患者不宜使用，因NH_4Cl需经肝代谢。

（3）纠正碱中毒：轻度碱中毒可使用等渗盐水静滴即可收效，盐水中Cl^-含量高于血清中Cl^-含量约1/3，故能纠正低氯性碱中毒。重症碱中毒患者可给予一定量酸性药物，如精氨酸、氯化铵等。

计算需补给的酸量可采用下列公式：需补给的酸量（mmol）=（测得的SB或CO_2CP^-正常的SB或CO_2CP）× 体重（kg）×0.2。

可使用碳酸酐酶抑制剂如乙酰唑胺以抑制肾小管上皮细胞中H_2CO_3的合成，从而减少H^+的排出和HCO_3^-的重吸收。也可使用稀HCl以中和体液中过多的$NaHCO_3$。大约是1 mmol的酸可降低血浆HCO_3^- 5 mmol/L左右。醛固酮拮抗剂可减少H^+、K^+从肾脏排出，也有一定疗效。

第九节　呼吸性碱中毒

一、定义

呼吸性碱中毒是以原发的PCO_2降低（4.67 kPa）和pH增高（> 7.45）为特征的低碳酸血症。

二、病因

（1）精神性过度通气：这是呼吸性碱中毒的常见原因，但一般均不严重。严重者可以有头晕、感觉异常，偶尔有搐搦。常见于癔症发作患者。

（2）代谢性过程异常：甲状腺功能亢进及发热等时，通气可明显增加超过了应排出的CO_2量，可导致呼吸性碱中毒，但一般也不严重。但都说明通气量并非单单取决于体液中H^+和PCO_2，也与代谢强度和需氧情况有关。此时的通气过度可能是肺血流量增多通过反射性反应引起的。

（3）乏氧性缺氧：乏氧性缺氧时的通气过度是对乏氧的代偿，但同时可以造成CO_2排出过多而发生呼吸性碱中毒，常见于进入高原、高山或高空的人；胸廓及肺病变如肺炎、肺栓塞、气胸、肺瘀血等引起胸廓、肺血管或肺组织传入神经受刺激而反射性通气增加的患者。此外，有些先天性心脏病患者，由于右至左分流增加而导致低张性低氧血症也能出现过度通气。这些均引起血浆 H_2CO_3 下降而出现呼吸性碱中毒。

（4）中枢神经系统疾患：脑炎、脑膜炎、脑肿瘤、脑血管意外及颅脑损伤患者中有的呼吸中枢受到刺激而兴奋，出现通气过度。

（5）水杨酸中毒：水杨酸能直接刺激呼吸中枢使其兴奋性升高，对正常刺激的敏感性也升高，因而出现过度通气。

（6）革兰阴性杆菌败血症：革兰阴性杆菌进入血路而繁殖的患者，在体温血压还没有发生变化时即可出现明显的通气过度。PCO_2 有低至 17 mmHg 者。此变化非常有助于诊断。其机制尚不清楚，因为动物实验中未能成功复制此现象。

（7）人工呼吸过度。

（8）肝硬化：肝硬化有腹腔积液及血 NH_3 升高者可出现过度通气，可能系 NH_3 对呼吸中枢的刺激作用引起的。当然，腹腔积液上抬横隔也有刺激呼吸的作用，但是非肝硬化的腹腔积液患者却无过度通气的反应。

（9）代谢性酸中毒突然被纠正：例如使用 $NaHCO_3$ 纠正代谢性酸中毒，细胞外液 HCO_3^- 浓度迅速升至正常，但通过血脑浆屏障很慢，12～24 h，此时脑内仍为代谢性酸中毒，故过度通气仍持续存在。这就造成 H_2CO_3 过低的呼吸性碱中毒。

（10）妊娠：有中等程度的通气增加，它超过 CO_2 产量，目前认为系黄体酮对呼吸中枢的刺激作用，一些合成的黄体酮制剂也有此作用。妊娠反应期因呕吐、饮食不足可发生酮症酸中毒，妊娠反应期过后则可发生呼吸性碱中毒，有时引起手足搐搦。

三、临床表现

（1）手，足、面部，特别是口周麻木并有针刺样感觉。

（2）胸闷，胸痛，头昏，恐惧，甚至四肢抽搐。

（3）呼吸浅而慢。

（4）呼吸性碱中毒发生 6 h 以内者，肾脏尚显示出明显代偿功能时，称为急性呼吸性碱中毒，动脉血 PCO_2 降低，AB 血液 pH 可能在正常范围内，如 PCO_2 在 4.3 kPa 以下，则血液 pH 高于 7.43。

呼吸性碱中毒发生 6～18 h 后，肾脏已显出代偿功能时，称为持续性呼吸性碱中毒，或称为慢性呼吸性碱中毒，此时动脉血 PCO_2 虽然仍低，但多半已得到完全代偿，pH 多处于正常范围。

四、诊断

（一）病史

注意询问有无呼吸活动增强及造成呼吸活动增强的可能原因，注意区分是原发还是继发，其发病是急性还是慢性，急性的发病变化快，机体的代偿来不及充分动员，其变化的特点和规律与慢性发病有很大的差异。

（二）体格检查

通气过度的患者多有明显的呼吸困难，并以急促的呼吸不伴明显发绀为特点，呼吸性碱中毒时由于中枢和末梢神经系统应激性增高可引起一系列症状表现，包括头晕，四肢和口周围区域感觉异常，肌肉痉挛和手足抽搐等，可有胸部闷胀或疼痛。此外，还可出现各种室上性及室性心律失常，呼吸性碱中毒可引起脑血流减少，脑血流减少也是神经系统功能异常的原因之一，实验报道 PCO_2 下降 2.6 kPa（20 mmHg）时，脑血流量可减少 35%～40%，神经系统功能的异常主要发生在急性呼吸性碱中毒，而慢性呼吸性碱中毒时很少发生。

（三）实验室检查

血气分析能快速准确地判定血 pH、PCO_2 AB 和 SBBB 和 BE，有助于呼吸性碱中毒的诊断，在严重的呼吸性碱中毒患者可出现血浆磷酸盐明显降低，正常人血浆磷酸盐为 2.5～4.5 mg/dL，严重呼吸性碱中毒患者可减少至 0.5～1.5 mg/dL，这可能是细胞碱中毒使糖原分解增强，葡萄糖 6-磷酸盐和 1,6-二磷酸果糖等磷酸化合物生成增加，磷的消耗致使细胞外液中的磷进入细胞内，此低磷会引起何种后果，目前尚未了解，一般无任何症状，也无须特殊治疗。一般急性呼吸性碱中毒的患者，当 PCO_2 降低至 3.33～4.4 kPa（25～30 mmHg）以下时，脑脊液 pH 升高，而慢性呼吸性碱中毒时脑内的 pH 很少升高。

五、治疗

（1）积极防治原发病。

（2）降低患者的通气过度，如精神性通气过度可用镇静剂。

（3）为提高血液 PCO_2 可用纸袋或长筒袋罩住口鼻，以增加呼吸道无效腔，减少 CO_2 的呼出和丧失。也可吸入含 5% CO_2 的氧气，达到对症治疗的作用。

（4）手足搐搦者可静脉适量补给钙剂以增加血浆 Ca^{2+}（缓注 10% 葡萄糖酸钙 10 mL）。

第十节　混合性酸碱平衡紊乱

同一患者有 2 种或 3 种单纯型酸碱平衡紊乱同时存在。混合型酸碱平衡紊乱可以有不同的组合形式，通常把两种酸中毒或两种碱中毒合并存在，使 pH 向同一方向移动的情况称为酸碱一致型或相加性酸碱平衡紊乱。如果是一个酸中毒与一种碱中毒合并存在，使 pH 向相反的方向移动时，称为酸碱混合型或相消性酸碱平衡紊乱。

混合型酸碱平衡紊乱可以有不同的组合形式，通常把两种酸中毒或两种碱中毒合并存在，使 pH 向同一方向移动的情况称为酸碱一致型或相加性酸碱平衡紊乱。如果是一个酸中毒与一种碱中毒合并存在，使 pH 向相反的方向移动时，称为酸碱混合型或相消性酸碱平衡紊乱。

一、酸碱一致型呼吸性酸中毒合并代谢性酸中毒（表 5-1）

表 5-1　呼吸性酸中毒合并代谢性酸中毒的原因和特点

原因 (causes)	表现 (characteristics)
呼吸心搏骤停	pH 下降显著
慢性阻塞性肺疾患并发心力衰竭或休克	$PaCO_2$ 升高
糖尿病酮症酸中毒合并肺部感染引起呼吸衰竭	血浆 HCO_3^- 降低，AG 增大，血 K^+ 浓度升高

二、呼吸性碱中毒合并代谢性碱中毒（表 5-2）

表 5-2　呼吸性碱中毒合并代谢性碱中毒的原因和特点

原因 (causes)	表现 (characteristics)
高热合并呕吐	pH 明显升高
肝硬化应用利尿剂治疗	$PaCO_2$ 降低
糖尿病酮症酸中毒合并肺部感染引起呼吸衰竭	血浆 HCO_3^- 升高，血 K^+ 浓度降低

三、酸碱混合型

（一）呼吸性酸中毒合并代谢性碱中毒（表5-3）

表5-3　呼吸性酸中毒合并代谢性碱中毒的原因和特点

原因 (causes)	表现 (characteristics)
慢性阻塞性肺疾患应用利尿剂	pH 不变，或略升高、降低
慢性阻塞性肺疾病合并呕吐	$PaCO_2$ 升高
糖尿病酮症酸中毒合并肺部感染引起呼吸衰竭	血浆 HCO_3^- 升高

（二）呼吸性碱中毒合并代谢性酸中毒（表5-4）

表5-4　呼吸性碱中毒合并代谢性酸中毒的原因和特点

原因 (causes)	表现 (characteristics)
肾衰竭合并感染	pH 不变，或略升高、降低
肝功能衰竭合并感染	$PaCO_2$ 明显降低
水杨酸中毒	血浆 HCO_3^- 明显降低

（三）代谢性酸中毒合并代谢性碱中毒（表5-5）

表5-5　代谢性酸中毒合并代谢性碱中毒的原因和特点

原因 (causes)	表现 (characteristics)
肾衰竭出现频繁呕吐	pH 变化不定
剧烈呕吐伴有严重腹泻	$PaCO_2$ 变化不定，血浆 HCO_3^- 变化不定

但是，在同一患者体内不可能同时发生 CO_2 过多又过少，故呼吸性酸中毒和呼吸性碱中毒不会同时发生。此外，在某些患者还可能发生：①呼吸性酸中毒合并代谢性酸中毒和代谢性碱中毒；②呼吸性碱中毒合并代谢性酸中毒和代谢性碱中毒的三重性酸碱平衡紊乱，使患者的病理生理变化更为复杂。需要指出的是，无论是单纯性还是混合型酸碱平衡紊乱，都不是一成不变的，随着疾病的发展，治疗措施的影响，原有的酸碱失衡可被纠正，也可能转变或合并其他类型的酸碱平衡紊乱。因此，在诊断和治疗酸碱平衡紊乱时，一定要密切结合患者的病史，观测血 pH、$PaCO_2$ 及 HCO_3^- 的动态变化，综合分析病情，及时做出正确诊断和适当治疗。治疗包括：①积极治疗原发病，保持呼吸道通畅，必要时给以人工辅助通气，使 pH 正常。②对高 AG 性代谢性酸中毒，以纠正缺氧、控制感染和改善循环为主；经机械通气改善肺氧合功能后，代谢性酸中毒亦可减轻或纠正，仅少数患者需补碱性药物。③碱性药物应在保证通气的前提下使用，pH 明显低下时应立即用碱性药物。

第六章

急性中毒

第一节 中毒总论

进入人体的化学物质达到中毒量产生组织和器官损害引起的全身性疾病称为中毒。引起中毒的化学物质称毒物。根据接触毒物的毒性、剂量和时间,通常将中毒分为急性中毒和慢性中毒两类:慢性中毒多见于职业中毒,是由长时间小量毒物进入人体蓄积引起,起病缓慢,病程较长,缺乏特异性中毒诊断指标,不属于急诊范畴;急性中毒是由短时间内吸收大量毒物引起,发病急,症状严重,变化迅速,系内科急症,诊断要及时而准确,治疗要迅速而有效,否则危及患者生命。

一、病因和中毒机制

(一)病因

接触有毒的原料、中间产物或成品,如果不注意劳动保护,即可发生中毒。误食、用药过量、自杀或谋害等情况下,过量毒物进入人体都可引起中毒。

(二)侵入途径

1. 消化道

消化道是生活中毒的常见途径。

2. 呼吸道

呼吸道是职业中毒的常见途径。

3. 皮肤黏膜

脂溶性毒物易通过皮肤表面类脂质层,经皮脂腺或黏膜吸收中毒。

(三)中毒机制

(1)局部刺激和腐蚀作用。

(2)引起机体组织和器官缺氧。

(3)对机体的麻醉作用。

(4)抑制酶的活力。

(5)干扰细胞或细胞器的功能。

(6)竞争相关受体如阿托品过量时通过竞争性阻断毒蕈碱受体产生毒性作用。

二、临床表现

(一)皮肤黏膜表现

1. 皮肤及口腔黏膜灼伤

此项见于强酸、强碱、甲醛、苯酚、甲酚皂溶液(来苏儿)等腐蚀性毒物灼伤。硝酸灼伤皮肤黏膜痂皮呈黄色,盐酸痂皮呈棕色,硫酸痂皮呈黑色。

2. 发绀

引起血液氧合血红蛋白减少的毒物中毒可出现发绀。亚硝酸盐、苯胺或硝基苯等中毒时，血高铁血红蛋白含量增加出现发绀。

3. 黄疸

毒蕈或四氯化碳中毒损害肝脏会出现黄疸。

（二）瞳孔表现

瞳孔扩大见于阿托品、茛菪碱类中毒；瞳孔缩小见于有机磷、吗啡和氨基甲酸酯类杀虫药中毒。

（三）消化系统

恶心，呕吐，腹泻等。

（四）呼吸系统表现

1. 呼出特殊气味

乙醇中毒呼出气有酒味；氰化物有苦杏仁味；有机磷有蒜味；苯酚、甲酚皂溶液有苯酚味。

2. 呼吸加快

水杨酸类、甲醇等兴奋呼吸中枢，中毒后呼吸加快；刺激性气体中毒引起脑水肿时，呼吸加快。

3. 呼吸减慢

催眠药或吗啡中毒时过度抑制呼吸中枢导致呼吸麻痹，使呼吸减慢。

4. 肺水肿

刺激性气体、有机磷或百草枯等中毒常发生肺水肿。

（五）循环系统表现

（1）心律失常。

（2）心脏骤停。

（3）休克。

（六）泌尿系统表现

中毒后肾脏损害有肾小管堵塞，肾缺血或肾小管坏死，导致急性肾衰竭，出现少尿或无尿。

（七）血液系统表现

（1）可引起溶血性贫血和黄疸。

（2）引起凝血障碍致出血。

（3）可引起白细胞减少。

（八）神经系统表现

（1）昏迷。

（2）谵妄。

（3）肌纤维颤动。

（4）精神失常。

（5）惊厥。

（6）瘫痪。

（九）发热

中毒引起发热。

三、诊断

（一）病史

有无病史。

（二）毒物接触史

生活中毒，如怀疑服毒，要了解患者发病前的生活状况、精神状态、长期用药种类，有无遗留的药瓶，家中药物有无缺少等判断服药的时间和剂量。一氧化碳中毒要了解室内炉火、烟囱、煤气及同室其他人的情况。职业中毒应该询问职业史，包括工种、工龄、接触毒物种类和时间、环境条件、防护措施及工作中是否有过类似情况。食物中毒时，一般为集体发病，散发病例，应调查同餐者有无相同症状。水源或食物污染可造成地区流行性中毒，必要时可进行流行病学调查。中毒患者发病前健康、生活状况，近期的情绪、行为改变，有助于对中毒患者进行分析判断。

（三）临床表现

根据患者面容、呼出气味、特殊体征及排泄物性状等，结合病史综合分析，做出诊断。如反复呕吐者应考虑金属、强酸、强碱或药物过量（如阿司匹林）等中毒；惊厥者需除外中枢兴奋剂如士的宁或樟脑等中毒；昏迷或嗜睡者要警惕镇静药物过量；瞳孔放大者应疑为阿托品、可卡因或麻黄碱中毒；瞳孔缩小者高度怀疑吗啡中毒；皮肤黏膜发绀伴呼吸困难，可能为亚硝酸盐或苯胺中毒所致的高铁血红蛋白血症；皮肤黏膜樱桃红色常为急性一氧化碳中毒。

（四）毒物和生物标志物检测

应尽早选择性采集标本，如呕吐物或腹泻物、血、尿、唾液及剩余毒物，并送测定，以取得证据。

（五）危重症的判定

急性中毒伴有下列任何一种临床表现时，均应看作危重的病例：深度昏迷、高血压或血压偏低、高热或体温过低、呼吸功能衰竭、肺水肿、吸入性肺炎、心律失常、精神激动、癫痫发作、抗胆碱能综合征、少尿或肾衰竭。

四、鉴别诊断

排除下列疾病引起的昏迷，如低血糖昏迷、糖尿病酮症、脑血管意外、脑外伤、癫痫发作后、肝性脑病或尿毒症性昏迷、脑膜炎、脑炎、电解质紊乱等。

五、急性中毒的处理

（一）清除毒物

1. 立即终止毒物接触

口服中毒者，停止口服毒物；皮肤接触中毒者脱去被毒物污染的衣服；吸入中毒者，脱离有毒环境。

2. 清除体内尚未吸收的毒物

（1）催吐：患者神志清楚合作者可选用此法。催吐过程尽量使胃内容物排空，且严防吸入气管导致窒息，且需头侧位。

（2）洗胃：适应证：用于口服毒物 1 h 以内者；对于服用吸收缓慢的毒物、胃蠕动功能减弱或消失者，服毒 4～6 h 后仍应洗胃。即使超过 6 h，由于部分毒物仍可滞留于胃内，多数仍有洗胃的必要。禁忌证：①深度昏迷，洗胃时可引起吸入性肺炎。②估计服毒时间已超过 4 h 以上，此时胃内容物极少，洗胃意义不大。③强腐蚀剂中毒，有可能引起食管及胃穿孔。④挥发性烃类化学物（例如汽油）口服中毒。⑤休克患者血压尚未纠正者。上述禁忌证都不是绝对的，应针对个别情况酌情处理。洗胃液的选择：①胃黏膜保护剂：吞服腐蚀性毒物时，用牛奶、蛋清、米汤、植物油等保护胃肠黏膜。②溶剂：口服脂溶性毒物（如汽油或煤油等）时，先用液状石蜡 150～200 mL，使其溶解不被吸收，然后洗胃。③活性炭吸附剂：活性炭是强力吸附剂，能吸附多种毒物。④中和剂：强酸用弱碱（如镁乳、氢氧化铝凝胶等）中和。强碱可用弱酸类物质中和。⑤沉淀剂：有些化学物与毒物作用，生成溶解度低、毒性小的物质，因而可用作洗胃剂。⑥解毒药：解毒药与体内存留毒物起中和、氧化和沉淀等化学作用，使毒物失去毒性。

（3）导泻及灌肠：导泻：多数毒物可经小肠及大肠吸收，或引起肠道刺激症状。灌肠：适用于毒物已服用数小时，而导泻尚未发生作用时。

（4）利尿排毒和改变尿液酸碱性。

（5）血液净化疗法：为中毒的重要治疗措施之一。目前常用的血液净化方法有以下几种：血液透析、血浆灌流和血浆置换。

适应证：①该毒物或其代谢产物能被透析清除出体外。②估计中毒量大，预后严重者。③发生急性肾衰竭者应争取在中毒后 8~16 h 内采用，疗效较佳。

禁忌证：①严重的心功能不全。②有严重的贫血和出血。③高血压患者收缩压超过 220 mmHg（29.3 kPa）。

（二）拮抗毒物

1. 金属中毒解毒

此类药物多属螯合剂，常用的有氨羧螯合剂和巯基螯合剂。

（1）依地酸钙钠：用于治疗铅中毒。1 g 加于 5% 葡萄糖液 250 mL，稀释后静脉滴注，每日一次，连续 3 d 一疗程，间隔 3~4 d 可重复用药。

（2）二巯丙醇：用于治疗砷、汞中毒。急性砷中毒治疗剂量：1~2 d，2~3 mg/kg，每 4~6 h 一次，肌内注射；第 3~10 d，每天 2 次。

（3）二巯丙磺钠：作用与二巯丙醇相似。

（4）二巯丁二钠：用于治疗锑、铅、汞、砷或铜等中毒。

2. 高铁血红蛋白血症解毒药

小剂量亚甲蓝（美蓝）可使高铁血红蛋白还原为正常血红蛋白，用于治疗亚硝酸盐、苯胺或硝基苯等中毒引起的高铁血红蛋白血症。剂量：1% 亚甲蓝 5~10 mL（1~2 mg/kg）稀释后静脉注射，根据病情可重复应用。药液注射外渗时易引起组织坏死。

3. 氰化物中毒解毒药

中毒后，立即吸入亚硝酸异戊酯。继而，3% 亚硝酸钠溶液 10 mL 缓慢静脉注射。随即，用 50% 硫代硫酸钠 50 mL 缓慢静脉注射。

4. 甲吡唑

它和乙醇是治疗乙二醇和甲醇中毒的有效解毒药。

5. 奥曲肽

它能降低胰岛 β 细胞作用，用于治疗磺酰脲类药物过量引起的低血糖。

6. 中枢神经抑制剂解毒药

（1）纳洛酮：是阿片类麻醉药的解毒药，对麻醉镇痛药引起的呼吸抑制有特异性拮抗作用。对急性酒精中毒有催醒作用，对各种镇静催眠药，如地西泮等中毒也有一定疗效。

（2）氟马西尼：是苯二氮䓬类的解毒药。

7. 有机磷中毒解毒药

阿托品和碘解磷定。

（三）支持疗法

1. 高压氧治疗

适应证：

（1）急性一氧化碳中毒。

（2）急性硫化氢、氰化物中毒，纠正缺氧，改善脑水肿。

（3）急性中毒性脑病。

（4）急性刺激性气体中毒所致肺水肿。

2. 肾上腺皮质激素

用于中毒性脑病、肺水肿、急性呼吸窘迫综合征、中毒性肝病、肾衰竭以及化学物引起的溶血性贫血，治疗原则是早期、足量、短程。常用的有地塞米松 20~60 mg/d 或氢化可的松琥珀酸钠 200~600 mg/d，加入 5% 葡萄糖内静滴。

3. 其他对症支持疗法

补液、升压、纠正电解质平衡、纠正酸中毒、处理氮质血症、心律失常、呼吸衰竭以及防止继发感染等都极为重要。

第二节　急性有机磷农药中毒

农药是指在农业生产中用于防治农作物病虫害、消除杂草、促进或控制植物生长的各种药剂。其中杀虫剂占70%以上，主要为有机磷化合物（70%～80%），其次为拟除虫菊酯类及氨基甲酸酯类化合物、杀虫脒。

有机磷杀虫剂属有机磷酸酯或硫代磷酸酯类化合物，是目前我国生产和使用最多的农药，也是造成急性中毒最常见的农药。目前常用的有数十种，其杀虫力虽高，但对人畜均有毒性。全国每年有数十万吨农药供应市场，估计每年约有10万以上的农药中毒患者，其中急性有机磷农药中毒（AOPP）占80%以上，病死率国外为2%，我国在10%以上。有机磷农药一般为淡黄色至棕色油状液体，易挥发，常具有蒜臭味，按其毒性大小分为四类，见表6-1。

表6-1　有机磷农药毒性分类

种类	品种	半数小鼠致死量（LD_{50}）
剧毒类	甲拌磷（3911）、内吸磷（1059）、对硫磷（1605）、八甲磷等	<10 mg/kg体重
强毒类	硫特普（苏化203）、三硫磷、甲基对硫磷（甲基1605）、敌敌畏（DDVP）等	10~100 mg/kg体重
中毒类	乐果（4049）、碘依可酯、二嗪农、敌百虫等	100~1 000 mg/kg体重
低毒类	马拉硫磷（马拉松）、氯硫磷、杀螟松、稻瘟净、三溴磷等	1 000~5 000 mg/kg体重

一、中毒途径

1. 消化道

大多数系误服、自服或进食被污染的食物、水等造成。

2. 呼吸道

多见于生产有机磷农药的工人和喷洒农药的农民。

3. 皮肤和黏膜

多见于直接接触农药或喷洒农药的农民和生产农药的工人。有机磷农药在体内经氧化毒性增高，代谢产物有对硝基酚、二氯乙醛、二氯乙醇等，测定它们在尿中的存在和含量，有助于了解吸收有机磷农药的量。

二、毒理

有机磷酸酯类化合物主要是与胆碱酯酶结合形成磷酰化胆碱酯酶，抑制胆碱酯酶（ChE）活性，使其失去分解乙酰胆碱（Ach）的能力，引起神经末梢的Ach的积聚，作用于有关器官的胆碱能受体（ChR），导致胆碱能神经功能过度兴奋，累及交感、副交感神经节前纤维、副交感神经节后纤维、一些控制汗腺分泌和血管收缩的交感神经节后纤维、横纹肌的运动神经肌肉接头以及中枢神经系统，继而转入抑制，出现一系列中毒的症状和体征，主要分为：①毒蕈碱样作用，也称为M样效应。②烟碱样作用，也称为N样效应。③中枢神经系统效应。某些有机磷可与脑和脊髓中的"神经毒酯酶"（NTE）结合，使NTE老化，使轴索内轴浆运输中的能量代谢发生障碍，轴索发生退行性变性，继发脱髓鞘病变，引起迟发性神经毒作用，有些可能干扰神经轴索内的钙离子/钙调蛋白激酶Ⅱ，导致轴索变性和迟发性神经毒作用发生。少数的有机磷农药有半抗原作用。

三、诊断

（一）临床表现特点

急性有机磷农药中毒可根据有机磷农药接触史，结合患者呼吸多有大蒜臭味、瞳孔缩小、大汗淋漓、腺体分泌增多、肺水肿、肌纤维颤动、意识障碍等中毒表现，一般可做出诊断。测全血胆碱酯酶活力降低，更可确诊。

1. 有机磷农药接触史

详细询问病史，对诊断帮助极大。详细询问接触或误服、自服的品种、接触途径、时间长短、中毒经过、毒药剂量与浓度、防护措施等。大多数有机磷中毒者有大蒜样臭味。当有明确病史和典型临床表现，如因条件限制不能测全血 ChE，也可明确做出临床诊断。如果有典型临床表现和 ChE 活力下降而无明确可靠接触史，则可一方面按有机磷中毒处理，一方面再追寻可疑接触史，对临床表现不典型者，不可轻易做出诊断，只能视为诊断线索。

2. 临床表现

（1）潜伏期：与有机磷的毒性、摄入量和摄入途径有关。口服中毒者，可在 5 min 至 2 h 内发病，多在 1 h 内出现症状；呼吸道吸入较短，约 30 min；经皮肤或黏膜中毒者，大多在 2～6 h 出现症状，慢者 12 h 左右，极少超过 24 h。

（2）中毒发作期：急性胆碱能危象（ACC），表现三大综合征。①毒蕈碱样症状：出现一般较早，作用于胆碱能神经节后纤维支配部位 M 胆碱受体，主要为副交感神经兴奋所致的平滑肌痉挛和腺体分泌增加，表现为恶心、呕吐、腹痛、腹泻、流涎、多汗、大小便失禁，瞳孔缩小，视力模糊，呼吸道分泌物增加，咳嗽、咳痰，呼吸困难，严重时肺水肿。由于支配汗腺的交感神经兴奋，出现多汗。心血管抑制，表现为心率减慢、血压下降等。②烟碱样症状：兴奋乙酰胆碱 N 受体，对肾上腺髓质和骨骼肌的运动终板的作用是小剂量时引起兴奋，大剂量时发生抑制。运动神经过度兴奋，引起肌肉震颤、肌肉痉挛、全身紧束感、肌力减退、重者呼吸肌麻痹。心率和血压的变化取决于副交感神经和肾上腺髓质（自主神经节前纤维）相对兴奋程度，可心率减慢，血管扩张，血压下降，或皮肤血管收缩所致的面色苍白、心率增快，血管收缩，血压上升。重症者可出现中毒性心肌炎、心力衰竭、休克等。③中枢神经系统症状：由于脑内乙酰胆碱积聚，中枢神经系统细胞突触间冲动传导加快，引起中枢神经系统功能障碍，一般在初期出现过度兴奋性症状，表现为头痛、头晕、失眠、烦躁不安、发热，后期出现抑制性症状，如嗜睡、乏力、精神恍惚、惊厥、昏迷等。严重者可发生脑水肿，出现癫痫样抽搐、瞳孔不等大等。患者可死于呼吸中枢麻痹。

（3）中间综合征（IMS，肌无力症候群）：多发生于急性中毒后 1～4 天，ACC 多已被控制，主要表现为颅神经Ⅲ～Ⅶ和Ⅸ～Ⅻ支配的肌肉、屈颈肌、肢体近端肌及呼吸肌的力弱和麻痹。患者抬头困难，肩外展肌、髋曲肌受累，致肩外展及髋曲困难，远端肢体肌力正常，肌张力正常或下降，无肌束震颤。腱反射消失或减弱。眼外展及眼球活动受限，眼睑下垂，睁眼困难，复视。颜面肌、咀嚼肌无力，声音嘶哑，吞咽困难，咽反射消失。但神志清楚，感觉无异常。呼吸肌麻痹发生胸闷、憋气、呼吸困难，发绀，周围性呼吸衰竭，进行性缺氧致意识障碍、昏迷、死亡。血 ChE 活力低下，面神经肌电图 50 Hz 高频持续刺激肌反应波幅进行性递减，一般 4～18 d 恢复，顺序为脑神经、呼吸肌、躯体肌、颈肌。立即进行人工呼吸，数分钟后发绀消失，神志转清，可以做动作示意或书写表达愿望，但不能自主呼吸，为 IMS 最突出特点。

IMS 的发生与个体差异有关。可能与有机磷中毒急性期治疗不够及时充分，蓄积在突触间隙的大量 Ach 持续作用于突触后膜上的 N2-R，使其失敏，导致神经肌肉接头突触后传递功能障碍，神经终板处坏死性改变，出现骨骼肌麻痹。

（4）迟发性神经病变：少数重度中毒的恢复期（2～4 周）出现进行性肢体麻木、无力，呈弛缓性麻痹，多伴有肢体远端手套型感觉障碍，肢体肌肉萎缩，跟腱反射消失。肌电图检查为失神经电位。目前多认为系"神经毒性酯酶"受抑制，神经轴索能量代谢障碍造成轴索退行性变，继发神经纤维脱髓鞘所致。

（5）对内脏器官的毒副作用：①心脏：对心脏毒性表现为心肌收缩力减弱，冠状动脉供血不足和心律失常，严重者可出现 Q-T 间期延长伴扭转型室速，导致心搏骤停，往往在中毒后 3～15 d 发生。②肺：AOPP 并发 ARDS，诊断难于掌握。临床要求符合 ARDS 诊断标准，连续血气监测和胸片动态观察。毒物作用于肺或胃内容物反流于呼吸道是发生 ARDS 的成因。③胰腺管痉挛收缩，少数伴发急性胰腺炎、中毒性肝病。④毒物经肾排泄，直接损害肾毛细血管，微循环瘀滞，代谢产物促使血管内凝血，致肾小管坏死。尿检异常：蛋白尿、血尿。⑤溶血作用：通过中枢神经和增强糖原分解酶的作用，使血糖暂时升高；抑制其他 B 类脂酶和 Na^+-K^+-ATP 泵。

（6）最有助于诊断急性有机磷中毒的体征：①瞳孔缩小。②肌束震颤或痉挛。③暂时性血压升高达 21.3～28/13.3～18.7 kPa（160～210/100～140 mmHg）。④流涎、大汗、口鼻喷白沫。⑤急性肺水肿（双肺布满湿啰音）。⑥心音弱速或心动过缓。⑦可嗅到特殊大蒜气味。

（7）病情分级：①轻度中毒：以非特异性症状（一般神经中毒症状）和轻度毒蕈样症状为主，表现为头痛、头晕、恶心、呕吐、乏力、疲倦、食欲不振、多汗、视力模糊等，瞳孔可缩小或不缩小。血胆碱酯酶活力降至 50%～70%。②中度中毒：出现典型毒蕈碱样症状和烟碱样症状，除上述症状加重外，并出现肌束震颤、瞳孔缩小、胸闷、轻度呼吸困难、流涎、大汗、腹痛、腹泻、精神恍惚、步态蹒跚、言语不利等。血压和体温可上升。血胆碱酯酶活力降至 30%～50%。③重度中毒：除上述临床症状外，出现中枢神经系统受累和呼吸循环衰竭的表现。患者心率增快、血压上升、瞳孔高度缩小，对光反应迟钝。肌束明显震颤、呼吸道大量分泌物导致呼吸困难、发绀、肺水肿、大小便失禁，最后发生惊厥、昏迷、呼吸麻痹、血压下降。少数患者有脑水肿。血胆碱酯酶活力降至 30% 以下。

（二）实验室及辅助检查特点

（1）全血胆碱酯酶活力测定：诊断和判断其中毒程度的重要指标。进一步降低 ChE 活力的药物有麻醉剂、巴比妥、肾上腺素、氨茶碱、乙醚、酚噻嗪。

（2）尿检查：尿中有机磷农药分解产物测定阳性。

（3）血、胃内容物、可疑污染物和大便排泄物中有机磷检测。

（4）血清肌红蛋白和肌酸激酶测定同步升高，与 ChE 活力呈负相关，作为中毒程度的参考指标。

（5）治疗性诊断：阿托品 1～2 mg 静注，10 min 后如出现心率减慢、毒蕈碱样症状减轻，未出现阿托品过量表现，如瞳孔扩大、颜面潮红、心率加快、皮肤干燥等，提示有机磷中毒。

（三）鉴别诊断

应与下列中毒和疾病鉴别：①毒草中毒。②急性脑血管病。③中暑。④急性胃肠炎。⑤巴比妥类药物等中毒。⑥食物中毒。⑦其他类农药中毒。⑧急性肺炎。

四、治疗

（一）急救原则

（1）诊断一经确立，立即抢救。

（2）防止毒物再吸收。

（3）维持呼吸、循环功能。

（4）特效解毒药物的应用。

（5）监测 ChE 活力，指导治疗，判断预后。

（二）治疗措施

1. 基本处理

立即将患者撤离有毒环境，脱去被污染的衣服，清洗污染的皮肤和毛发。体表污染处用清水、肥皂水或者 2% 碳酸氢钠溶液彻底洗净（敌百虫忌用碱性溶液，因可变成毒性强 10 多倍的敌敌畏），禁用热水或乙醇（酒精）擦洗，以免使皮肤血管扩张，促进毒物吸收。眼睛受污染部位，迅速用 2% 碳酸氢钠溶液或生理盐水连续冲洗十几分钟，并用 1% 阿托品滴眼。

2. 维持呼吸

保持呼吸道通畅，鼻导管输氧，昏迷患者应立即气管插管及建立静脉通道，维持呼吸循环功能。

3. 经口服中毒者应迅速洗胃

不论服毒时间长短，必须尽早、彻底、反复洗胃。洗胃液一般用 2% 碳酸氢钠溶液（敌百虫中毒忌用，因可转化为敌敌畏）、1∶5 000 高锰酸钾溶液（用于 DDVP 中毒，对硫磷中毒禁用，因可转化为对氧磷）、清水、1% 食盐水或生理盐水，二嗪农和八甲磷中毒宜先用 1% 的醋酸溶液洗胃。毒物品种不明者，以清水或生理盐水洗胃为宜。每次洗胃进液量以 300 mL 左右为宜，一般在 30～35℃ 为宜，并注意进出液量的平衡，以防急性胃扩张、水中毒等严重反应而加重病情；洗胃液总量常需 2 万～5 万 mL，至洗出液无色、无气味、无食物残渣为止。洗胃管不必立即拔除，应停留观察一段时间，以备再用。第一次洗胃后，一般保留胃管 2～5 d，多次、间断洗胃，间隔时间 2～8 h（平均 3～4 h），每次液体量从多到少渐减，间隔时间逐渐延长；洗胃后可注入活性炭吸附毒物，并以 20% 甘露醇 250～500 mL 导泻。

对于极重症中毒，有插胃管禁忌证或插管困难患者，可行胃造瘘置管洗胃甚或剖腹洗胃，但应注意无菌操作，特别要注意防止毒物污染腹腔而增加吸收。

4. 解毒剂的应用

合理地使用解毒剂，其原则为：①早期用药。②联合用药。③足量用药。④重复用药。

（1）抗胆碱能药-生理拮抗剂：①迅速阿托品化：阿托品为胆碱能阻滞剂，消除和减轻毒蕈碱样症状和中枢神经系统症状，兴奋呼吸中枢，但对烟碱样症状和胆碱酯酶活性的恢复无作用，不能消除神经、肌肉传导阻滞。用药原则是早期、足量和维持足够的时间，先大量后小量，间隔用药时间先短后长，撤药要慢。中度以上中毒应短时间内反复静脉注射，争取在第 1 小时内迅速达到阿托品化。阿托品的应用目前没有统一的模式，具体用法见表 6-2。②抗胆碱药：周围作用较强的抗胆碱药有阿托品、山莨菪碱、樟柳碱等，阻断节后胆碱能神经支配的效应器上的 M 胆碱能受体，对抗 M 样症状，对中枢 N 胆碱能受体作用小，故对中枢神经症状、中枢神经抑制或外周呼吸肌麻痹疗效有限；中枢性抗胆碱药有东莨菪碱、苯那辛（贝那替秦）、甲磺酸苯扎托品、丙环定等药物，对中枢神经 M 胆碱能受体和 N 胆碱能受体均有明显作用，故有较强的中枢作用。但除东莨菪碱外，其他药物抗外周 M 样症状弱于阿托品。东莨菪碱疗效明显优于阿托品，对有机磷的毒蕈样作用和烟碱样作用有拮抗作用，对中枢神经系统一般有抑制作用而对呼吸中枢有较强的兴奋作用，有利于抢救呼吸衰竭，降低病死率，用药原则同阿托品，剂量选择见表 6-3；长托宁有较强的中枢抗胆碱（抗 M、N）作用，又有较强的外周抗胆碱（抗 M 较强，抗 N 较弱）作用，持续时间较长，有效剂量小，1～2 mg。

阿托品控制肺水肿疗效好，大剂量可阻断中枢 Ach 对抑制性 M-R 的作用，仍为首选药物，但东莨菪碱的中枢作用较阿托品强，而且对中枢的 N-R 也有作用，故在肺水肿和昏迷初步控制后，将两药合并或交替使用比较好。

注意事项：①密切监测：开始用药两小时内须每 10 min 观察一次神志、皮肤、面色、呼吸、血压、心率、瞳孔及心、肺、腹部情况。②阿托品化表现：神志往往已恢复，面色潮红、皮肤干燥、口干、分泌物减少、结膜充血、瞳孔散大至 5～6 mm 不再缩小，心率加快至 110～120 次/min，肺部啰音减少甚至消失、肠鸣音减弱、膀胱充盈（阿托品对抗后，膀胱逼尿肌松弛而括约肌收缩）。不能仅靠瞳孔判断，必须全面衡量上述表现。瞳孔散大和皮肤潮红只能作为早期阿托品化的参考指标，而口腔黏膜和皮肤干燥、血压和心率偏高等指标较为可靠。③阿托品中毒表现：阿托品中毒分为以中枢兴奋性为主的早期阶段和以中枢抑制麻痹为突出表现的晚期阶段，超大剂量时可超越兴奋阶段而处于高度抑制状态。患者表现为精神极度兴奋、烦躁不安、好动多言、谵妄、幻觉、哭笑无常、双手抓空、阵发性或强直性抽搐等。体检可见瞳孔扩大、颜面潮红、皮肤干燥、高热（可达 41 ℃）、心动过速（可达 160～180 次/min）、室性早搏、AVB（房室传导阻滞）、尿潴留、腹胀、肠鸣音消失、昏迷，甚至呼吸肌麻痹而死亡。瞳孔散大及边、眼底静脉血管显著扩张及腱反射亢进性肢体小肌群（肌束）抽搐可供参考。阿托品化和阿托品中毒的分界线在于患者出现小躁动。④中毒处理：及时停用阿托品，补液促进排泄，物理降温，镇静使用地西泮或苯巴比妥，维持血压。一般轻、中度中毒不用对抗剂，严密观察病情，或用毛果芸香碱 5～10 mg，皮下注射，6～8 h 1 次，至症状消失；有生命危险者 5～10 mg 肌注，30 min 可重复，直至瞳孔缩小、对光反射存在、皮肤及口腔湿润、神经系统症状消失为止。禁用新斯的明、毒扁豆碱等 ChE 抑制剂。

表 6-2　有机磷农药中毒的特效治疗参考表

中毒程度	轻度	中度	重度
治疗原则	阿托品加用胆碱酯酶复能剂	阿托品加用胆碱酯酶复能剂	阿托品加用胆碱酯酶复能剂
阿托品			

续 表

中毒程度	轻度	中度	重度
首剂	1~2 mg 皮下、肌内、静脉注射，每 30 min~1 h1 次	首次 2~4 mg 静注，以后每 15~30 min，1~2 mg 静注 1 次	首次 8~10 mg 静注，以后每 10~15 min，2~4 mg 静注 1 次
阿托品化后维持治疗	0.5~1 mg 每 4~6 h1 次皮下或肌注，维持 12~24 h	1~2 mg 每 4~6 h1 次皮下或肌注，或 2 mg 静滴，维持 24~48 h，1~2mg 每 2~4 h1 次静注或皮下注射，或 5~10 mg 静滴，维持 48~72 h	
氯解磷定			
首剂	0.4 g 稀释后静注	0.8~1.2 g 静注	1.2~1.6 g 静注，30 min 后视情况重复 1 次
以后	必要时 0.4 g 静滴维持	0.4 g/h 静滴，共 4~6 h	0.4 g/h 静滴，共 6h
氯磷定			
首剂	0.25~0.5 g 肌注	0.5~0.75 g 肌注	1.0~1.5 g 静注，30 min 后重复 1 次
以后	必要时 2 h 重复 1 次	0.5 g 肌注，每 2 h1 次活 0.25~0.5 g/h 静滴	0.25~0.5g/h 静滴，一般用 6h
双复磷			
首剂	0.125~0，25 g 肌注，必要时每 2~3h 重复 1 次	0.5 g 肌注或 0.25~0.5 g 静滴，2~3 h 后可重复 0.25~0.5 g	0.5~0.75 g 静注，30 min 后可重复 0.5 g
以后		0.5 g 肌注或 0.25~0.5 g 静滴，2~3h 1 次，1~3 次	0.25g 每 2~3 h 静注 1 次，共 2~4 次
解磷注射液			
首剂	0.5~1 支肌注	1~2 支加氯解磷定 0.3~0.6 g	2~3 支加氯解磷定 0.6~0.9 g
以后		0.5~1 h 后酌情重复 1~3 次，0.5~1 支/次	0.5~1 h 后酌情重复 1~3 次 1~2 支/次

表 6-3 有机磷中毒的抗胆碱药的首次用量（mg）

药物	轻度中毒	中度中毒	重度中毒
阿托品	1.0~2.0	2.0~5.0	5.0~10.0
东莨菪碱	0,3~0,5	0.5~1.0	2.0~4.0
苯那辛	0.5~1.0	1.0~2.0	2.0~4.0
丙环定	3.0~5.0	5.0~10.0	10.0~20，0
甲磺酸苯扎托品	1.0~2.0	2.0~3.0	3.0~6.0

注：两药伍用时，各用半量，重复用药时，采用轻度中毒的用量。

阿托品依赖：AOPP 患者在用阿托品治疗病情稳定后的一段时间，当阿托品减量或停药时出现面色苍白、出汗、流涎、恶心、呕吐、腹痛等类似中毒反跳的 M-R 兴奋表现，称为阿托品依赖现象（AD）。其易发生于重度 AOPP，AT 用量较大，维持时间较长及青壮年患者中。阿托品依赖可能性与应用大剂量 M-R 阻断剂阿托品后，使 M-R 上调，Ach 在突触间隙积聚更多、释放增多有关；也有认为当 Ach 恢复正常时，尚有部分神经末梢处 Ach 仍高于正常，但其生理效应被阿托品拮抗，当减量时则显示出胆碱能神经功能亢进症状。阿托品依赖的预防应做到早期发现，早期治疗，及时彻底反复洗胃，最大限度地减轻 AOPP 的严重程度；阿托品应用早期、足量、快速阿托品化并及时缓慢减量，用量应控制在"最低完全阿托品化"的剂量，维持用药时间以少于7d为宜；注意个体差异。

反跳（OPR）：AOPP经过抢救治疗，在症状明显缓解后的恢复期，病情突然急剧恶化，重新出现AOPP症状而且加重，多发生在中毒后的2～8d。OPR发生原因主要与毒物继续吸收、农药种类、阿托品及Ach复能剂停用过早或减量过快、输液不当和体内严重损害等有关。农药毒性大，对Ach复能剂疗效不佳的种类如甲胺磷、敌敌畏、乐果等居多。OPR前后Ach活性变化不大，而阿托品用量差异很大是诊断的线索。预防应做到早期彻底清除毒物，减少残毒再吸收，阿托品应用早期、足量、反复、持续、快速化，Ach复能剂足量，综合治疗（激素、输血或换血），积极治疗并发症。尚无有效的治疗方法。

（2）胆碱酯酶复能剂：胆碱酯酶复能剂夺取结合在胆碱酯酶活性部位的磷酸基团，恢复胆碱酯酶的活性。对解除烟碱样毒作用及促进中枢苏醒作用较显著，而对解除毒蕈碱样作用及防止有机磷对呼吸中枢抑制作用则较差。常用的有解磷定，氯解磷定，双复磷。用法与用量以PAM为例见表6-2，0.4 g解磷定相当于0.25 g氯解磷定。

解磷定（PAM-I）对内吸磷、对硫磷、硫特普、对氧磷、甲基内吸磷等急性中毒效果较好，而对敌百虫、敌敌畏、乐果、马拉硫磷、八甲磷等作用较差。水溶性低，不稳定，使用不方便为其缺点。氯解磷定（PAM-CL）水溶性大，有效基团含量高，不良反应小，可肌注、静注、静滴，使用方便，目前已有取代PAM的趋势。对乐果中毒效果较差，对内吸磷、对硫磷、敌敌畏、敌百虫等中毒，如超过48～72 h也无效。

双复磷（DM04）作用强于PAM，作用时间也较长，对各种有机磷毒剂均有效，易通过血-脑脊液屏障，对中枢神经系统症状有效，兼有阿托品样作用，对毒蕈碱样症状也有效，水溶性高，可皮下、肌内和静脉注射。

解磷定不良反应较小，氯解磷定次之，双复磷较大。PAM在静注过快或剂量过大时，有一时性眩晕、口苦、咽干、恶心、视力模糊、复视等反应。氯解磷定有短暂眩晕、视觉模糊和复视。双复磷有口周、四肢发麻、灼热、颜面潮红、恶心、呕吐、心悸等，剂量过大可致室性早搏和传导阻滞，个别可致中毒性肝炎。

注意：①中毒后24 h内应用效果最好，但不应以48 h为限。②宜静滴，若静注，速度要慢，每克PAM-CL要注10 min以上。快速注射可诱发呼吸停止。③忌与碱性药物配伍使用。④有肾脏损害，可诱发血尿，肾功能不全者不用或慎用。⑤出现不良反应时应立即停药，补液促进排泄，注射大量维生素C及对症处理。

（3）复方解毒剂：急救复方制剂由2个具有不同作用特点的抗胆碱药与一个作用较快和较强的复能剂组成，抗毒作用全面，标本兼治，使用方便，起效快，可为抢救患者争取时间。解磷注射液：含阿托品3 mg、苯那辛3 mg和氯解磷定400 mg。中毒症状缓解后逐步减少解毒药用量，至症状消失后停药，一般至少观察2～3 d，若ChE活力恢复至50%甚至60%以上时，可停药观察；如停药后12 h以上，ChE活力仍保持在60%以上可出院。

5. 血液净化治疗

用于重度中毒患者，可血液灌流加血液透析。

6. 对症治疗

（1）严密观察和护理，吸痰，及时清除呼吸道分泌物，保持呼吸通畅，降温。

（2）防治并发症，有呼吸衰竭、消化道出血、DIC（血管内凝血）、急性胰腺炎、休克、肺水肿、脑水肿、心脏损害（心律失常，注意扭转型室速或室颤）、水电解质平衡紊乱等，应加强监护，有条件应入住ICU。中毒性脑病及中毒性心肌损害，经积极抗毒治疗恢复不满意，可加用糖皮质激素20～40 mg/d，用3 d，以帮助度过中毒应激期。呼吸衰竭或明显抑制，或CPR后脑复苏不满意可用纳洛酮，0.4～0.8 mg/次，每2 h静注。临床治疗中应避免应用麻醉剂、巴比妥、肾上腺素、氨茶碱、乙醚、酚噻嗪，它们可进一步降低胆碱酯酶活力，一些还可抑制呼吸。地西泮对AOPP有治疗和保护作用，间接抑制中枢Ach的释放，并通过对钙通道的阻滞，抑制神经末梢异常冲动的发放，保护神经肌肉接头，故可帮助度过ACC，且能改善肌震颤，保护心肌和预防与减轻IMS。对镇静、抗焦虑、肌松、抗惊厥、调整心肌节律等有效。地西泮 5~10 mg，肌注，必要时 4~6 h 重复，每日 2 次为宜。

（3）保护脑细胞、营养、能量合剂等支持疗法。

（4）选用适当抗生素。

（5）IMS 预防强调在 ACC 缓解后，仔细进行神经系统检查、常规肌电图检查，以便早期发现。对发生 IMS 者，应特别注意呼吸变化，以对症及支持治疗为主。发现呼吸困难的早期征象（呼吸频率增加，辅助呼吸肌参加活动明显，潮气量降低，PaO_2 下降），应给氧和辅助呼吸。焦虑烦躁不安者用地西泮 10 mg 肌注或静注。持续进展低氧血症和呼吸衰竭立即进行气管插管或气管切开，给予人工通气和氧疗，保持气道通畅，血气分析，注意纠正水、电解质和酸碱平衡失调。防治呼吸道感染。PAM 和阿托品治疗继续。复能剂可直接改善神经肌肉传递，在肌电图监测下使用。

（6）恢复期治疗和处理：重度中毒者避免过早活动。对各种迟发性神经中毒综合征，主要作对症处理：钙通道阻滞剂、B 族维生素、神经营养剂、理疗、针灸、坚持自我锻炼等。

7. 护理重点

（1）迅速撤离中毒环境，根据中毒途径彻底清除毒物，注意保暖。

（2）尚未确定有机磷中毒时先用清水洗胃，洗胃液量一次不超过 500 mL，注意出入平衡，洗胃时头偏向一侧，防止误吸。

（3）迅速建立静脉通道，以便抢救用药尽快输液，加速毒物经尿排泄，准确记录出入量，保持水电解质和酸碱平衡。

（4）保持呼吸道通畅，维持呼吸功能，使患者平卧，头侧向一边，注意保暖，充分给氧。

（5）神志清醒后 24~48 h 内暂停饮水进食，防止病情反跳。

（6）密切观察病情变化。严密监测患者的心率、脉搏、呼吸、血压、瞳孔、皮肤、神志、尿量等，准确记录病情变化和出入量，防治水电解质酸碱失衡。如患者出现咳嗽、胸闷、咳粉红色泡沫痰时提示发生急性肺水肿。患者有意识障碍伴有头痛、呕吐、惊厥、抽搐等应考虑是否发生急性脑水肿。出现呼吸频率、节律及深度的改变应警惕呼吸衰竭的发生。如出现心慌、胸闷、乏力、气短、食欲不振、唾液明显增多等为中间综合征的先兆，应积极抢救。注意反跳症状、心律失常、迟发毒作用的观察。

（7）观察药物疗效和不良反应，防止用药量不足或过量中毒。如"阿托品化"指征，综合分析，达阿托品化后减量以防阿托品中毒。肟类化合物在碱性溶液中不稳定，易水解为极毒的氰化物，故禁与碱性溶液配伍应用。肟类化合物不宜反复、大量使用，注射速度不宜过快，以免抑制呼吸中枢。胆碱酯酶活力观察，若 ChE 活力恢复至 50% 甚至 60% 以上时，可停药观察。

（8）做好心理护理。有机磷中毒的一个重要原因是患者服毒自杀，自杀原因很多，有家庭的和社会的原因，患者苏醒后常表现为悲伤、不言语、无声落泪。因此，护理人员应针对服毒原因给予安慰，应尽可能解除患者的心理问题，消除患者自杀的念头，让家属陪伴患者，避免患者独处，防止患者有自杀的机会。不歧视患者，为患者保密。

第三节 急性细菌性食物中毒

细菌性食物中毒是由于进食被细菌或（和）其毒素污染的食物所引起。食物中毒的特征是突然暴发，潜伏期短，易集体发病或同席多人罹患。

一、沙门菌属食物中毒

沙门菌属食物中毒是细菌性食物中毒的常见类型，致病菌以肠炎、鼠伤寒及猪霍乱沙门菌较为常见。常由于食物受污染而暴发、流行。

（一）诊断

1. 临床表现特点

沙门菌病的临床表现多种多样，按其主要症状群可分为肠炎型、伤寒型、败血症型和局灶性化脓性感染4型,而肠炎型是最常见的形式。潜伏期一般为8~24 h,也可长达2~3 d。起病突然,以发热、腹痛、腹泻为特征,常伴有恶寒、恶心、呕吐。发热通常在38~39 ℃之间。大便多为粥样或水样泻,每日数次至10次不等。病程大多为2~5 d。随着呕吐及腹泻的严重程度可表现为重度失水、电解质紊乱、休克,甚至并发急性肾衰竭。

2. 诊断要点

（1）流行病学调查。

（2）临床有突出的胃肠道症状。

（3）残留食物、呕吐物和排泄物培养出致病菌,早期血培养有时阳性。

（4）恢复期患者血清沙门菌凝集效价明显增高。

（二）治疗

（1）卧床休息：呕吐停止,症状好转可进食流质、半流质饮食,避免油腻、难消化及刺激性食物,经2~3 d后可恢复普通饮食。

（2）抗菌药物的选择：重症病例或有菌血症者,可用氯霉素1.0~2.0 g/d静滴；庆大霉素不良反应较少,亦常用；还可用复方新诺明、氨苄西林或阿莫西林。对于一般病情不太严重的病例,则以口服给药即可奏效。此外,小檗碱、磺胺、土霉素均可酌情选用。近年来应用喹诺酮类药物如吡哌酸、诺氟沙星、氧氟沙星等,常有较好的疗效。

（3）补充血容量,纠正水、电解质紊乱,防止急性肾衰竭的发生。

（4）对症治疗：腹痛可用溴苯胺太林（普鲁苯辛）或阿托品,一般可口服给药,疼痛明显者也可作皮下注射。剧烈腹痛、腹泻者,可酌情选用止泻药。此外,针刺足三里、天枢,呕吐时加内关,腹部热敷,均有助于缓解胃肠道症状。

二、葡萄球菌食物中毒

葡萄球菌食物中毒是葡萄球菌肠毒素所引起的疾病。其特征为起病急骤,呕吐剧烈伴失水及虚脱。引起葡萄球菌食物中毒的常见食品主要为淀粉类（如剩饭、粥、米面等）、牛乳及乳制品、鱼、肉、蛋类等,被污染食物在室温20~22 ℃搁置5 h以上时,病菌大量繁殖并产生肠毒素。以夏秋季为多,各年龄组均可得病。

（一）诊断

1. 临床表现特点

潜伏期短,一般为2~5 h,极少超过6 h。起病急骤,有恶心、呕吐、中上腹痛和腹泻。剧烈呕吐者,呕吐物可为胆汁性或含血及黏液。并可导致虚脱、肌肉痉挛、严重失水及继发急性肾衰竭。体温大多正常或低热。

2. 诊断要点

（1）流行病学特点：进食可疑食物,集体发病,症状严重而短促。

（2）食物中检出金黄色葡萄球菌（每克食物含菌达数亿）。

（二）治疗

（1）轻症病例不需使用抗生素,可作相应的对症治疗。

（2）重症病例可用1∶5 000浓度的高锰酸钾溶液洗胃,同时给予青霉素或红霉素治疗。矫正失水、电解质和酸碱平衡失调,一般在数小时至1~2 d内迅速恢复。

三、嗜盐菌食物中毒

嗜盐菌引起的食物中毒在沿海一带较为多见。其致病菌为副溶血性弧菌即嗜盐菌,多因进食海产品或盐腌渍品（乌贼、海蜇、蟹类等,其次为蛋、肉类）所引起。本病主要流行于夏、秋季。

(一)诊断

1. 临床表现特点

潜伏期自 1 h ~ 4 d 不等,多数为 10 h 左右。起病急骤,常有腹痛、腹泻、呕吐、失水、畏寒、发热。腹痛多呈阵发性绞痛,位于上腹部、脐周或回盲部。腹泻每日 3 ~ 20 次不等,粪便呈血水样,也可呈水样或带脓血便。重症病例可出现血压下降,甚至休克。

2. 诊断要点

(1)流行病学调查:在流行季节,进食可疑食物(腌渍品、海产品),集体发病,潜伏期短,起病急骤。

(2)临床症状:发热和腹痛均较其他肠道传染病更为严重,粪便呈血水样,失水多见。

(3)早期粪便培养出嗜盐菌,但起病第 2 日后便消失,少数持续 2 ~ 4 d。

(4)血清嗜盐菌凝集素升高 [1:(80 ~ 320)] 有较好的诊断价值,常于病程第 2 日上升,1 周后常显著降低或消失,最长者可持续 2 周。

(二)治疗

1. 支持及对症治疗

输入适量生理盐水及葡萄糖氯化钠液,以纠正失水。也可用世界卫生组织推荐的口服补液盐(WHO-ORS),疗效可靠,其治疗失水成功率可达 95% 以上,大大降低了腹泻的病死率。血压下降者除补充血容量、纠正酸中毒外,可酌情应用血管活性药物。

2. 抗菌药物

轻症患者可不用抗菌药物,重症者可给复方新诺明、庆大霉素或诺氟沙星等。

四、肠致病性大肠杆菌食物中毒

肠致病性大肠杆菌食物中毒所致急性胃肠炎以小儿罹患较多,成人较少罹患。有些"旅行家腹泻"可能是肠致病性大肠杆菌性肠炎。

其潜伏期一般为 5 ~ 12 h。临床表现类似沙门菌属食物中毒,以急性胃肠炎为主。约半数患者伴有发热、头痛,但以腹泻、腹痛、恶心、呕吐多见。预后较佳。

本病诊断主要根据流行病学调查,临床表现,残留食物、患者排泄物中培养出肠致病性大肠杆菌,并能证明患者血清凝集效价较常人对照组显著增高,或动物实验细菌毒性为阳性结果等。本病治疗与沙门菌属急性胃肠炎的治疗基本相同。

五、肉毒杆菌食物中毒

肉毒中毒是由肉毒梭状芽孢杆菌外毒素所致的中毒性疾患。发病多由于进食罐头食品、发酵馒头、臭豆腐和豆瓣酱等被肉毒杆菌污染的食物所引起。此菌的毒素对周围神经有特殊的亲和力,临床以神经系统症状为主,病死率较高。

(一)诊断

1. 临床表现特点

潜伏期一般为 6 ~ 36 h,长者可达 8 ~ 10 d。潜伏期越短,病情越重。

起病突然,以神经系统症状为主。初起时全身软弱、乏力、头痛、晕眩;继而出现眼睑下垂、瞳孔扩大、复视、斜视及眼内外肌瘫痪。重症患者有吞咽、咀嚼、言语、呼吸困难。死亡常与菌型、毒素量有密切关系。死亡原因主要为呼吸肌与膈肌瘫痪所致的呼吸衰竭。

体温多正常或呈低热,神志始终清楚,知觉存在。患者可于 4 ~ 10 d 后逐渐恢复健康,首先呼吸运动、吞咽及发音功能得以恢复,随后各肌群麻痹的症状消失,视觉恢复较慢,有时需数月之久,全身肌无力则可能持续 2 年之久。

2. 诊断要点

(1)摄食可疑食品(尤其罐头食品)和同食者集体发作史。

(2)典型的临床症状有眼肌瘫痪,吞咽、言语、呼吸困难等。

（3）对可疑食物作厌氧菌培养阳性，经生化反应和涂片染色镜检鉴定符合肉毒杆菌表现。

（4）食物滤液动物接种，证明实验动物的中毒表现和肉毒杆菌阳性。

（二）治疗

1. 洗胃与导泻

病初确诊或拟诊为本病时，且进食污染食物在 4～6 h 内，应立即用水或高锰酸钾（1∶4 000）洗胃；并给予导泻剂，如硫酸镁 20～30 g 或硫酸钠 15～20 g，口服；必要时用生理盐水高位灌肠。

2. 抗毒素治疗

及早给予多价肉毒抗毒血清（A、B 与 E 型），静注或肌注，一般每次 5 万～10 万 U，必要时 6 h 后重复给予同量，总剂量为 10 万～20 万 U。在起病后 24 h 或瘫痪发生前注入最有效。注射前应做皮肤过敏试验，若为阳性，则采用脱敏分次注射，必要时同时给予抗过敏药或糖皮质激素治疗。

3. 支持及对症治疗

静脉补液量除考虑生理需要的水、电解质和热量外，主要是根据心、肾功能情况，力求增加进液量，以利于肉毒外毒素的稀释和排泄，一般每日补 3 000～4 000 mL，其中生理盐水或复方氯化钠液 1 000～1 500 mL，其余用 5%～10% 葡萄糖液补足。同时补给大量维生素 B 族及维生素 C。保持呼吸道通畅和吸氧，对已有呼吸麻痹者则需气管插管等维持人工呼吸。

4. 抗生素的应用

有人主张使用大剂量青霉素，可抑制肠内肉毒杆菌，使之不再产生毒素，但实际效果可疑。国外报告盐酸胍有促进末梢神经纤维释放乙酰胆碱的作用，故可用于治疗肉毒中毒，约半数患者症状好转，但对严重的呼吸衰竭患者则无效。

六、真菌性食物中毒

真菌引起的食物中毒并非太少见。真菌性食物中毒可分两大类：一是直接食用有毒的真菌（如各种毒蕈）而引起中毒；一是某些真菌使粮食作物发生病害的病原菌。粮食在田间或保管不当而受污染，这类毒性物质多不被烹调的温热所破坏，故食品在加热中不能起消毒作用，人畜进食受污染的谷物即可致病。本节主要叙述后一种类型。

（一）赤霉菌麦食物中毒

赤霉菌麦食物中毒是真菌性食物中毒的一种。在麦产区，由于赤霉菌侵袭麦粒后引起麦的蛋白质分解，并积聚了一些可溶性氮素苷类，这是赤霉菌毒素的重要组成部分。其毒素具有耐热性较强、在 110℃ 1 h 不受破坏的特点。人类进食一定量的病麦及其加工品即可中毒。

本病潜伏期短，最短者不到 5 min，最长者达 21 h，一般为 1～2 h。毒素主要是侵犯神经系统，尤其是迷走神经刺激作用最明显，表现为头晕、恶心、流涎、呕吐、腹痛、腹泻、出冷汗、颜面潮红、步态蹒跚等症状，故有"醉面包病"之称。病程短者为几小时，最长者可达 12 d，诊断主要根据上述中毒临床表现和赤霉菌麦鉴定，必要时作动物毒性试验。

本病尚无特殊药物治疗，主要疗法是维持水、电解质与酸碱平衡及对症治疗。一般预后良好。

（二）其他真菌性食物中毒

由麦角菌、镰刀菌、青霉菌等引起的食物中毒，国内尚未有报告。

真菌性食物中毒的临床表现因真菌种属不同而有差异。大多数出现胃肠道症状，如腹痛、腹泻、恶心、呕吐等，严重者出现失水、电解质紊乱及酸碱平衡失调，乃至休克或衰竭。部分患者出现神经系统症状，如头晕、头痛、烦躁不安、精神恍惚、昏迷，甚至中枢性呼吸衰竭等。可能合并其他脏器损害，如肝、肾功能损害。

诊断主要根据以上临床表现，从被污染的粮食或食物中检出致病性真菌，必要时做动物毒性试验。

本病尚无特殊治疗方法。早期可用 1%～2% 碳酸氢钠液或 1∶4 000 的高锰酸钾液洗胃，并于洗胃后灌入药用活性炭混悬液，以吸附胃肠毒素。对症治疗，纠正水、电解质和酸碱平衡紊乱，预防并发症，保护肝、脑细胞功能。

第七章

呼吸系统急危重症

第一节 呼吸衰竭

一、诊疗流程

诊疗流程见图7-1。

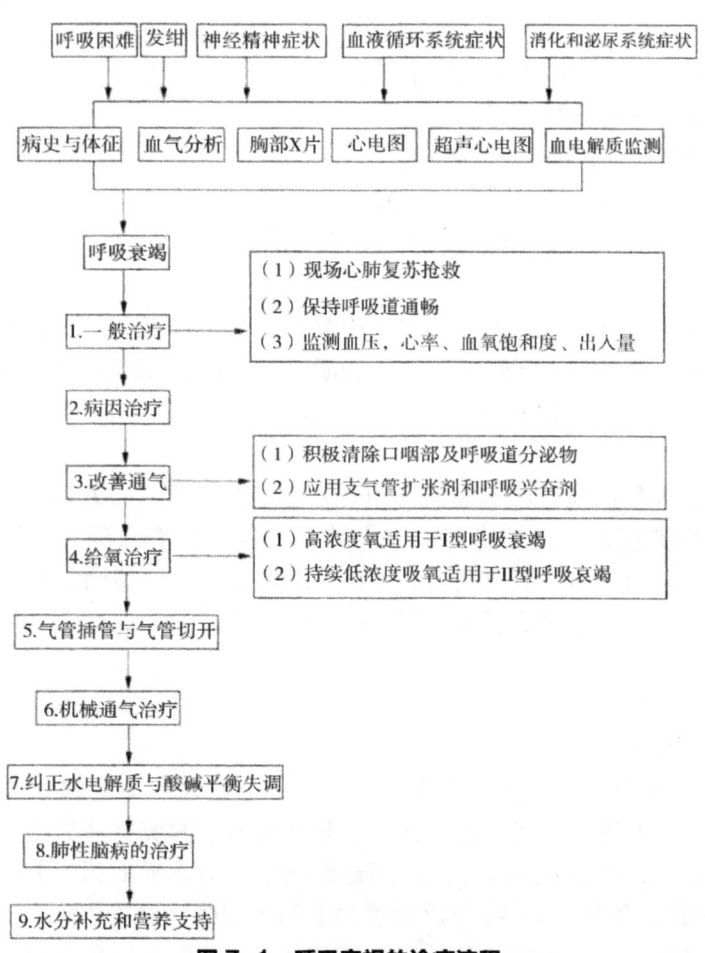

图7-1 呼吸衰竭的诊疗流程

二、病因及发病机制

呼吸衰竭系指多种病因所致的呼吸组织严重受损，呼吸功能严重障碍，导致缺氧和（或）二氧化碳潴留，从而使气体交换不能满足组织和细胞代谢需要的临床综合征。呼吸衰竭目前无统一概念，仍以血气检查结果为准。如在海平面大气压下，排除心血管等疾病后，静息状态呼吸室内空气时，动脉血氧分压（PaO_2）低于 60 mmHg（7.89 kPa）或伴有二氧化碳分压（$PaCO_2$）高于 50 mmHg（6.65 kPa），即为呼吸衰竭。若在静息状态下动脉血气正常，而在某种程度的劳力后出现血气异常，有人称之为呼吸功能不全。在无血气分析条件下，若在静息状态下即感呼吸困难，出现重度发绀，亦可考虑呼吸衰竭，但可能漏掉无呼吸困难表现的慢性呼吸衰竭者或贫血不出现发绀者。呼吸衰竭可为暂时的、可逆的，但也可能造成多脏器功能损害，严重危及患者生命，其病死率的高低与能否早期诊断合理治疗有密切关系。

（一）病因

呼吸衰竭的病因很多，可归纳为以下三大类。

1. 通气功能障碍的病因

（1）阻塞性通气功能障碍：①慢性支气管炎；②阻塞性肺气肿；③支气管扩张；④反复发作的重症支气管哮喘。

（2）限制性通气功能障碍：①胸廓扩张受限：某些胸壁疾病、脊柱后侧突、广泛胸膜增厚、多发性肋骨骨折、胸部外科手术等；②肺膨胀受限：大量气胸、胸腔积液、弥漫性肺间质纤维化等；③膈肌运动受限：大量腹腔积液、腹膜炎、膈胸膜炎、腹部外科手术、极度肥胖等；④神经肌肉疾病：脊髓灰质炎、多发性硬化症、重症肌无力、破伤风、肌肉萎缩、胸和脊髓损伤等；⑤呼吸中枢抑制或受损：脑血管病变、脑炎、脑外伤、电击、各种麻醉剂及镇静剂过量或中毒等直接或间接抑制呼吸中枢。

2. 气体交换和弥散功能障碍

肺水肿（心源性和非心源性），肺血管疾病（肺动脉栓塞：血栓栓塞、肿瘤栓子栓塞、羊水栓塞、骨髓栓子栓塞、脂肪栓塞等，多发性微血栓形成，肺血管炎，肺毛细血管瘤），肺纤维化性疾病（特发性肺间质纤维化、尘肺病、结节病等）。

3. 通气/血流比例失调和右向左的分流

细支气管炎、肺炎、重症肺结核、肺气肿、肺不张、肺血栓栓塞症等，引起肺容量、通气量、有效弥散面积减少，通气与血流比例失调、肺内右至左分流增加，发生缺氧。

（二）发病机制

缺氧和二氧化碳潴留是呼吸衰竭的主要病理生理改变，由于缺氧和二氧化碳潴留在程度和发生速度上的差别，机体组织细胞对它们有不同的代偿能力和耐受性，缺氧和二氧化碳潴留对人体的相互作用又往往是相互交叉影响的。缺氧与二氧化碳潴留的发生与以下因素有关。

1. 通气功能障碍

表现为低氧血症和高碳酸血症性呼吸衰竭。以慢性阻塞性肺病（COPD）最为常见，主要由于呼吸道（尤其是小气道）慢性炎症，引起黏膜充血、水肿、痉挛、管壁增厚、管腔狭窄，同时杯状细胞和黏液腺细胞分泌亢进，分泌物增加，阻塞气道。上述病理改变可致气道阻力增加，空气进入肺泡受阻，肺泡通气不足，影响气体交换，导致缺氧和二氧化碳潴留，气道慢性炎症急性发作明显加速了上述病理过程的发展。

2. 换气功能障碍

表现为低氧血症性呼吸衰竭。

（1）弥散功能障碍：呼吸膜（肺泡-毛细血管膜）是完成气体交换的功能单位。气体交换是根据气体物理特性、受膜厚度和通透性、气体弥散面积、肺泡与血液两侧气体压力差、气体与血液接触时间的影响。若呼吸膜发生病变，可使其厚度增大，通透性减小，对弥散面积、分压差及血液流经时间均可产生明显的影响，使气体弥散障碍，最终导致以缺氧为主的Ⅰ型呼吸衰竭，常见于肺动脉栓塞和ARDS等。

（2）通气/血流比例失调：生理情况下，单位时间内通过肺泡的气量和血流量是相对恒定的，前者每分钟约4 L（以V表示），后者每分钟约5 L（以Q表示），通气/血流比例（V/Q）约为0.8。凡使肺通气或血流减少的病变，如肺气肿、肺动脉栓塞、肺间质纤维化、肺炎和肺不张等均可导致V/Q比例失调，引起低氧血症。常有以下两种情况：①病理无效腔增加：病变部位血流减少或停止，即使通气保持良好状态，进入病变区域的气体也不能进行充分的气体交换，使V/Q比例明显增加，形成所谓无效腔通气，从而导致不同程度的缺氧，此种情况一般无二氧化碳潴留，这是因为氧和二氧化碳离解曲线具有不同特点，二氧化碳弥散能力比氧大20倍，血流通过通气良好的肺泡时，足以将过多的二氧化碳排出体外；②肺内分流样效应，即病变部位肺泡通气量减少或无通气，但血流正常，V/Q比例小于0.8，致使肺动脉血未经充分氧合或完全未氧合即进入肺静脉，从而导致缺氧，此种情况的肺泡因低通气常合并二氧化碳潴留。上述两种情况见于不同类型慢性支气管炎患者，红喘型，主要表现为肺泡过度通气，导致V/Q比例升高，二氧化碳潴留多不明显；而在紫肿型（blue bloater），主要表现为肺内分流样效应，V/Q比例降低，出现明显缺氧和二氧化碳潴留，分流样效应氧疗效应较好；③肺内分流：肺病变部位无通气，血流灌注正常，V/Q比例为0，静脉血流经无通气肺泡，未经氧合即流入体循环动脉，造成静脉血掺杂，即肺内右向左分流，导致低氧血症，见于ARDS患者，系肺泡毛细血管膜严重受损，血浆外渗，充填间质和肺泡，致非心源性肺水肿，因严重肺内分流，患者氧疗效应不好，吸入高浓度氧并不能明显提高患者的PaO_2。临床上少有单纯通气功能障碍或单纯换气功能障碍，常合并存在，但以其一为主。

三、临床表现及特征

呼吸衰竭的临床症状主要是缺氧和二氧化碳潴留所引起的多脏器功能紊乱表现。

（一）呼吸困难

呼吸困难往往是临床最早出现的症状，并随呼吸功能减退而加重。中枢性呼吸衰竭，呼吸困难主要表现在呼吸节律、频率和幅度方面的改变；呼吸器官病变引起的周围性呼吸衰竭，多伴有呼吸劳累、呼吸辅助肌多参与活动，表现为点头或提肩呼吸。某些中枢神经抑制药物中毒，并无呼吸困难表现，而出现呼吸匀缓、表情淡漠或昏睡。

（二）发绀

发绀是缺氧的典型症状。当血氧饱和度低于85%，口腔黏膜、舌及指甲即见明显发绀，但合并严重贫血者可无发绀。

（三）神经精神症状

缺氧和二氧化碳潴留都会引起神经精神症状。急性严重缺氧，可立即出现精神错乱、狂躁、昏迷、抽搐等症状，严重二氧化碳潴留可出现所谓"肺性脑病"，呈二氧化碳麻醉现象。首先出现失眠、烦躁、躁动、定向功能障碍等兴奋症状，继而出现神志淡漠、肌肉震颤、间歇抽搐、嗜睡、昏睡、昏迷等中枢抑制症状。二氧化碳潴留本身并不是决定精神症状的单一因素，与pH的降低也有密切关系，在严重二氧化碳潴留者，若动脉血二氧化碳分压在100 mmHg（13.3 kpa）以上，如pH代偿，病员仍能保持日常生活活动；而急性二氧化碳潴留，pH低于7.3就可能出现危重精神症状。此外，缺氧降低神经系统对二氧化碳潴留的耐受性和适应性。二氧化碳潴留时，神经检查可出现反射减弱或消失、锥体束征阳性等症状。

（四）血液循环系统症状

缺氧和二氧化碳潴留时，心率增快、心输出量增加，血压上升、肺循环小血管收缩，产生肺动脉高压。心肌对缺氧十分敏感，早期轻度缺氧即可从心电图上显示出来，主要出现T波改变，急性严重心肌缺氧，可出现心律不齐、心室颤动以至心搏骤停。故严重缺氧者，心脏衰竭后心肌收缩力就会减弱，每分钟心搏量减少，血压下降，最后导致循环衰竭。

二氧化碳可直接作用于血管平滑肌，使血管扩张，故外周浅表静脉充盈、皮肤温暖、红润、潮湿多汗，血压增高、心输出量增加，故脉搏洪大有力。脑血管在二氧化碳潴留时亦扩张，缺氧又增加脑血流量，故患者常诉血管扩张、搏动性头痛，特别在熟睡醒觉后更为剧烈。

（五）消化和泌尿系统症状

肝细胞缺氧发生变性坏死，肝脏有瘀血，可导致血清谷丙转氨酶增加至100～200 U或更高。因消化道黏膜充血水肿、糜烂、溃疡渗出而导致消化道出血，出现呕血或便血。肾功能损害表现为肌酐、非蛋白氮升高、蛋白尿、尿中出现红细胞或管型，甚至少尿无尿。上述情况多为可逆的，随着呼吸衰竭的缓解，肾功能一般可能恢复正常，消化道出血在缺氧和二氧化碳潴留纠正后即可缓解消失。

四、诊断和鉴别诊断

（一）诊断

（1）具有引起呼吸衰竭的病史和诱因，如慢性支气管、肺胸病史和肺血管病史，及COPD感染后急性发作病史。

（2）缺氧和（或）二氧化碳潴留的临床表现。

（3）实验室检查：血气分析和阴离子间隙（AG）是确定诊断、判断病情轻重、酸碱紊乱类型和指导临床治疗的依据。

（二）鉴别诊断

呼吸衰竭主要应与呼吸功能不全进行鉴别，后者在静息状态下，PaO_2>7.98 kPa（60 mmHg）和（或）$PaCO_2$<6.55 kPa（50 mmHg），运动后 PaO_2<7.98 kPa（60 mmHg）和（或）$PaCO_2$>6.55 kPa（50 mmHg）。

五、急救处理

（一）现场急救

急性意外伤害如溺水、电击、中毒等急性呼衰、呼吸骤停，应立即进行现场心肺复苏抢救。呼吸骤停后，如能保持肺循环，借肺泡-静脉血氧和二氧化碳存在的分压差，可使静脉血继续动脉化，这种现象称为弥散呼吸或称无呼吸运动氧合。一般认为弥散呼吸的通气量可为机体额外提供1.5～2 min时间，这样进行间歇口对口呼吸、冲洗呼吸道和肺泡存气，就可以借弥散呼吸保持动脉血氧在较安全的水平，因此，畅通的呼吸道、有效的体外心脏按压、间歇人工通气，以新鲜空气或高浓度氧冲洗肺泡气，是急性呼吸衰竭现场复苏抢救发挥弥散呼吸作用不可缺少的条件。

（二）病因治疗

呼吸衰竭常见的病因为严重感染。抗生素的应用以广谱、联合、大剂量、静脉内给药为宜，老年患者应尽量避免对胃肠道和肾脏有毒性作用的药物。因控制感染需时较长，所以救急、解危和延续生命的主要措施是改善通气、纠正缺氧、提高应激状况，以便更好发挥抗菌药物疗效，彻底祛除病因。

（三）改善通气

改善通气是治疗呼吸衰竭的首要措施。上呼吸道急性炎症，COPD急性发作及各种原因所致的昏迷患者，均可发生不同程度的气道阻塞，进而导致呼吸衰竭。应积极清除口咽部及呼吸道分泌物，予以解痉剂以缓解支气管痉挛，在此基础上亦可使用呼吸兴奋剂以改善通气。如无效可建立人工气道，行短期机械通气治疗，对不能维持自主呼吸者尤为必要。行机械通气治疗时，有条件单位应予血气监测，以防通气过度使二氧化碳排出过快而导致代谢性碱中毒，使组织更加缺氧，造成不可逆脑损害，甚至导致患者死亡。

（四）给氧治疗

氧疗是治疗呼吸衰竭的重要措施，可取得以下治疗效果：①提高PaO_2，保证组织器官供氧，维持人体正常生理和代谢需要；②可消除肺小动脉痉挛，降低肺动脉压，从而减轻右心负荷；③减轻呼吸肌做功，减少氧消耗，有利于恢复呼吸肌疲劳。

给氧治疗应根据呼吸衰竭类型不同而异。Ⅰ型呼吸衰竭如重症肺炎、肺水肿和ARDS等，气道通畅，无二氧化碳潴留的病理因素存在，所以应予高浓度给氧（60%～80%或80%以上），将PaO_2迅速提高到60 mmHg以上为宜。因无二氧化碳潴留弊端，故吸入高浓度氧不会导致呼吸抑制；Ⅱ型呼吸衰竭如COPD、肺心病及急性发作期，特别是长期有二氧化碳潴留的患者，以气道阻塞为主，缺氧和二氧化碳潴留并存，靠低氧刺激兴奋呼吸中枢，以维持通气功能，如给以高浓度氧疗，缺氧得以纠正，呼吸兴奋因素消除，呼吸减慢，二氧化碳潴留加重，使呼吸中枢抑制加深，所以Ⅱ型呼吸衰竭给氧原则目前仍坚持持续低浓度（24%～28%）低流量（1～2 L/min）吸氧，即控制性氧疗。氧流量在5 L/min以下时，给氧浓度可按下列公式计算：Ⅱ型呼吸衰竭给氧浓度% = 21+4×氧流量/min 以下时，Ⅱ型呼吸衰竭经鼻给氧应注意的几个问题：①保持鼻孔通畅，鼻塞吸氧者，注意检查鼻道有无狭窄或阻塞，以免影响氧的吸入;②因鼻阻塞口腔呼吸的患者应适当加大氧流量或经口腔吸氧;③经鼻塞或鼻导管吸氧,禁用镇静安眠药,以防抑制呼吸中枢,导致患者死亡;④不能因为患者吸氧时感到不适而间断给氧或停止供氧;⑤无血气监测的情况下,注意给氧疗效的临床观察,以皮肤发绀减轻、心率减慢、尿量增多、神经精神症状减轻或消失等最为重要。

如经综合治疗无效者,可考虑人工气道和机械通气治疗。

(五)气管插管与气管切开术

Ⅱ型呼吸衰竭患者,经有力控制感染、控制性氧疗和积极改善通气等治疗后,病情继续加重,PaO_2继续下降,$PaCO_2$继续升高,咳嗽无力,痰液阻塞气道,出现球结膜充血水肿,呼吸微弱和节律改变,并出现神经精神症状时,应积极行气管插管或气管切开术,施行人工机械通气治疗。

(六)机械通气治疗

在呼吸衰竭治疗中,机械通气占有极其重要的位置,有不可替代的作用,使用得当可使患者转危为安,起死回生,使用不当可能加速患者死亡。机械通气的目的是通过呼吸支持以改善肺泡通气,纠正缺氧和二氧化碳潴留,使生命活动得以维持。

1. 适应证

COPD急性发作,出现Ⅱ型呼吸衰竭者,呼吸频率>30~40次/分或<6~7次/分,潮气量<200~250 mL或最大吸气压力<20~25 cmH_2O,在适当控制性氧疗情况下,PaO_2<35~45 mmHg,出现失代偿性呼吸性酸中毒。pH<7.20~7.25,$PaCO_2$进行性升高时。上述数据并非绝对,基层单位亦难以做到,应以临床表现为主,如出现呼吸微弱、张口呼吸或呼吸节律改变,并伴有意识障碍者,应不失时机地行机械通气治疗。

2. 呼吸机的选用

轻症患者采用简易呼吸器配合面罩进行辅助加压通气治疗,可改善缺氧和二氧化碳潴留,获得良好效果。重症患者应建立人工气道行机械通气治疗,下列通气模式可用于慢性呼吸衰竭或呼吸衰竭急性加重期的治疗。

(1)持续气道内正压通气(CPAP):用于有自主呼吸的患者,在整个呼吸周期内人为地施以一定程度的气道内正压,以对抗内源性PEEP,从而有利于防止气道萎陷,改善肺顺应性,减少呼吸功的消耗,有利于恢复呼吸肌的疲劳。

(2)间歇正压通气(IPPV):属辅助控制模式。该型呼吸机在有自主呼吸时机械通气随自主呼吸启动,一旦自主呼吸停止则机械通气自动由辅助通气转为控制型通气,其优点是既允许患者建立自己的呼吸频率,也能在呼吸发生抑制暂停时保证必要的通气量,对慢性呼吸衰竭患者是适用的。

(3)间歇指令通气(IMV)和同步间歇指令通气(SIMV):IMV是在单位时间内既有强制性机械通气又有自主呼吸,两者交替进行,共同构成每分通气量。机械送气时气道内为正压,自主呼吸时吸气相气道内为负压,SIMV与IMV不同点只是机械通气的间歇指令与自主呼吸同步,无机械通气与自主呼吸对抗,消除了IMV的指令通气与自主呼吸对抗的不适感。该型呼吸机优点是减少患者自主呼吸与呼吸机对抗,可防止代谢性碱中毒,减低气道内压力,降低胸膜腔内压升高所致的气压伤。其缺点是患者仍需自主呼吸而呼吸肌不能完全休息,有一定的氧消耗,不能很好消除呼吸肌疲劳。该型呼吸机用于COPD、呼吸衰竭患者已取得良好效果。

(4)双水平气道正压通气(BIPAP):可提供两个正压的辅助通气。有一个较高的吸气压作为压力支持通气(PSV),呼气时又能立即将呼气压自动调到较低水平将气体呼出,故具有呼气末正压的作用。它与定压、定容通气相比产生同样潮气量所产生的最大吸气压及平均气道压都明显降低,以利减少气压伤和对循环功能的影响。该型呼吸机应用密闭性较好的鼻和口鼻面罩通气,避免了气管插管或气管切开给患者带来的痛苦,适合于COPD、肺心病急性发作期呼吸衰竭的治疗。

(5)压力支持通气(PSV):是一种新型辅助通气模式。在患者自主呼吸的前提下,每次吸气都接受一定程度的压力支持,即患者与呼吸机共同协作完成通气,可使肺顺应性下降的患者获得较大的潮气量,并能以较低的吸气功维持同样的潮气量。因此对肺或胸廓顺应性不良、气道黏膜水肿、分泌物增多、支气管痉挛所致的气道阻力增高及呼吸肌疲劳的患者均有良好的效果,对COPD所致Ⅱ型呼吸衰竭应用PSV治疗可缩短通气时间,用于撤机过程亦可收到良好的治疗效果。

(6) SIMV加PSV:两种模式组合可使SIMV中的自主呼吸变成PSV,可有效避免呼吸肌疲劳的发生,主要用于呼吸衰竭的撤机过程。

(7) 呼气末正压通气(PEEP):传统观念认为PEEP不能用于COPD患者,其根据是PEEP主要是改善肺换气功能,因COPD主要是通气障碍,吸氧即能增加PaO_2;COPD已处于过度充气状态,若加PEEP会进一步增加肺容积,从而增加气压伤。近几年的报道,多数学者对低水平PEEP治疗COPD持肯定意见。

3. 注意事项

应用呼吸机应避免发生以下几个主要问题:①防止二氧化碳排出过快导致的代谢性碱中毒;②防止送气压力过高导致的肺气压伤;③防止胸膜腔内压增高对循环功能的影响。

(七) 纠正酸碱平衡失调

(1) 呼吸性酸中毒:主要是气道阻塞,二氧化碳潴留使pH降低所致。因此治疗的主要措施应以缓解支气管痉挛、清除呼吸道分泌物为主,借此达到改善通气、促使二氧化碳排出的目的。病情严重者,如pH<7.25时,可应用碱性药物治疗。首选三羟甲基氨基甲烷(THAM),该药系有机氨缓冲剂,对细胞内外酸中毒均有良好治疗效果,其与二氧化碳结合后形成HCO_3^-,从而使$PaCO_2$下降,pH上升。应用方法:5%葡萄糖液250 mL加3.64%THAM溶液200 mL静脉滴注,每日1或2次,不良反应有快速大量滴注时可引起低血糖、低血压、低血钙和呼吸抑制等,漏出血管外可引起组织坏死,应予以注意。

(2) 代谢性酸中毒:Ⅱ型呼吸衰竭时,呼酸合并代酸很常见,代谢系因严重缺氧,葡萄糖无氧酵解,体内乳酸堆积所致,通气改善后缺氧纠正,乳酸所致代谢即可终止,一般无须碱性药物治疗。如病因一时难以祛除,pH<7.20时可予碱性药物治疗。因呼酸、代酸多合并存在,故一般情况下不主张选用碳酸氢钠治疗,仍以选用THAM为好。

(3) 代谢性碱中毒:常在使用强利尿剂,大剂量皮质激素,使K^+和(或)Cl^-大量丢失所致,机械通气使二氧化碳排出过速,从而导致pH明显升高也是常见原因之一。治疗应积极补充氯化钾、谷氨酸钾、精氨酸等药物,严重低氯者,如无明显$PaCO_2$增高,亦可静脉补充氯化铵治疗。机械通气者,应有血气监测或小潮气量通气,使$PaCO_2$缓慢下降,以防发生代谢性碱中毒。

(八) 纠正电解质紊乱

Ⅱ型呼吸衰竭者常合并电解质紊乱,以低钾、低钠、低氯最为多见,高血钾者并不多见。多与摄入不足或应用强利尿剂及大剂量皮质激素排出过多有关。治疗仍以积极补充丢失电解质为主,常用药物见前。低钠者补充方法应按下列公式计算:

(正常血清钠−实测血清钠)×(体重×20%)=应补充血清钠总量首次补充剂量以总量的1/3为妥,之后用量应根据复查血清钠结果进行调整。

(九) 肺性脑病的治疗

肺性脑病系Ⅱ型呼吸衰竭严重并发症,多于COPD急性发作期出现,病死率较高,预后不好,应予高度重视,治疗同Ⅱ型呼吸衰竭,应以改善通气、控制性氧疗和有效控制感染为主。

(十) 水分补充和营养支持

(1) 水分补充:肺心病急性发作期,呼吸衰竭常与右心功能衰竭合并存在,因消化道瘀血水肿常出现厌食,摄入不足,加之利尿剂使用不当,使体液大量丢失,有效循环血量严重不足,临床表现虽口干舌燥而不欲饮水,常因右心衰竭而出现全身水肿,严重者可出现大量体腔积液,掩盖脱水实质,干扰液体补充,故应积极补充,每日应补充液体2 000 ~ 3 000 mL。

(2) 营养支持:因摄入过少或消耗过多,理论上应积极进行营养支持。补充原则:在补充糖盐的同时,应补充氨基酸、蛋白制剂和脂肪乳剂,以改善全身营养状况,促进呼吸肌力的恢复,有助于通气功能的改善。

第二节 急性呼吸窘迫综合征

一、诊疗流程

诊疗流程见图7-2。

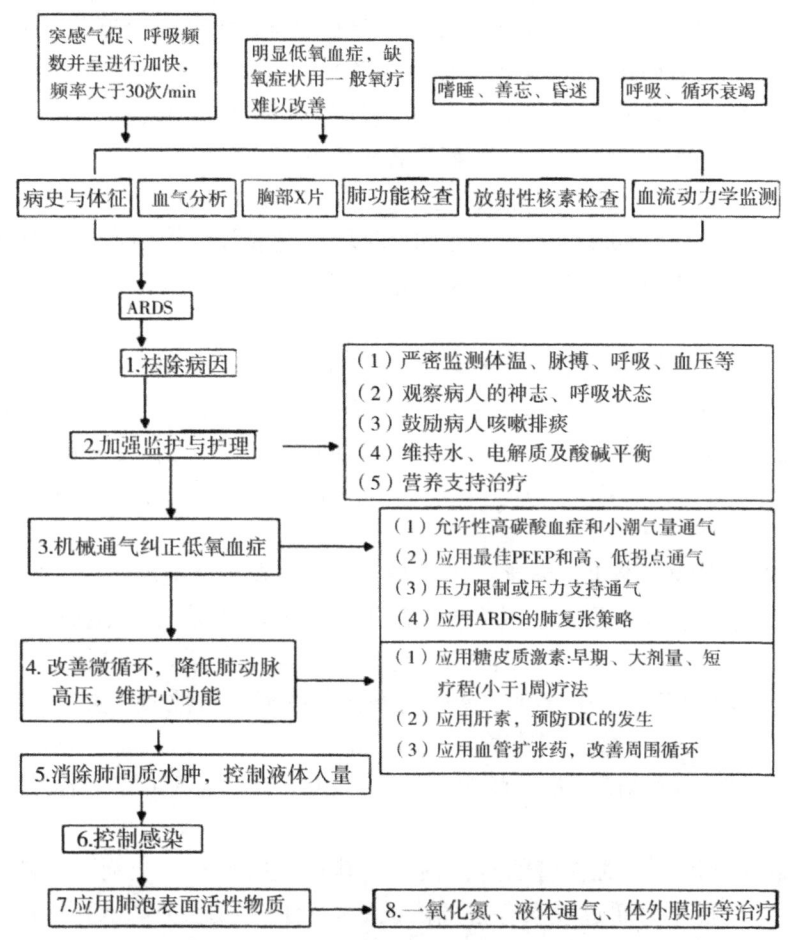

图7-2 急性呼吸窘迫综合征的诊断流程

二、病因及发病机制

急性呼吸窘迫综合征（acute respiratory distress syndrome，ARDS），是患者原来心肺功能正常，由肺外或肺内造成的急性肺损伤（acute lung injury，ALI）引起的以急性呼吸窘迫和严重低氧血症为主要表现的一种急性呼吸衰竭，是至今发病率、病死率均极高的危重症，共同的病理变化有肺血管内皮和肺泡的损害、透明膜形成、顺应性降低、肺微血管阻塞和栓塞、肺间质水肿及后继其他病变。ALI为一个急性发作的炎症综合征，ARDS是病程中最严重的阶段，所有ARDS的患者均有ALI，但ALI的患者就不一定是ARDS。1967年Ashbaugh等首先报道12例表现为呼吸窘迫、严重低氧血症为特征的"成人呼吸窘迫综合征（adult respiratory distress syndrome，ARDS）"，以后世界各地对ARDS进行了大量的实验和临床研究。1992年，在西班牙巴塞罗那召开的ARDS欧美联席专题讨论会上，提出此病症可发生于各年龄组的人群，提出ARDS的"A"由成人（adult）改为急性（acute）。本病发病急骤，发展迅猛，病情进展后可危及患者生命，病死率高达50%以上，常死于多脏器功能衰竭（MOF），故必须及时处理。

本病的诱发因素很多，发病机制尚未充分了解。

（一）病因

（1）严重感染：包括肺部及肺外的细菌、病毒、真菌等所致的感染，感染灶所产生的各种有害物质，如内毒素、5-羟色胺、溶酶体、凝血酶及激肽系统的激活产物直接破坏毛细血管壁或形成微血栓等，造成肺组织破坏。

（2）严重创伤：①肺内损伤：如肺挫伤、呼吸道烧伤、侵蚀性烟尘有毒气体的吸入、胃内容物的误吸、溺水、肺冲击伤、放射性肺炎、氧中毒等；②肺外损伤：大面积烧伤或创伤，特别是并发休克或（和）感染者可诱发ARDS；③大手术后：如体外循环术后、大血管手术或其他大手术后可发生ARDS。

（3）休克：休克时由于肺循环血量不足、酸中毒及产生的血管活性物质，如组织胺、5-羟色胺、缓激肽、儿茶酚胺、细菌毒素等作用于血管壁，可增加其通透性，损伤肺泡Ⅱ型细胞，影响肺泡表面活性物质的形成，从而导致肺顺应性减退、肺泡萎缩和肺不张。

（4）肺循环栓塞：输血中微小凝块、库血中变性血小板、蛋白质沉淀物等易沉积于肺毛细血管中，形成肺栓塞。骨折后易发生肺循环脂肪栓塞，及DIC时均可造成肺血管微血栓形成及组织细胞的损伤。

（5）输液过快过量：正常的细胞间质与血浆的水含量之比为4∶1，大量快速补液在血浆被稀释后促使血管内液外渗，产生肺间质水肿。

（6）氧中毒：氧在细胞内代谢产生一种超氧化物阴离子（superoxide anion，即氧自由基），氧自由基具有很强的毒性，与过氧化氢合成羟基（OH·即羟自由基），则毒性更甚，它们能破坏细胞膜，改变蛋白质和DNA的结构，从而损害细胞，特别是较长时间吸入高浓度氧更易发生。

（7）吸入有毒气体：如吸入NO_2、NH_3、Cl_2、SO_2、光气醛类、烟雾等；氮氧化物、有机氟、镉等中毒均可导致ARDS。

（8）误吸：误吸胃内容物、淡水、海水、糖水等，约1/3发生ARDS。

（9）药物过量：巴比妥类、水杨酸、氢氯噻嗪（双氢克尿噻）、秋水仙碱、利托君、阿糖胞苷、海洛因、美沙酮、丙氧酚、硫酸镁、间羟舒喘宁、酚丙宁、链激酶、荧光素等应用过量。

（10）代谢紊乱：肝功能衰竭、尿毒症、糖尿病酮症酸中毒、急性胰腺炎。

（11）血液系统疾病：大量输血、体外循环、DIC等。

（12）其他：子痫早期、隐球菌血症、颅内压增高、淋巴瘤、空气或羊水栓塞、肠梗阻。

（二）发病机制

ARDS的共同基础是肺泡-毛细血管的急性损伤。其机制迄今未完全阐明，常与多种因素有关，且错综复杂，互为影响。其途径可为通过吸入有害气体或酸性胃内容物（pH<2.5）直接损害肺泡和毛细血管，使血管通透性增加；严重肺挫伤可使肺泡和肺脏小血管破裂，肺间质和肺内出血；因长骨骨折，脂肪栓塞于肺毛细血管，被肺脂肪蛋白酶转化为游离脂肪酸，可破坏血管内膜，灭活肺表面活性物质。

近年来的研究表明，机体发生创伤、感染、组织坏死和组织缺血灌注时，被激活的效应细胞如巨噬细胞（MΦ）、多核白细胞（PMN）、PCEC（肺毛细血管内皮细胞）、PC-Ⅱ和血小板等一经启动，便失去控制，对细胞因子和炎症介质呈失控性释放，引发全身炎症反应综合征（SIRS），继而并发多器官功能障碍（MOD），ARDS即是多器官功能障碍在肺部的具体体现。ARDS的发生和发展，与繁多的炎症介质的综合作用密切相关。

（1）前炎症反应细胞因子（PIC）与巨噬细胞（MΦ）：目前认为PIC包括TNF-α、IL-1、IL-2、血小板活化因子（PAF）、IFN-γ和PLA_2等，其中主要为TNF-α。TNF-α在感染性休克、多器官功能障碍综合征（MODS）发病机制中起重要的作用，内毒素是诱导TNF-α产生的最强烈的激动剂。MΦ为多功能细胞，主要来自骨髓内单核细胞，在机体的防御中起重要作用。多种炎症介质与MΦ作用，损伤肺泡毛细血管膜，使其通透性增加，发生渗透性肺水肿。

（2）二次打击学说与瀑布效应：1985年Deitch提出严重创伤、烧伤、严重感染、大手术、脓毒败血症休克、肠道细菌移位、失血后再灌注、大量输血、输液等均可构成第1次打击，使机体免疫细胞处于被激活状态，如再出现第2次打击，即使程度并不严重，也可引起失控的过度炎症反应。首先MΦ的被激活，并大量释放PIC，然后又激活MΦ、PMN等效应细胞，并释放大量炎症介质，再激活补体、凝血和纤溶系统，产生瀑布效应，形成恶性循环，引发 ARDS。此时机体处于高代谢状态、高动力循环状态及失控的过度炎症反应状态。氧自由基是重要的炎症介质之一，MΦ 和 PMN 等细胞被激活后，可释放大量氧自由基，而氧自由基又可使 MΦ 和 PMN 在炎症区聚集、激活，并释放溶酶体酶等，损伤血管内皮细胞，形成恶性循环。PAF 是一种与花生四烯酸（AA）代谢密切相关的脂质性介质，可激活 PMN 并释放氧自由基、AAM（丙烯酰胺）和溶酶体酶等炎症介质，并呈逐级放大效应，出现瀑布样连锁反应，引发 MODS 和 ARDS。

（3）氧供（DO_2）与氧耗（VO_2）：DO_2 表示代谢增强或灌注不足时血液循环的代偿能力，VO_2 表示组织摄取的氧量，是检测患者高代谢率最可靠的指标。生理条件下，氧动力学呈氧供非依赖性 VO_2，即血液通过组织时依靠增加氧的摄取以代偿之。但在病理条件下，如严重休克、感染、创伤等，由于血液的再分配，病区的血流量锐减，出现氧供依赖性 VO_2，由于失代偿而出现组织摄氧障碍发生缺氧，ARDS 患者的微循环和细胞线粒体功能损伤，DO_2 与 VO_2 必然发生障碍；ARDS 发生高代谢状态时，VO_2 随 DO_2 的升高而升高，DO_2 不能满足需要，导致组织灌注不足、氧运输和氧摄取障碍，此时即使 DO_2 正常或增加，仍然发生氧供依赖性 VO_2。

（4）肠黏膜屏障衰竭与细菌移位：胃肠黏膜的完整性是分隔机体内外环境，使免受细胞和毒素侵袭的天然免疫学屏障。创伤、休克、应激、缺血再灌注和禁食等均可导致胃肠黏膜损伤，引起炎症反应，形成持续性刺激，造成胃肠黏膜屏障衰竭与细菌移位。其结果内毒素吸收，激活效应细胞与释放大量的炎症介质，引发全身炎症反应综合征和 ARDS。

（5）肺表面活性物质减少：高浓度氧、光气、氮氧化物、细菌内毒素及游离脂肪酸等，可直接损伤肺泡 II 型细胞，另肺微栓塞使合成肺表面活性物质（PS）的前体物质和能量供应不足，合成 PS 减少，大量血浆成分渗入肺泡腔，可使 PS 乳化，形成不溶性钙皂而失去活性，多种血浆蛋白可抑制 PS 功能，大量炎症细胞释放糖脂抑制 PS 功能，弹性蛋白酶与磷脂酶 A_2 破坏 PS，故 PS 明显减少，且失去活性，致使肺泡陷闭、大量血浆渗入肺泡内，出现肺泡水肿和透明膜形成。

三、临床表现及特征

在肺泡受损的数小时内，患者仅有原发病表现而无呼吸系统症状，随后突感气促、呼吸频数并呈进行性加快，呼吸频率大于 30 次/分，危重者 60 次/分，缺氧症状明显，患者烦躁不安、心率增快、口唇指甲发绀。由于明显低氧血症，引起过度通气，导致呼吸性碱中毒。缺氧症状用一般氧疗难以改善，亦不能用其他原发心肺疾病解释。伴有肺部感染时，可出现畏寒发热、胸膜反应及少量胸腔积液。早期可无肺部体征，后期可闻及哮鸣音、水泡音或管状呼吸音。病情继续恶化、呼吸肌疲劳导致通气不足、二氧化碳潴留，产生混合性酸中毒，患者出现极度呼吸困难和严重发绀，伴有神经精神症状，如嗜睡、谵妄、昏迷等，最终发生循环障碍、肾功能不全、心脏停搏。

四、辅助检查

（一）血气分析

（1）PaO_2 呈进行性下降，当吸入氧浓度达 60% 时，$PaO_2<8.0$ kPa（60 mmHg）。

（2）PaO_2 增大，其正常参考值：$PaO_2<2$ kPa（15 mmHg）、年长者 <4 kPa（30 mmHg）、吸入氧浓度为 30% 时 <9.3 kPa（70 mmHg）、吸纯氧 <13.3 kPa（100 mmHg）。

（3）$PaO_2/FiO_2<26.7$ kPa（200 mmHg）。

（4）发病早期 $PaCO_2$ 常减低，晚期 $PaCO_2$ 升高。

（二）胸部 X 线检查

肺部的 X 线征象较临床症状出现晚。已有明显的呼吸急促和发绀时，胸片仍常无异常发现，发病 12~24 h 后，双肺可见斑片状阴影、边缘模糊。随着病情进展，融合为大片状实变影像，其中可见支气管充气征。疾病后期，X 线表现为双肺弥漫性阴影，呈白肺改变，或有小脓肿影，有时伴气胸或纵隔气肿。应用高分辨 CT 检查，可早期发现淡的肺野浓度增加、点状影、不规则血管影等。病情的严重程度与肺部 X 线所见不平行为其重要特征之一。

（三）肺功能检查

动态测定肺容量和肺活量、残气、功能残气，随病情加重均减少，肺顺应性降低。

（四）放射性核素检查

以放射性核素标记，计算血浆蛋白积聚指数，ARDS 患者明显增高（达 1.5×10^{-3} 次/分），对早期预报有意义。

（五）血流动力学监测

通过置入四腔漂浮导管，测定并计算出平均肺动脉压增高 >2.67 kPa，肺动脉压与肺毛细血管楔嵌压差（PAP-PCWP）增加 >0.67 kPa。

（六）支气管肺泡灌洗液检查

肺表面活性物质明显降低、花生四烯酸代谢产物如白三烯 B4、C4 及 PAF 等增高。

五、诊断及鉴别诊断

（一）诊断主要依据

（1）具有可引发 ARDS 的原发疾病：创伤、休克、肺内或肺外严重感染、窒息、误吸、栓塞、库血的大量输入、DIC、肺挫伤、急性重症胰腺炎等。

（2）在基础疾病过程中突然发生进行性呼吸窘迫，呼吸频率多于 35 次/分，鼻导管（或鼻塞）给氧不能缓解。

（3）不易纠正的低氧血症，动脉血气检测：对 ARDS 的诊断和病情判断有重要意义。PaO_2 < 60 mmHg（8.0 kPa），早期 $PaCO_2$ 可正常，后期可升高，提示病情加重，鼻导管给氧不能使 PaO_2 纠正至 80 mmHg（10.7 kPa）以上，氧合指数 PaO_2/FiO_2<200。

（4）肺部后前位 X 线胸片征象为两肺纹理增多，边缘模糊，呈毛玻璃状等肺间质或肺泡性病理性改变，并迅速扩展、融合，形成大片实变。

（5）肺动脉楔压（PAWP）<18 mmHg（2.4 kPa），或临床提示以往无肺部疾患，并排除急性左心衰竭。

（二）鉴别诊断

因肺内病变引起者为"原发性 ARDS"，而肺外病变引起者为"继发性 ARDS"。ARDS 主要的临床表现是呼吸困难、肺水肿及呼吸衰竭，故需与下述疾病鉴别。

（1）心源性肺水肿：该病发病较急、发绀较轻、不能平卧、咳粉红色泡沫样痰，严重时咳稀血水样痰，两肺广泛哮鸣音及湿啰音，呈混合性呼吸困难，而 ARDS 发病进程相对缓慢、发绀明显、缺氧严重，但较安静，可以平卧，呈急性进行性吸气型呼吸困难，咳血痰及稀血水样痰，可有管状呼吸音，湿啰音相对较少；心源性肺水肿经强心、利尿、扩血管、吸氧治疗后可明显迅速改善症状，而 ARDS 治疗即刻疗效不明显；心源性肺水肿 X 线表现为肺小叶间隔水肿增宽，形成小叶间隔线，即 KerleryB 线和 A 线，而 ARDS 患者胸部 X 线早期无改变，中晚期呈斑片状阴影并融合，晚期呈"白肺"改变，可见支气管充气征；ARDS 呈进行性低氧血症，难以纠正，而心源性肺水肿者低氧血症较轻，一般氧疗后即可纠正。心源性肺水肿患者 PAWP ≥ 2.6 kPa（20 mmHg），与 ARDS 可资鉴别。

（2）其他非心源性肺水肿：大量快速输液或胸腔抽液速度过快均可引起肺水肿，但均有相应的病史及体征，血气分析般无进行性低氧血症，一般氧疗症状可明显改善。

（3）气胸：主要的临床表现为呼吸困难，尤其是张力性气胸更为突出，但及时行胸部 X 线检查，即可做出诊断。若为严重的创伤所致气胸，要注意血气变化，警惕 ARDS 的发生。

（4）特发性肺纤维化：晚期特发性肺纤维化患者肺心功能衰竭时应与 ARDS 鉴别。特发性肺纤维化为原因未明的肺间质性疾病，起病隐袭，呼吸困难进行性加重，干咳，肺底可听见吸气期 Velcro 啰音，出现杵状指等临床表现。胸部 X 线检查有肺间质病变影，以限制性通气功能障碍为主的肺功能改变可供鉴别。

六、急救处理

（一）祛除病因

ARDS 常继发于各种急性原发伤病，及时有效地祛除原发病、阻断致病环节是防治 ARDS 的根本性策略，尤其抗休克、抗感染、抗炎症反应等尤为重要。

（二）监护与护理

严密监测体温、脉搏、呼吸、血压等，特别随时观察患者的神志、呼吸状态，鼓励患者咳嗽排痰，维持水、电解质及酸碱平衡，重视患者的营养支持。

（三）纠正低氧血症

克服进行性肺泡萎缩是抢救成功的关键。对 ARDS 病理生理特征的认识导致近年来 ARDS 通气的重大改变，提出了肺保护与肺复张通气策略。

1. ARDS 的保护性通气策略

在保证基本组织氧合的同时保护肺组织，以尽量减轻肺损伤是 ARDS 患者的通气目标。

（1）"允许性高碳酸血症（PHC）"和小潮气量通气：PHC 是采用小潮气量（4～7 mL/kg），允许动脉血二氧化碳分压一定程度增高，最好控制在 70～80 mmHg 以内。一般认为，如果二氧化碳潴留是逐渐产生的，pH>7.20 时，可通过肾脏部分代偿，患者能较好耐受。当 pH 低于 7.20 时，为避免酸中毒引起的严重不良反应，主张适当补充碳酸氢钠。

PHC 的治疗作用：ARDS 患者实施 PHC 时，血流动力学改变主要表现为心输出量和氧输送量显著增加，体血管阻力显著降低，肺血管阻力降低或不变，肺动脉嵌顿压和中心静脉压增加或无明显改变。心输出量增加是 PHC 最显著的血流动力学特征，因为：①高碳酸血症引起外周血管扩张，使左室后负荷降低；②潮气量降低使胸膜腔内压降低，二氧化碳增加使儿茶酚胺释放增加，引起容量血管收缩，均使静脉回流增加，右心室前负荷增加；③潮气量降低使吸气末肺容积降低，可引起肺血管阻力降低，右心室后负荷降低和心输出量增加。PHC 能降低 ARDS 患者的气道峰值压力、平均气道压、分钟通气量及吸气末平台压，避免肺泡过度膨胀，具有肺保护作用。气压伤的本质是容积伤，与肺泡跨壁压过高有关。PHC 的禁忌证：高碳酸血症的主要危害是脑水肿、抑制心肌收缩力、舒张血管、增加交感活性和诱发心律失常等。因此，颅内压增高、缺血性心脏病或严重的左心功能不全患者应慎用。

（2）应用最佳 PEEP 和高、低拐点，机械通气时的吸气正压使肺泡扩张，增加肺泡通气量和换气面积，呼气末正压通气（PEEP）可防止肺泡的萎陷，亦可使部分萎陷的肺泡复张，使整个呼吸全过程的气道内压力均为正压，减少动、静脉分流，改善缺氧。

需用多大剂量的 PEEP？理论上讲，足够量的正压（30～35 cmH$_2$O）可使所有萎陷的肺泡复张，但正压对脆弱的肺组织结构（如 ARDS 等）可造成破坏，有研究表明当气道内平均压超过 20 cmH$_2$O 时，循环中促炎介质可增加数十倍，且直接干扰循环，一般讲，患者肺能较好地耐受 15～20 cmH$_2$O 的 PEEP，再高则是危险的。

（3）压力限制或压力支持通气，动物实验表明，气道峰值压力过高会导致急性肺损伤，表现为肺透明膜形成、粒细胞浸润、肺泡-毛细血管屏障受损、通透性增加。使用压力限制通气易于人-机同步，提供的吸气流量为减速波形，有利于气体交换和增加氧合，更重要的是可精确调节肺膨胀所需的压力和吸气时间，控制气道峰值压力，保护 ARDS 患者的气道压不会超过设定的吸气压力，避免高位转折点的出现。最近一组随机前瞻性试验表明，压力限制通气组比容量控制通气组更能增进肺顺应性改善，降低病死率。

（4）肺保护性通气策略的局限性：肺保护性通气策略的提出反映了 ARDS 机械通气的重大变革，但它仍存在不可避免的局限性。Thorens 等在研究中发现，当 ARDS 患者的分钟通气量由（13.5±6.1）L/min 降至（8.2±4.1）L/min 时，动脉血氧饱和度低于 90%，低氧血症明显恶化，二氧化碳分压和肺内分流增加。可见，肺保护性通气策略不利于改善患者的氧合，其主要原因是采用小潮气量和较低压力通气时，塌陷的肺泡难以复张，导致动脉血和肺泡内二氧化碳分压升高和氧分压降低，影响了肺内气体交换，低氧血症加重。因此，要采用有效的方法促进塌陷肺泡复张，增加能参与通气的肺泡数量。

2. ARDS 的肺复张策略

肺复张策略使塌陷肺泡最大限度复张并保持其开放，以增加肺容积，改善氧合和肺顺应性，它是肺保护性通气策略必要的补充。其主要有以下几种。

（1）叹息（sigh）：叹息即为正常生理情况下的深呼吸，有利于促进塌陷的肺泡复张。机械通气时，早期叹息设置为双倍的潮气量和吸气时间，对于 ARDS 患者，可间断地采用叹息，使气道平台压达到 45 cmH_2O，使患者的动脉血氧分压显著增加，二氧化碳分压和肺内分流率显著降低，呼气末肺容积增加。因此，叹息可有效短暂促进塌陷肺泡复张，改善患者的低氧血症。

（2）间断应用高水平 PEEP：在容量控制通气时，间断应用高水平 PEEP 使气道平台压增加，也能促进肺泡复张。有学者在机械通气治疗 ARDS 患者时，每隔断 30 s 应用高水平 PEEP 通气 2 次，可以增加患者的动脉血氧分压，降低肺内分流率。间断应用高水平 PEEP 虽然能使塌陷的肺泡复张，改善患者的氧合，但不能保持肺泡的稳定状态，作用也不持久。

（3）控制性肺膨胀（SI）：SI 是一种促使不张的肺复张和增加肺容积的新方法，由叹息发展而来。即在呼气开始时，给予足够压力（30 ~ 45 cmH_2O），让塌陷肺泡充分开放，并持续一定时间（20 ~ 30 s），使病变程度不一的肺泡之间达到平衡，气道压力保持在 SI 的压力水平。SI 结束后，恢复到 SI 应用前的通气模式，通过 SI 复张的塌陷肺泡，在相当时间内能够继续维持复张状态，SI 导致的氧合改善也就能够维持较长时间。改善氧合是 SI 对 ARDS 患者最突出的治疗作用。研究表明，给予一次 SI，其疗效可保持 4h 以上。SI 能显著增加肺容积，改善肺顺应性，减少气压伤的发生。目前的动物实验及临床研究表明，在 SI 的屏气过程中，患者会出现一过性血压和心率下降或增高，中心静脉压和肺动脉嵌顿压增高，心输出量降低，动脉血氧饱和度轻度降低。因此，在实施 SI 时，应充分注意到 SI 可能导致患者血流动力学和低氧血症一过性恶化，对危重患者有可能造成不良影响。

（4）俯卧位通气：传统通气方式为仰卧位，此时肺静水压沿腹至背侧垂直轴逐渐增加，使基底部肺区带发生压迫性不张，另心脏的重力作用，腹腔内脏对膈肌的压迫也加重基底部肺区带的不张，1976 年发现俯卧位通气能改善 ALI 患者的氧合。此法最近用于临床，俯卧位通气是利用翻身床、翻身器或人工徒手操作，使患者在俯卧位进行机械通气。

俯卧位通气的禁忌证为：血流动力学不稳定，颅内压增高，急性出血，脊柱损伤，骨科手术，近期腹部手术，妊娠等，不宜采用俯卧位通气。

综上，肺保护与肺复张通气策略联合应用，能改善 ARDS 患者的氧合，提高肺顺应性，对 ARDS 的治疗有重要意义。但需根据患者的具体情况，采用合适的方法，在改善氧合的同时尽量减少肺损伤。

（四）改善微循环，降低肺动脉高压，维护心功能

如出现血管痉挛、微血栓、DIC 等情况时，可选用如下药物。

（1）糖皮质激素：宜采用早期、大剂量、短疗程（小于 1 周）疗法，这类药有以下积极作用。①抗炎，加速肺水肿的吸收；②缓解支气管痉挛；③减轻脂肪栓塞或吸入性肺炎的局部反应；④休克时，防止白细胞附着于肺毛细血管床，防止释放溶蛋白酶，保护肺组织；⑤增加肺表面活性物质的分泌，保持肺泡的稳定性；⑥抑制后期的肺纤维化等。早期大量使用可减少毛细血管膜的损伤，疗程宜短，可用甲泼尼龙，起始量 800 ~ 1 500 mg，或地塞米松，起始量 60 ~ 100 mg，分次静脉注射，连续应用 48 ~ 72 h。

（2）肝素：用于治疗有高凝倾向、血流缓慢的病例，可减轻和防止肺微循环内微血栓的形成，以预防 DIC 的发生，对改善局部及全身循环有益，对有出血倾向的病例，包括创伤后 ARDS 应慎重考虑。用药前后应监测血小板和凝血功能等。

（3）血管扩张药：如山莨菪碱、东莨菪碱等的应用可改善周围循环，提高氧的输送及弥散，有利于纠正或减轻组织缺氧，疗效较好。

（五）消除肺间质水肿，限制入水量，控制输液量

由于输液不当，液体可继续渗漏入肺间质、肺泡内，易使肺水肿加重，但需维持体液平衡，保证血容量足够，血压基本稳定。在 ARDS 早期补液应以晶体液为主，每日输液量以不超过 1 500 mL 为宜。

利尿剂的应用可提高动脉血氧分压，减轻肺间质水肿。在病情后期，对于伴有低蛋白血症的患者，利尿后血浆容量不足时可酌情输注血浆白蛋白或血浆，以提高血浆渗透压。

（六）控制感染

脓毒血症是 ARDS 的常见病因，且 ARDS 发生后又易并发肺、泌尿系等部位的感染，故抗菌治疗是必需的，严重感染时应选用广谱抗生素，根据病情选用强效抗生素。

（七）肺泡表面活性物质（PS）

外源性 PS 治疗新生儿呼吸窘迫综合征已取得较好疗效，用于成人 ARDS 疗效不一，有一定不良反应，鉴于 PS 价格昂贵，目前临床广泛应用有一定困难。超氧化物歧化酶（SOD）、前列腺 E_2、γ-干扰素等临床应用尚在探索中。

（八）其他

注意患者血浆渗量变化，防治各种并发症及院内感染的发生等。晚近开展一氧化氮（NO）、液体通气（liquid ventilation）治疗，已取得较好疗效。对体外膜肺（ECMO）、血管腔内氧合器（IVOX）等方法正在进行探索改进。

第三节 急性肺栓塞

一、诊疗流程

诊疗流程见图 7-3。

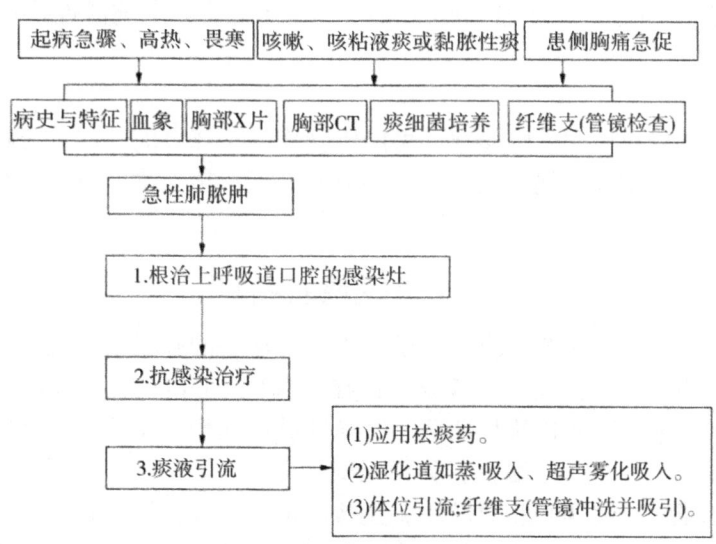

图 7-3 急性肺栓塞的诊疗流程

二、病因及发病机制

肺栓塞（pulmonary embolism，PE）是以各种栓子堵塞肺动脉系统为其发病原因的一组疾病或临床综合征的总称，包括肺血栓栓塞症、脂肪栓塞综合征、空气栓塞等。而肺血栓栓塞症为肺栓塞的最常见类型，占肺栓塞的绝大多数，本文所称肺栓塞即指肺血栓栓塞症。在欧美国家肺栓塞的发病率很高，美国每年大约有 65 万的新发患者，国内关于肺栓塞发病率的流行病学资料尚不完备，但近年肺栓塞的发病有明显增多的趋势。有一种说法，肺栓塞的发病率是急性心肌梗死发病率的一半，说明肺栓塞并不是一种少见病，应该引起足够的重视。

绝大多数患者存在肺栓塞的易发因素，仅 6% 找不到诱因。

（一）血栓形成

肺栓塞常常是静脉系统的血栓堵塞肺动脉所引起的疾病，栓子通常来源于深静脉。据统计，有静脉血栓的患者，肺栓塞的发生率为52%～79.4%。在肺栓塞的血栓中，90%来自下腔静脉系统，而来自上腔静脉和右心者仅占10%。静脉血栓的好发部位是静脉瓣和静脉窦，特别是深静脉，如腓静脉、髂静脉、股静脉、盆腔静脉丛等。静脉血栓形成的原因可能与血流淤滞、血液高凝状态和静脉内皮损伤等因素有关。因此，创伤、手术、长期卧床、静脉曲张和静脉炎、肥胖、糖尿病、长期口服避孕药物或其他引起凝血机制亢进的因素，容易诱发静脉血栓的形成。静脉血栓脱落的原因不十分清楚，可能与静脉内压力急剧升高或静脉血流突然增多等有关。血栓性静脉炎在活动期，栓子比较松软，易于脱落。脱落的血栓迅速通过大静脉、右心到达肺动脉，而发生肺栓塞。

（二）心肺疾病

心肺疾病是肺动脉栓塞的主要危险因素。在肺栓塞患者中约有40%合并有心肺疾病，特别是心房纤颤、心力衰竭和亚急性细菌性心内膜炎者发病率较高。风湿性心脏病、动脉硬化性心脏病、肺源性心脏病也容易合并肺栓塞。栓子的来源以右心腔血栓最多见，少数也来源于静脉系统。

（三）肿瘤

恶性肿瘤患者易并发肺栓塞的原因可能与凝血机制异常有关。胰腺、肺、胃肠、泌尿系肿瘤均易合并肺栓塞。肺栓塞有时先于肿瘤发现，成为肿瘤存在的信号。

（四）妊娠和分娩

孕妇肺栓塞的发生率比同龄未孕妇高7倍，尤以产后和剖宫产术后发生率最高。妊娠时腹腔内压增加和激素松弛血管平滑肌及盆腔静脉受压可引起静脉血流缓慢，改变血液流变学特性，加重静脉血栓形成。此外，妊娠期凝血因子和血小板增加，血浆素原-血浆素溶解系统活性降低。这些改变对血栓形成起到了促进作用。

（五）其他

大面积烧伤和软组织创伤也可并发肺栓塞，可能因受伤组织释放的某些物质损伤肺血管内皮，引起了多发性肺微血栓形成。没有明显的促发因素时，还应考虑到遗传性抗凝血素减少或纤维蛋白溶酶原激活抑制剂增加等因素。

三、临床表现及特征

肺栓塞的临床表现多种多样，主要取决于栓子的大小、堵塞的肺段数、发生的速度，及患者基础的心肺功能储备状况，包括以下几种类型：①猝死型：在发病后1h内死亡，系有大块血栓堵塞肺动脉，出现所谓"断流"征，使血液循环难以维持所致；②急性肺心病型：突然发生呼吸困难，有濒死感，低血压、休克、发绀、肢端湿冷、右心衰竭；③肺梗死型：突然气短、胸痛、咯血及胸膜摩擦音或胸腔积液；④不能解释的呼吸困难：栓塞面积相对较小，无效腔增加；⑤慢性栓塞性肺动脉高压：起病缓慢，发现较晚，主要表现为肺动脉高压，右心功能不全，病情呈持续性、进行性。

（一）症状

（1）呼吸困难：占80%～90%，为肺栓塞最常见的症状，表现为活动后呼吸困难，在肺栓塞面积较小时，活动后呼吸困难可能是肺栓塞的唯一症状。

（2）胸痛：占65%～88%，为胸膜痛或心绞痛的表现。胸膜痛提示可能有肺梗死存在。而当有较大的栓子栓塞时，可出现剧烈的胸骨后疼痛，向肩及胸部发散，酷似心绞痛发作。

（3）咳嗽：20%～37%的患者出现干咳，或有少量白痰，有时伴有喘息。

（4）咯血：一般为小量的鲜红色血，数日后可变成暗红色，发生率为25%～30%。

（5）晕厥：占13%左右，系由大面积肺栓塞引起的脑供血不足，也可能是慢性栓塞性肺动脉高压的唯一或最早出现的症状，常伴有低血压、右心衰竭和低氧血症。

（6）其他：约有半数患者出现惊恐，发生原因不明，可能与胸痛或低氧血症有关。巨大肺栓塞时可引起休克，常伴有烦躁、恶心、呕吐、出冷汗等。有典型肺梗死的胸膜性疼痛、呼吸困难和咯血三联征者不足 1/3。

（二）体征

没有特异性提示肺栓塞的阳性体征，因而经常将肺栓塞的阳性体征误认为是其他心肺疾病的体征。

（1）一般体征：约半数患者出现发热，为肺梗死或肺出血、血管炎引起，多为低热，可持续1周左右，如果合并肺部感染时也可以出现高热；70%的患者出现呼吸急促；由于肺内分流可以出现发绀；40%有心动过速；当有大块肺栓塞时可出现低血压。

（2）呼吸系统：当出现一侧肺叶或全肺栓塞时，可出现气管向患侧移位，叩诊浊音，肺部可听到哮鸣音和干湿啰音及肺血管杂音，发生肺梗死时，部分患者可出现胸膜摩擦音，及胸腔积液的相应体征。

（3）心脏血管系统：可以出现肺动脉高压及右心功能不全的相应体征，如肺动脉瓣区第2音亢进（P2>A$_2$）；肺动脉瓣区及三尖瓣区可闻及收缩期反流性杂音，也可听到右心性房性奔马律和室性奔马律。右心衰竭时可出现颈静脉充盈、搏动增强，第2心音变为正常或呈固定性分裂，肝脏增大、肝颈静脉回流征阳性和下肢水肿。

下肢深静脉血栓的检出对肺栓塞有重要的提示作用。双下肢检查常见单侧或双侧肿胀，多不对称，常伴有压痛、浅静脉曲张，病史长者可出现色素沉着。

（三）辅助检查

1. 实验室检查

（1）血常规：白细胞数增多，但很少超过 $1.5 \times 10^9/L$。

（2）血沉增快。

（3）血清胆红素增高，以间接胆红素升高为主。

（4）血清酶学（包括乳酸脱氢酶、AST 等）同步增高，但肌酸磷酸激酶（CPK）不高。

（5）D-二聚体（D-Dimer, DD）：为特异性的纤维蛋白降解产物。D-二聚体敏感性和特异性取决于所用的检测方法。用酶联免疫吸附法（ELISA）检测证明诊断肺栓塞的敏感性为97%。通常以500 μg/L 作为分界值，当 DD 低于此值时可以除外肺栓塞或深部静脉血栓（DVT）。但是，DD 的检测存在假阳性结果，在其他如感染和恶性肿瘤等病理状态下，DD 也可以升高。用 DD 诊断肺栓塞的特异性仅为45%，因此，DD 只能用来作为除外肺栓塞的指标，而不能作为肺栓塞或 DVT 的确诊指标。

（6）血气检查：患者可出现低氧血症和低碳酸血症，肺泡动脉氧分压差 $[P(A-a)O_2]$ 增加，但血气正常也不能排除肺栓塞。当 $PaO_2<50$ mmHg 时，提示肺栓塞面积较大。$P(A-a)O_2$ 的计算公式为：

$$P(A-a)O_2 = 150 - 1.5 \times PaCO_2 - PaO_2，正常值为 5 \sim 15 \text{ mmHg}。$$

2. 特殊检查

（1）心电图：心电图的常见表现为动态出现 SⅠQⅡTⅢ 征（即肢体导联Ⅰ导出现 S 波，Ⅲ导出现 Q 波和 T 波倒置）及 V_1、2T 波倒置、肺性 P 波及完全或不完全性右束支传导阻滞。

（2）胸部 X 线检查：常见 X 线征象为栓塞区域的肺纹理减少及局限性透过度增加。肺梗死时可见肺梗死阴影，多呈楔形，凸向肺门，底边朝向胸膜，也可呈带状、球状、半球状及肺不张影。另外可以出现肺动脉高压症，即右下肺动脉干增粗及残根现象。急性肺心病时可见右心增大征。

（3）放射性核素肺扫描：是安全、无创的肺栓塞的诊断方法。肺栓塞者肺灌注扫描的典型表现是呈肺段分布的灌注缺损。肺灌注扫描的敏感性高，一般内径大于3 mm 的肺血管堵塞时，肺扫描的结果可全部异常。然而，肺灌注扫描的特异性不高，许多疾病也可引起肺灌注缺损，导致假阳性的结果。另外，对于小血管的栓塞，肺灌注扫描也可出现假阴性的结果。因而，必须结合临床，才能对缺损的意义做出全面的判断，提高诊断的准确性。为提高肺栓塞的诊断率，可将肺通气扫描和灌注扫描结合分析，如果通气扫描正常而灌注扫描呈典型改变，可诊断肺栓塞；如肺扫描既无通气区，也无血流灌注，可见于肺梗死和其他任何肺脏本身的疾病，如需进一步明确肺梗死诊断时，可行肺动脉造影检查。

（4）心脏超声检查：对于肺栓塞，超声诊断的直接依据是检出肺动脉内栓子。位于主肺动脉或左右肺动脉内的血栓可被超声检出，对于存在左右肺动脉以外的血栓则无法显示。超声检查主要通过检出肺栓塞所造成的血流动力学改变提供诊断信息。急性肺栓塞通常有以下发现：①心腔内径及容量改变：

右心增大，尤以右心室增大显著，发生率在67%～100%，左心室减小，RV/LV的比值明显增大，该比值越高，提示肺血管床减少的面积越大；②室间隔运动异常：表现为与左心室后壁的同向运动，并随着呼吸的加深变化幅度增大；③三尖瓣环扩张伴少至中量的三尖瓣反流；④肺动脉高压，如患者既往无肺部疾病史，出现急性心肺功能异常时，检出上述异常应高度怀疑急性肺栓塞。

（5）CT及MRI检查：螺旋CT可直接显示肺血管，属于非创伤性检查，比经食管和经胸部的超声心动图具有更高的敏感性和特异性，目前正日益普及。其诊断段或以上的肺动脉栓塞的敏感性为75%～100%，特异性为76%～100%，但尚不能可靠地诊断段以下的肺动脉栓塞。直接征象可见肺动脉半月形或环形充盈缺损或完全梗阻，间接征象包括主肺动脉扩张，或左右肺动脉扩张，血管断面细小缺支，肺梗死灶或胸膜改变等。有人认为，螺旋CT应完全替代肺通气灌注扫描并成为有肺栓塞症状患者的首选检查方法。当CT检查有禁忌证时，MRI检查可以作为替代方法。

（6）肺动脉造影：选择性肺动脉造影可提供绝大部分肺血管性疾病的定性定位诊断和鉴别诊断的证据，是目前临床诊断肺栓塞的最佳确诊的方法。它不仅可明确诊断，还可显示病变部位、范围、程度和肺循环的某些功能状态。肺动脉造影常见的征象有：①肺动脉及其分支充盈缺损，诊断价值最高；②栓子堵塞造成的肺动脉截断现象；③肺动脉堵塞引起的肺野无血流灌注，不对称的血管纹理减少，肺透过度增强；④栓塞部位出现"剪枝征"；⑤栓子不完全堵塞时，可见肺动脉分支充盈和排空延迟。肺动脉造影检查属有创性检查方法，有一定的危险性，且价格昂贵，适用于临床高度怀疑肺栓塞，而灌注扫描不能明确做出诊断及需要鉴别肺栓塞还是肺血管其他病变者。对临床诊断清楚，拟采用内科保守治疗的患者，造影并非必要。

约70%以上的肺动脉栓塞的栓子来自下肢深静脉血栓，因此静脉血栓的发现虽不能直接诊断肺栓塞，但却能给予很大的提示。但50%的下肢深静脉血栓患者无临床症状和体征，需依靠检查明确。下肢静脉造影是诊断下肢深静脉血栓的最可靠方法，但需注意有引起栓子脱落的可能性，目前应用较少。多普勒超声血管检查、放射性核素静脉造影、肢体阻抗容积图等均是诊断深静脉血栓的常用方法，具有较高的敏感性和特异性。

四、诊断及鉴别诊断

肺栓塞的临床误诊、漏诊率相当高，国外尸检发现肺栓塞的漏诊率为67%，国内外医院资料显示院外误诊率为79%。究其原因主要是对肺栓塞的诊断意识不强，认为肺栓塞是少见甚至是罕见病，很少将它作为诊断和鉴别诊断内容。减少误诊、漏诊的首要条件是提高对肺栓塞的认识，当临床发现以下情况时，应高度疑诊肺栓塞，需进一步做相应检查以确诊：①劳力性呼吸困难；②原有疾病发生突然变化，呼吸困难加重或外伤后呼吸困难、胸痛、咯血；③发作性晕厥；④不能解释的休克；⑤低热、血沉增快、黄疸、发绀等；⑥X线胸片肺野有圆形或楔形阴影；⑦肺扫描有血流灌注缺损；⑧有发生肺栓塞的基础疾病，如下肢无力、静脉曲张、不对称性下肢浮肿和血栓性静脉炎。

仅凭临床表现诊断肺栓塞是绝对不可靠的，但在进行辅助检查前对是否存在肺栓塞的临床可能性进行认真评价很有必要，而且有助于对怀疑肺栓塞的患者进行有针对性的辅助检查。Wells等根据临床表现将肺栓塞的可能性进行预测，对诊断有一定的指导意义，对存在可能性的患者应按程序进行诊断和鉴别诊断。

（1）肺炎：肺栓塞时可出现发热、胸痛、咳嗽、白细胞计数增多，X线胸片有浸润阴影等易与肺炎相混淆。如果注意到较明显的呼吸困难、下肢静脉炎、X线胸片部分肺血管纹理减少及血气异常等，再进一步做肺通气/灌注扫描，多能予以鉴别。

（2）胸膜炎：约1/3肺栓塞患者可发生胸腔积液，易被误诊为结核性胸膜炎。但并发胸腔积液的肺栓塞患者缺乏结核中毒症状，胸腔积液多为血性、量少、吸收较快，X线胸片同时发现吸收较快的肺浸润影。

（3）冠状动脉供血不足：年龄较大的急性肺栓塞患者，可出现胸闷、胸痛、气短的症状，并同时伴有心电图胸前导联$V_{1、2}$，甚至到V_4 T波倒置时易诊断为冠状动脉供血不足。通常肺栓塞的心电图除

ST-T 改变外，心电轴右偏明显或出现 SⅠ QⅡ TⅢ 及"肺性 P 波"，心电图改变常在 1～2 个月内好转或消失。

（4）胸主动脉夹层动脉瘤：急性肺栓塞剧烈胸痛，上纵隔阴影增宽，胸腔积液伴休克者需与夹层动脉瘤相鉴别，后者多有高血压病史，疼痛部位广泛，与呼吸无关，发绀不明显，超声心动图检查有助于鉴别。

五、急救处理

治疗措施的选择取决于病情的严重性，包括一般治疗、抗凝治疗、溶栓治疗和外科治疗。

（一）一般治疗

对突然发病者，应予急救处理。

（1）吸氧，纠正低氧血症。

（2）剧烈胸痛时，可给麻醉性止痛药哌替啶或吗啡。

（3）血流动力学不稳定、低血压或休克时，宜监测中心静脉压（CVP），给以输液、多巴胺或间羟胺，纠正右心衰竭，控制心律失常。

（4）用阿托品或山莨菪碱（654-2）预防和解除肺血管和冠状动脉反射性痉挛。

（二）抗凝治疗

当临床高度疑似或诊断为 PE，无抗凝的绝对禁忌证时，应立即开始抗凝治疗，其可以引发血栓溶解，使肺灌注改善；减少静脉血栓，防止 PE 复发；使栓块快速消散，防止慢性血管闭塞发展，减少或防止肺动脉高压的发生。抗凝方法如下。

（1）肝素：肝素持续静脉滴注，先给负荷量 100～200 U/kg 静注，后连续静滴 1 000 U/h 左右，使部分凝血活酶时间（APTT）和凝血时间保持在正常对照 1.5～2.5 倍之间。根据监测的凝血指标，随时调整肝素剂量；如应用肝素并发出血时，可暂中断肝素数小时；若出血明显可用等量的鱼精蛋白对抗肝素的作用。待出血停止后再用小剂量肝素治疗，使 APTT 维持在治疗范围的下限。使用肝素也可采取间歇静脉注射或间歇皮下注射给药法。一般使用 5～7 d。

（2）低分子肝素：0.4 mL，2 次 / 天，皮下注射。

（3）常用口服抗凝剂：①醋硝香豆素，首剂 2～4 mg，维持量 1～2 mg/d；②华法林，首剂 10～20 mg，次日 5～10 mg，维持量 2.5～5 mg/d。由于口服抗凝药需 1～2 d 后才发挥抗凝作用，故应与肝素重叠 1～2 天。需监测凝血酶原时间，使其延长到正常对照的 1.5～2.5 倍。

（三）溶栓治疗

溶栓治疗（TT），即使用溶栓制剂溶解静脉血栓和肺栓子，恢复阻塞的血液循环。

1. 适应证

（1）确诊为急性 PE，经肺通气 / 灌注扫描显示灌注缺损 3 个肺段以上。

（2）临床出现呼吸困难、胸痛、晕厥、休克等血流动力学不稳定者。

（3）年龄一般不超过 70 岁。

（4）发病后 3 周以内。

（5）近 2 周内无活动性出血及外伤史，近 2 个月内无脑中风及颅内手术。

2. 溶栓制剂

目前临床使用的溶栓制剂有以下几种。

（1）尿激酶（UK）：一般宜先给负荷量 4 400 U/kg，10 min 内静脉输入，维持量为每小时 4 400 U/kg 静脉滴注，连用 1～2 d；或用 UK50 万 U/d，静脉滴注 5～7 d。

（2）链激酶（SK）：负荷量 25 万 U，30 min 内静脉输入，后以 10 万 U/h 静脉滴注，连用 1～2 d。

（3）重组组织型纤溶酶原激活剂（rt-PA）：首次量 50 mg，多数病例可溶栓成功，少数需再增加剂量。

（4）新溶栓制剂：有乙酰化纤维蛋白溶酶原—链激酶激活剂复合物（APSAC）、重组链激酶（r-SK）、重组葡激酶（r-SAK）等，已在临床应用。

（5）肺动脉内 TT：对濒危状态病例，有条件时可通过 Swan-Ganz 导管把溶栓药物直接滴入肺动脉，使阻塞的血管通畅。

3. 并发症

主要是出血，其发生率为 18%～27%，有创性监测时还要增高。在 TT 前后应监测血小板、凝血酶原时间、部分凝血活酶时间等，警惕出血的发生。

（四）外科治疗

1. 肺栓子切除术

肺栓子切除术适用于：①血栓在主肺动脉或左右肺动脉处，肺血管堵塞 50% 以上；②抗凝及（或）TT 失败或有禁忌证；③经治疗患者仍有休克、严重低血氧者。使用跨静脉导管或外科行栓子切除术，可明显降低 PE 的病死率。

2. 腔静脉阻断术

腔静脉阻断术用于预防下肢或盆腔静脉的血栓再次脱落进入肺循环。方法有：①下腔静脉伞式过滤器，即从颈内静脉或股静脉插入直至下腔静脉远端，敞开伞式过滤器，使下腔静脉部分阻塞，把 3 mm 以上的血栓留滞；②下腔静脉折叠术，采用缝合线间隔缝合或塑料夹使下腔静脉折叠。这两种方法均可能有并发症。

第四节 重症哮喘

支气管哮喘（简称哮喘）是常见的慢性呼吸道疾病之一，近年来其患病率在全球范围内有逐年增加的趋势，参照全球哮喘防治创议（GINA）和我国 2008 年版支气管哮喘防治指南，将其定义重新修订为哮喘是由多种细胞包括气道的炎性细胞和结构细胞（如嗜酸性粒细胞、肥大细胞、T 细胞、中性粒细胞、平滑肌细胞、气道上皮细胞等）和细胞组分参与的气道慢性炎症性疾病。这种慢性炎症导致气道高反应性，通常出现广泛多变的可逆性气流受限，并引起反复发作性的喘息、气急、胸闷或咳嗽等症状，常在夜间和（或）清晨发作、加剧，多数患者可自行缓解或经治疗缓解。如果哮喘急性发作，虽经积极吸入糖皮质激素（≤1 000 μg/d）和应用长效 β_2 受体激动药或茶碱类药物治疗数小时，病情不缓解或继续恶化；或哮喘呈暴发性发作，哮喘发作后短时间内即进入危重状态，则称为重症哮喘。如病情不能得到有效控制，可迅速发展为呼吸衰竭而危及生命，故需住院治疗。

一、病因和发病机制

（一）病因

哮喘的病因还不十分清楚，目前认为同时受遗传因素和环境因素的双重影响。

（二）发病机制

哮喘的发病机制不完全清楚，可能是免疫 - 炎症反应、神经机制和气道高反应性及其之间的相互作用。重症哮喘目前已经基本明确的发病因素主要有以下几种。

1. 诱发因素的持续存在

诱发因素的持续存在使机体持续地产生抗原 - 抗体反应，发生气道炎症、气道高反应性和支气管痉挛，在此基础上，支气管黏膜充血水肿，大量黏液分泌并形成黏液栓，阻塞气道。

2. 呼吸道感染

细菌、病毒及支原体等的感染可引起支气管黏膜充血肿胀及分泌物增加，加重气道阻塞；某些微生物及其代谢产物还可以作为抗原引起免疫 - 炎症反应，使气道高反应性加重。

3. 糖皮质激素使用不当

长期使用糖皮质激素常常伴有下丘脑 - 垂体 - 肾上腺皮质轴功能抑制，突然减量或停用，可造成体内糖皮质激素水平的突然降低，造成哮喘的恶化。

4. 脱水、痰液黏稠、电解质紊乱

哮喘急性发作时，呼吸道丢失水分增加、多汗造成机体脱水，痰液黏稠不易咳出而阻塞大小气道，加重呼吸困难，同时由于低氧血症可使无氧酵解增加，酸性代谢产物增加，合并代谢性酸中毒，使病情进一步加重。

5. 精神心理因素

许多学者提出心理社会因素通过对中枢神经、内分泌和免疫系统的作用而导致哮喘发作，是使支气管哮喘发病率和病死率升高的一个重要因素。

二、病理生理

重症哮喘的支气管黏膜充血水肿、分泌物增多甚至形成黏液栓及气道平滑肌的痉挛导致呼吸道阻力在吸气和呼气时均明显升高，小气道阻塞，肺泡过度充气，肺内残气量增加，加重吸气肌肉的负荷，降低肺的顺应性，内源性呼气末正压（PEEPi）增大，导致吸气功耗增大。小气道阻塞，肺泡过度充气，相应区域毛细血管的灌注减低，引起肺泡通气/血流（V/Q）比例的失调，患者常出现低氧血症，多数患者表现为过度通气，通常 $PaCO_2$ 降低。若 $PaCO_2$ 正常或升高，应警惕呼吸衰竭的可能性或是否已经发生了呼吸衰竭。重症哮喘患者，若气道阻塞不迅速解除，潮气量将进行性下降，最终将会发生呼吸衰竭。哮喘发作持续不缓解，也可能出现血液循环的紊乱。

三、临床表现

1. 症状

重症哮喘患者常出现极度严重的呼气性呼吸困难，被迫采取坐位或端坐呼吸，干咳或咳大量白色泡沫痰，不能讲话、紧张、焦虑、恐惧、大汗淋漓。

2. 体征

患者常出现呼吸浅快，呼吸频率>30次/分，可有三凹征，呼气期两肺满布哮鸣音，也可哮鸣音不出现，即所谓的"寂静胸"，心率增快（>120次/分），可有血压下降，部分患者出现奇脉、胸腹反常运动、意识障碍，甚至昏迷。

四、实验室检查和其他检查

1. 痰液检查

哮喘患者痰涂片显微镜下可见到较多嗜酸性粒细胞、脱落的上皮细胞。

2. 呼吸功能检查

哮喘发作时，呼气流速指标均显著下降，第1s用力呼气容积（FEV_1）、第1s用力呼气容积占用力肺活量比值（$FEV_1/FVC\%$，即1秒率）及呼气峰值流速（PEF）均减少。肺容量指标可见用力肺活量减少、残气量增加、功能残气量和肺总量增加，残气占肺总量百分比增高。大多数成人哮喘患者呼气峰值流速<50%预计值则提示重症发作，呼气峰值流速<33%预计值提示危重或致命性发作，需做血气分析检查以监测病情。

3. 血气分析

由于气道阻塞且通气分布不均，通气/血流比例失衡，大多数重症哮喘患者有低氧血症，PaO_2<8.0 kPa（60 mmHg），少数患者 PaO_2<6.0 kPa（45 mmHg），过度通气可使 $PaCO_2$ 降低，pH 上升，表现为呼吸性碱中毒；若病情进一步发展，气道阻塞严重，可有缺氧及 CO_2 潴留，$PaCO_2$ 上升，血 pH 下降，出现呼吸性酸中毒；若缺氧明显，可合并代谢性酸中毒。$PaCO_2$ 正常往往是哮喘恶化的指标，高碳酸血症是哮喘危重的表现，需给予足够的重视。

4. 胸部 X 线检查

早期哮喘发作时可见两肺透亮度增强，呈过度充气状态，并发呼吸道感染时可见肺纹理增加及炎性浸润阴影。重症哮喘要注意气胸、纵隔气肿及肺不张等并发症的存在。

5. 心电图检查

重症哮喘患者心电图常表现为窦性心动过速、电轴右偏，偶见肺性 P 波。

五、诊断

1. 哮喘的诊断标准

（1）反复发作喘息、气急、胸闷或咳嗽，多与接触变应原、冷空气、物理、化学性刺激及病毒性上呼吸道感染、运动等有关。

（2）发作时双肺可闻及散在或弥漫性、以呼气相为主的哮鸣音，呼气相延长。

（3）上述症状和体征可经治疗缓解或自行缓解。

（4）除外其他疾病所引起的喘息、气急、胸闷和咳嗽。

（5）临床表现不典型者（如无明显喘息或体征），应至少具备以下1项试验阳性：①支气管激发试验或运动激发试验阳性；②支气管舒张试验阳性，第1秒用呼气容积增加≥12%，且第1秒用呼气容积增加绝对值≥200 mL；③呼气峰值流速日内（或2周）变异率≥20%。

符合（1）~（4）条或（4）~（5）条者，可以诊断为哮喘。

2. 哮喘的分期及分级

根据临床表现哮喘可分为急性发作期、慢性持续期和临床缓解期。急性发作是指喘息、气促、咳嗽、胸闷等症状突然发生，或原有症状急剧加重，常有呼吸困难，以呼气流量降低为其特征，常因接触变应原、刺激物或呼吸道感染诱发。哮喘急性发作时病情严重程度可分为轻度、中度、重度、危重四级（见表7-1）。

表7-1 哮喘急性发作时病情严重程度的分级

临床特点	轻度	中度	重度	危重
气短	步行、上楼时	稍事活动	休息时	
体位	可平卧	喜坐位	端坐呼吸	
谈话方式	连续成句	常有中断	仅能说出字和词	不能说话
精神状态	可有焦虑或尚安静	时有焦虑或烦躁	常有焦虑、烦躁	嗜睡、意识模糊
出汗	无	有	大汗淋漓	
呼吸频率（次/分）	轻度增加	增加	>30	
辅助呼吸肌活动及三凹征	常无	可有	常有	胸腹矛盾运动
哮鸣音	散在，呼气末期	响亮、弥漫	响亮、弥漫	减弱，甚至消失
脉率（次/分）	<100	100~120	>120	脉率变慢或不规则
奇脉（深吸气时收缩压下降，mmHg）	无，<10	可有，10~25	常有，>25	无
使用 β_2 受体激动药后呼气峰值流速占预计值或个人最佳值 %	>80%	60%~80%	<60% 或 <100 L/min 或作用时间 <2 h	
PaO_2（吸空气，mmHg）	正常	≥60	<60	<60
$PaCO_2$（mmHg）	<45	≤45	>45	>45
SaO_2（吸空气，%）	>95	91~95	≤90	≤90
pH				降低

六、鉴别诊断

1. 左侧心力衰竭引起的喘息样呼吸困难

（1）患者多有高血压、冠状动脉粥样硬化性心脏病、风湿性心脏病和二尖瓣狭窄等病史和体征。

（2）阵发性咳嗽，咳大量粉红色泡沫痰，两肺可闻及广泛的湿啰音和哮鸣音，左心界扩大，心率增快，心尖部可闻及奔马律。

（3）胸部X线及心电图检查符合左心病变。

（4）鉴别困难时，可雾化吸入 β_2 受体激动药或静脉注射氨茶碱缓解症状后，进一步检查，忌用肾上腺素或吗啡，以免造成危险。

2. 慢性阻塞性肺疾病

（1）中老年人多见，起病缓慢，病程较长，多有长期吸烟或接触有害气体的病史。

（2）慢性咳嗽、咳痰，晨间咳嗽明显，气短或呼吸困难逐渐加重。有肺气肿体征，两肺可闻及湿啰音。

（3）慢性阻塞性肺疾病急性加重期和哮喘区分有时十分困难，用支气管扩张药和口服或吸入激素做治疗性试验可能有所帮助。慢性阻塞性肺疾病也可与哮喘合并同时存在。

3. 上气道阻塞

（1）呼吸道异物者有异物吸入史。

（2）中央型支气管肺癌、气管支气管结核、复发性多软骨炎等气道疾病，多有相应的临床病史。

（3）上气道阻塞一般出现吸气性呼吸困难。

（4）胸部 X 线摄片、CT、痰液细胞学或支气管镜检查有助于诊断。

（5）平喘药物治疗效果不佳。

此外，应和变态反应性肺浸润、自发性气胸等相鉴别。

七、急诊处理

哮喘急性发作的治疗取决于发作的严重程度及对治疗的反应。对于具有哮喘相关死亡高危因素的患者，应给予高度重视。高危患者包括：①曾经有过气管插管和机械通气的濒于致死性哮喘的病史；②在过去1年中因为哮喘而住院或看急诊；③正在使用或最近刚刚停用口服糖皮质激素；④目前未使用吸入糖皮质激素；⑤过分依赖速效 β_2 受体激动药，特别是每月使用沙丁胺醇（或等效药物）超过1支的患者；⑥有心理疾病或社会心理问题，包括使用镇静药；⑦有对哮喘治疗不依从的历史。

（一）轻度和部分中度急性发作哮喘患者可在家庭中或社区中治疗

治疗措施主要为重复吸入速效 β_2 受体激动药，在第 1 h 每次吸入沙丁胺醇 100～200 μg 或特布他林 250～500g，必要时每 20 min 重复 1 次，随后根据治疗反应，轻度调整为 3～4 h 再用 2～4 喷，中度 1～2 h 用 6～10 喷。如果对吸入性 β_2 受体激动药反应良好（呼吸困难显著缓解，呼气峰值流速占预计值 >80% 或个人最佳值且疗效维持 3～4 h），通常不需要使用其他药物。如果治疗反应不完全，尤其是在控制性治疗的基础上发生的急性发作，应尽早口服糖皮质激素（泼尼松龙 0.5～1 mg/kg 或等效剂量的其他激素），必要时到医院就诊。

（二）部分中度和所有重度急性发作均应到急诊室或医院治疗

1. 联合雾化吸入 β_2 受体激动药和抗胆碱能药物

β_2 受体激动药通过对气道平滑肌和肥大细胞等细胞膜表面的 β_2 受体的作用，舒张气道平滑肌、减少肥大细胞脱颗粒和介质的释放等，缓解哮喘症状。重症哮喘时应重复使用速效 β_2 受体激动药，推荐初始治疗时连续雾化给药，随后根据需要间断给药（6次/天）。雾化吸入抗胆碱药物，如溴化异丙托品（常用剂量为 50～125 μg，3～4 次/天）、溴化氧托品等可阻断节后迷走神经传出支，通过降低迷走神经张力而舒张支气管，与 β_2 受体激动药联合使用具有协同、互补作用，能够取得更好的支气管舒张作用。

2. 静脉使用糖皮质激素

糖皮质激素是最有效的控制气道炎症的药物，重度哮喘发作时应尽早静脉使用糖皮质激素，特别是对吸入速效 β_2 受体激动药初始治疗反应不完全或疗效不能维持者。如静脉及时给予琥珀酸氢化可的松（400～1 000 mg/d）或甲泼尼龙（80～160 mg/d），分次给药，待病情得到控制和缓解后，改为口服给药（如静脉使用激素 2～3 d，继之以口服激素 3～5 d），静脉给药和口服给药的序贯疗法有可能减少激素用量和不良反应。

3. 静脉使用茶碱类药物

茶碱具有舒张支气管平滑肌的作用，并具有强心、利尿、扩张冠状动脉、兴奋呼吸中枢和呼吸肌等作用。临床上在治疗重症哮喘时静脉使用茶碱作为症状缓解药，静脉注射氨茶碱[首次剂量为 4～6 mg/kg，注射速度不宜超过 0.25 mg/（kg·min），静脉滴注维持剂量为 0.6～0.8 mg/（kg·h）]，茶碱可引起心律失常、血压下降，甚至死亡，其有效、安全的血药浓度范围应在 6～15 μg/mL，在有条件的情况下应监测其血药浓度，及时调整浓度和滴速。发热、妊娠、抗结核治疗可以降低茶碱的血药浓度；而肝疾患、充血性心力衰竭及合用西咪替丁、喹诺酮类、大环内酯类药物等可影响茶碱代谢而使其排泄减慢，增加茶碱的毒性作用，应引起重视，并酌情调整剂量。

4. 静脉使用 $β_2$ 受体激动药

平喘作用较为迅速，但因全身不良反应的发生率较高，国内较少使用。

5. 氧疗

使 SaO_2 ≥ 90%，吸氧浓度一般 30% 左右，必要时增加至 50%，如有严重的呼吸性酸中毒和肺性脑病，吸氧浓度应控制在 30% 以下。

6. 气管插管机械通气

重度和危重哮喘急性发作经过氧疗、全身应用糖皮质激素、$β_2$ 受体激动药等治疗，临床症状和肺功能无改善，甚至继续恶化，应及时给予机械通气治疗，其指征主要包括意识改变、呼吸肌疲劳、$PaCO_2$ ≥ 6.0 kPa（45 mmHg）等。可先采用经鼻（面）罩无创机械通气，若无效应及早行气管插管机械通气。哮喘急性发作机械通气需要较高的吸气压，可使用适当水平的呼气末正压治疗。如果需要过高的气道峰压和平台压才能维持正常通气容积，可试用允许性高碳酸血症通气策略以减少呼吸机相关肺损伤。

第五节　重症肺炎

肺炎是指终末气道、肺泡和肺间质的炎症，可由病原微生物、理化因素、免疫损伤、过敏及药物所致。细菌性肺炎是最常见的肺炎，也是最常见的感染性疾病之一。

目前肺炎按患病环境分成社区获得性肺炎（community-acquired pneumonia，CAP）和医院获得性肺炎（hospital-acquired pneumonia，HAP）。CAP 是指在医院外罹患的感染性肺实质炎症，包括具有明确潜伏期的病原体感染而在入院后平均潜伏期内发病的肺炎。HAP 亦称医院内肺炎（nosocomial pneumonia，NP），是指患者入院时不存在，也不处于潜伏期，而于入院 48 h 后在医院（包括老年护理院、康复院等）内发生的肺炎。HAP 还包括呼吸机相关性肺炎（ventilator associated pneumonia，VAP）和卫生保健相关性肺炎（healthcare associated pneumonia，HCAP）。CAP 和 HAP 年发病率分别约为 12/1 000 人口和 5～10/1000 住院患者，近年发病率有增加的趋势。肺炎病死率门诊肺炎患者 <5%，住院患者平均为 12%，入住重症监护病房（ICU）者约 40%。发病率和病死率高的原因与社会人口老龄化、吸烟、伴有基础疾病和免疫功能低下有关，如慢性阻塞性肺病、心力衰竭、肿瘤、糖尿病、尿毒症、神经疾病、药瘾、嗜酒、艾滋病、久病体衰、大型手术、应用免疫抑制剂和器官移植等。此外，其亦与病原体变迁、耐药菌增加、HAP 发病率增加、病原学诊断困难、不合理使用抗生素和部分人群贫困化加剧等有关。

重症肺炎至今仍无普遍认同的定义，需入住 ICU 者可认为是重症肺炎。目前一般认为，如果肺炎患者的病情严重到需要通气支持（急性呼吸衰竭、严重气体交换障碍伴高碳酸血症或持续低氧血症）、循环支持（血流动力学障碍、外周低灌注）及加强监护治疗（肺炎引起的脓毒症或基础疾病所致的其他器官功能障碍）时可称为重症肺炎。

一、病因和发病机制

正常的呼吸道免疫防御机制（支气管内黏液-纤毛运载系统、肺泡巨噬细胞等细胞防御的完整性等）使气管隆凸以下的呼吸道保持无菌。是否发生肺炎决定于两个因素：病原体和宿主因素。如果病原体数量多，毒力强和（或）宿主呼吸道局部和全身免疫防御系统损害，即可发生肺炎。病原体可通过下列途径引起社区获得性肺炎：①空气吸入；②血行播散；③邻近感染部位蔓延；④上呼吸道定植菌的误吸。医院获得性肺炎还可通过误吸胃肠道的定植菌（胃食管反流）和通过人工气道吸入环境中的致病菌引起。病原体直接抵达下呼吸道后，滋生繁殖，引起肺泡毛细血管充血、水肿，肺泡内纤维蛋白渗出及细胞浸润。

二、诊断

（一）临床表现特点

1. 社区获得性肺炎

（1）新近出现的咳嗽、咳痰或原有呼吸道疾病症状加重，并出现脓性痰，伴或不伴胸痛。

（2）发热。

（3）肺实变体征和（或）闻及湿性啰音。

（4）白细胞计数 $>10\times10^9/L$ 或 $<4\times10^9/L$，伴或不伴细胞核左移。

（5）胸部 X 线检查显示片状、斑片状浸润性阴影或间质性改变，伴或不伴胸腔积液。

以上 1~4 项中任何 1 项加第 5 项，除外非感染性疾病可做出诊断。CAP 常见病原体为肺炎链球菌、支原体、衣原体、流感嗜血杆菌和呼吸病毒（甲、乙型流感病毒，腺病毒、呼吸合胞病毒和副流感病毒）等。

2. 医院获得性肺炎

住院患者 X 线检查出现新的或进展的肺部浸润影加上下列 3 个临床症候中的 2 个或以上可以诊断为肺炎。

（1）发热超过 38 ℃。

（2）血白细胞计数增多或减少。

（3）脓性气道分泌物。

HAP 的临床表现、实验室和影像学检查特异性低，应注意与肺不张、心力衰竭和肺水肿、基础疾病肺侵犯、药物性肺损伤、肺栓塞和急性呼吸窘迫综合征等相鉴别。无感染高危因素患者的常见病原体依次为肺炎链球菌、流感嗜血杆菌、金黄色葡萄球菌、大肠杆菌、肺炎克雷白杆菌等；有感染高危因素患者为金黄色葡萄球菌、铜绿假单胞菌、肠杆菌属、肺炎克雷白杆菌等。

（二）重症肺炎的诊断标准

不同国家制定的重症肺炎的诊断标准有所不同，各有优缺点，但一般均注重对客观生命体征、肺部病变范围、器官灌注和氧合状态的评估，临床医生可根据具体情况选用。以下列出目前常用的几项诊断标准。

1. 中华医学会呼吸病学分会 2006 年颁布的重症肺炎诊断标准

（1）意识障碍。

（2）呼吸频率 ≥ 30 次/分。

（3）$PaO_2<8.0$ kPa（60 mmHg）、氧合指数（PaO_2/FiO_2）<39.90 kPa（300 mmHg），需行机械通气治疗。

（4）动脉收缩压 <12.0 kPa（90 mmHg）。

（5）并发脓毒性休克。

（6）X 线胸片显示双侧或多肺叶受累，或入院 48 h 内病变扩大 ≥ 50%。

（7）少尿：尿量 <20 mL/h，或 <80 mL/4 h，或急性肾衰竭需要透析治疗。

符合 1 项或以上者可诊断为重症肺炎。

2. 美国感染病学会（IDSA）和美国胸科学会（ATS）2007 年新修订的诊断标准

具有 1 项主要标准或 3 项或以上次要标准可认为是重症肺炎，需要入住 ICU。

（1）主要标准：①需要有创通气治疗；②脓毒性休克需要血管收缩剂。

（2）次要标准：①呼吸频率 ≥ 30 次/分；②$PaO_2/FiO_2 \leq 250$；③多叶肺浸润；④意识障碍/定向障碍；⑤尿毒症（BUN ≥ 7.14 mmol/L）；⑥白细胞计数减少（白细胞 $<4\times10^9/L$）；⑦血小板

计数减少（血小板 <100×10⁹/L）；⑧低体温（36 ℃）；⑨低血压需要紧急的液体复苏。

说明：①其他指标也可认为是次要标准，包括低血糖（非糖尿病患者）、急性酒精中毒/酒精戒断、低钠血症、不能解释的代谢性酸中毒或乳酸升高、肝硬化或无脾；②需要无创通气也可等同于次要标准的①和②；③白细胞减少仅系感染引起。

3. 英国胸科学会（BTS）2001年制定的CURB（confusion, urea, respiratory rate and blood pressure, CURB）标准

标准一：存在以下4项核心标准的2项或以上即可诊断为重症肺炎：①新出现的意识障碍；②尿素氮（BUN）7 mmol/L；③呼吸频率≥30次/分；④收缩压 <12.0 kPa（90 mmHg）或舒张压 ≤ 8.0 kPa（60 mmHg）。

CURB标准比较简单、实用，应用起来较为方便。

标准二：

（1）存在以上4项核心标准中的1项且存在以下2项附加标准时须考虑有重症倾向。附加标准包括：① PaO_2<8.0 kPa（60 mmHg）/SaO_2<92%（任何 FiO_2）；②胸片提示双侧或多叶肺炎。

（2）不存在核心标准但存在2项附加标准并同时存在以下2项基础情况时也须考虑有重症倾向。基础情况包括：①年龄 ≥ 50岁；②存在慢性基础疾病。

如存在标准二中（1）（2）两种有重症倾向的情况时需结合临床进行进一步评判。在（1）情况下需至少12 h后进行一次再评估。

CURB-65即改良的CURB标准，标准在符合下列5项诊断标准中的3项或以上时即考虑为重症肺炎，需考虑收入ICU治疗：①新出现的意识障碍；②BUN>7 mmol/L；③呼吸频率≥30次/分；④收缩压 <12.0 kPa（90 mmHg）或舒张压 ≤ 8.0 kPa（60 mmHg）；⑤年龄 ≥ 65岁。

（三）严重度评价

评价肺炎病情的严重程度对于决定在门诊或入院治疗甚或ICU治疗至关重要。肺炎临床的严重性决定于3个主要因素：局部炎症程度，肺部炎症的播散和全身炎症反应。除此之外，患者如有下列其他危险因素会增加肺炎的严重度和死亡危险。

1. 病史

年龄 >65岁；存在基础疾病或相关因素，如慢性阻塞性肺病（COPD）、糖尿病、充血性心力衰竭、慢性肾功能不全、慢性肝病、1年内住过院、疑有误吸、神志异常、脾切除术后状态、长期嗜酒或营养不良。

2. 体征

呼吸频率>30次/分；脉搏 ≥ 120次/分；血压 <12.0/8.0 kPa（90/60 mmHg）；体温 ≥ 40 ℃或 ≤ 35 ℃；意识障碍；存在肺外感染病灶，如败血症、脑膜炎。

3. 实验室和影像学异常

白细胞计数 >20×10⁹/L 或 <4×10⁹/L，或中性粒细胞计数 <1×10⁹/L；呼吸空气时 PaO_2<8.0 kPa（60 mmHg）、PaO_2/FiO_2<39.9 kPa（300 mmHg），或 $PaCO_2$>6.7 kPa（50 mmHg）；血肌酐 >106 μmol/L 或 BUN>7.1 mmol/L；血红蛋白 <90 g/L 或血细胞比容 <30%；血浆白蛋白 <25 g/L；败血症或弥漫性血管内凝血（DIC）的证据，如血培养阳性、代谢性酸中毒、凝血酶原时间和部分凝血活酶时间延长、血小板减少；X线胸片病变累及一个肺叶以上、出现空洞、病灶迅速扩散或出现胸腔积液。

为使临床医师更精确地做出入院或门诊治疗的决策，近几年用评分方法作为定量的方法在临床上得到了广泛的应用。PORT（肺炎患者预后研究小组，pneumonia outcomes research team）评分系统（见表7-2）是目前常用的评价社区获得性肺炎（community acquired pneumonia, CAP）严重度及判断是否必须住院的评价方法，其也可用于预测CAP患者的病死率。其预测死亡风险分级如下：1～2级，≤ 70分，病死率0.1%～0.6%；3级，71～90分，病死率0.9%；4级，91～130分，病死率9.3%；5级，>130分，病死率27.0%。PORT评分系统因可以避免过度评价肺炎的严重度而被推荐使用，即其可保证一些没必要住院的患者在院外治疗。

表 7-2 PORT 评分系统

患者特征	分值	患者特征	分值	患者特征	分值
年龄		脑血管疾病	10	实验室和放射学检查	
男性	−10	肾脏疾病	10	pH<7.35	30
女性	+10	体格检查		BUN> 11 mmol/L(> 30 mg/dL)	20
住护理院		意识改变	20	Na^+ <130 mmol/L	20
并存疾病		呼吸频率 >30 次/分	20	葡萄糖 > 14 mmol/L(> 250 mg/dL)	10
肿瘤性疾病	30	收缩血压 <12.0 kPa(90 mmHg)	20	血细胞比容 <30%	10
肝脏疾病	20	体温 <35 ℃或 >40 ℃	15	PaO_2<8.0 kPa(60 mmHg)	10
充血性心力衰竭	10	脉率 >12 次/分	10	胸腔积液	10

为避免评价 CAP 肺炎患者的严重度不足，可使用改良的 BTS 重症肺炎标准：呼吸频率 ≥ 30 次/分，舒张压 ≤ 8.0 kPa（60 mmHg），BUN>6.8 mmol/L，意识障碍。4 个因素中存在 2 个可确定患者的死亡风险更高。此标准因简单易用，且能较准确地确定 CAP 的预后而被广泛应用。临床肺部感染积分（clinical pulmonary infection score，CPIS）（见表 7-3）则主要用于医院获得性肺炎（hospital acquired pneumonia，HAP），包括呼吸机相关性肺炎（ventilator-associated pneumonia，VAP）的诊断和严重度判断，也可用于监测治疗效果。此积分从 0 ~ 12 分，积分 6 分时一般认为有肺炎。

表 7-3 临床肺部感染积分评分表

参数	标准	分值
体温	≥ 36.5 ℃，≤ 38.4 ℃	0
	≥ 38.5 ℃ ~38.9 ℃	1
	≥ 39 ℃，或 ≤ 36 ℃	2
白细胞计数 ($\times 10^9$)	≥ 4.0，≤ 11.0	0
	<4.0，>11.0	1
	杆状核白细胞	2
气管分泌物	<14+ 吸引	0
	≥ 14+ 吸引	1
	脓性分泌物	2
氧合指数 (PaO_2/FiO_2)	>240 或急性呼吸窘迫综合征	0
	≤ 240	2
胸部 X 线	无渗出	0
	弥漫性渗出	1
	局部渗出	2
半定量气管吸出物培养 (0，1+，2+，3+)	病原菌 ≤ 1+ 或无生长	0
	病原菌 ≥ 1+	1
	革兰染色发现与培养相同的病原菌	2

三、治疗

（一）临床监测

1. 体征监测

监测重症肺炎的体征是一项简单、易行和有效的方法，患者往往有呼吸频率和心率加快、发绀、肺部病变部位湿啰音等。目前多数指南都把呼吸频率加快（≥30次/分）作为重症肺炎诊断的主要或次要标准。意识状态也是监测的重点，神志模糊、意识不清或昏迷提示重症肺炎的可能性。

2. 氧合状态和代谢监测

PaO_2、PaO_2/FiO_2、pH、混合静脉血氧分压（PvO_2）、胃张力测定、血乳酸测定等都可对患者的氧合状态进行评估。单次的动脉血气分析一般仅反映患者瞬间的氧合情况；重症患者或有病情明显变化者应进行系列血气分析或持续动脉血气监测。

3. 胸部影像学监测

重症肺炎患者应进行系列X线胸片监测，主要目的是及时了解患者的肺部病变是进展还是好转，是否合并有胸腔积液、气胸，是否发展为肺脓肿、急性呼吸窘迫综合征（acute respiratory distress syndrome，ARDS）等。检查的频度应根据患者的病情而定，如要了解病变短期内是否增大，一般每48 h进行一次检查评价；如患者临床情况突然恶化（呼吸窘迫、严重低氧血症等），在不能除外合并气胸或进展至ARDS时，应短期内复查；而当患者病情明显好转及稳定时，一般可10～14 d后复查。

4. 血流动力学监测

重症肺炎患者常伴有脓毒症，可引起血流动力学的改变，故应密切监测患者的血压和尿量。这2项指标比较简单、易行，且非常可靠，应作为常规监测的指标。中心静脉压的监测可用于指导临床补液量和补液速度。部分重症肺炎患者可并发中毒性心肌炎或ARDS，如临床上难以区分时应考虑行漂浮导管检查。

5. 器官功能监测

此项包括脑功能、心功能、肾功能、胃肠功能、血液系统功能等，进行相应的血液生化和功能检查。一旦发现异常，要积极处理，注意防止多器官功能障碍综合征（multiple organ dysfunction syndrome，MODS）的发生。

6. 血液监测

此项包括外周血白细胞计数、C-反应蛋白、降钙素原、血培养等。

（二）抗生素治疗

经验性联合应用抗生素治疗重症肺炎的理论依据是联合应用能够覆盖可能的微生物并预防耐药的发生。对于铜绿假单胞菌肺炎，联用β内酰胺类和氨基糖苷类具有潜在的协同作用，优于单药治疗；然而氨基糖苷类抗生素的抗菌谱窄，毒性大，特别是对于老年患者，其肾损害的发生率比较高。临床应用氨基糖苷类时要注意其为浓度依赖性抗生素，一般要用足够剂量、提高峰药浓度以提高疗效，同时也应避免与毒性相关的谷浓度的升高。在监测药物的峰浓度时，庆大霉素和妥布霉素>7 μg/mL，或阿米卡星>28 μg/mL的效果较好。氨基糖苷类的另一个不足是对支气管分泌物的渗透性较差，仅能达到血药浓度的40%。此外，肺炎患者的支气管分泌物pH较低，在这种环境下许多抗生素活性都降低。因此，有时联合应用氨基糖苷类抗生素并不能增加疗效，反而增加了肾毒性。

目前对于重症肺炎，抗生素的单药治疗也已得到临床医生的重视。新的头孢菌素、碳青霉烯类、其他β内酰胺类和氟喹诺酮类抗生素由于抗菌效力强、广谱，并且耐细菌β内酰胺酶，故可用于单药治疗。即使对于重症HAP，只要不是耐多药的病原体，如铜绿假单胞菌、不动杆菌和耐甲氧西林金黄色葡萄球菌（MRSA）等，仍可考虑抗生素的单药治疗。对重症VAP有效的抗生素一般包括亚胺培南、美罗培南、头孢吡肟和哌拉西林/他唑巴坦。对于重症肺炎患者来说，临床上的初始治疗常联用多种抗生素，在获得细菌培养结果后，如果没有高度耐药的病原体就可以考虑转为针对性的单药治疗。

临床上一般认为不适合单药治疗的情况包括：①可能感染革兰阳性、革兰阴性菌和非典型病原体的重症 CAP；②怀疑铜绿假单胞菌或肺炎克雷白杆菌的菌血症；③可能是金黄色葡萄球菌和铜绿假单胞菌感染的 HAP。三代头孢菌素不应用于单药治疗，因其在治疗中易诱导肠杆菌属细菌产生 β 内酰胺酶而导致耐药发生。

对于重症 VAP 患者，如果为高度耐药病原体所致的感染，则联合治疗是必要的。目前有 3 种联合用药方案：①β 内酰胺类联合氨基糖苷类：在抗铜绿假单胞菌上有协同作用，但也应注意前面提到的氨基糖苷类的毒性作用；②2 个 β 内酰胺类联合使用：因这种用法会诱导出对两种药同时耐药的细菌，故虽然有过成功治疗的报道，仍不推荐使用；③β 内酰胺类联合氟喹诺酮类：虽然没有抗菌协同作用，但也没有潜在的拮抗作用；氟喹诺酮类对呼吸道分泌物穿透性很好，对其疗效有潜在的正面影响。

对于铜绿假单胞菌所致的重症肺炎，联合治疗往往是必要的。抗假单胞菌的 β 内酰胺类抗生素包括青霉素类的哌拉西林、阿洛西林、氨苄西林、替卡西林、阿莫西林；第 3 代头孢菌素类的头孢他啶、头孢哌酮；第四代头孢菌素类的头孢吡肟；碳青霉烯类的亚胺培南、美罗培南；单酰胺类的氨曲南（可用于青霉素类过敏的患者）；β 内酰胺类/β 内酰胺酶抑制剂复合剂的替卡西林/克拉维酸钾、哌拉西林/他唑巴坦。其他的抗假单胞菌抗生素还有氟喹诺酮类和氨基糖苷类。

1. 重症 CAP 的抗生素治疗

重症 CAP 患者的初始治疗应针对肺炎链球菌（包括耐药肺炎链球菌）、流感嗜血杆菌、军团菌和其他非典型病原体，在某些有危险因素的患者还有可能为肠道革兰阴性菌属，包括铜绿假单胞菌的感染。无铜绿假单胞菌感染危险因素的 CAP 患者可使用 β 内酰胺类联合大环内酯类或氟喹诺酮类（如左氧氟沙星、加替沙星、莫西沙星等）。因目前为止还没有确立单药治疗重症 CAP 的方法，所以很难确定其安全性、有效性（特别是并发脑膜炎的肺炎）或用药剂量。可用于重症 CAP 并经验性覆盖耐药肺炎链球菌的 β 内酰胺类抗生素有头孢曲松、头孢噻肟、亚胺培南、美罗培南、头孢吡肟、氨苄西林/舒巴坦或哌拉西林/他唑巴坦。目前高达 40% 的肺炎链球菌对青霉素或其他抗生素耐药，其机制不是 β 内酰胺酶介导，而是青霉素结合蛋白的改变。虽然不少 β 内酰胺类和氟喹诺酮类抗生素对这些病原体有效，但对耐药肺炎链球菌肺炎并发脑膜炎的患者应使用万古霉素治疗。如果患者有假单胞菌感染的危险因素（如支气管扩张、长期使用抗生素、长期使用糖皮质激素）应联合使用抗假单胞菌抗生素并应覆盖非典型病原体，如环丙沙星加抗假单胞菌 β 内酰胺类，或抗假胞菌 β 内酰胺类加氨基糖苷类加大环内酯类或氟喹诺酮类。

临床上选取任何治疗方案都应根据当地抗生素耐药的情况、流行病学和细菌培养及实验室结果进行调整。关于抗生素的治疗疗程目前也很少有资料可供参考，应考虑感染的严重程度，菌血症、多器官功能衰竭、持续性全身炎症反应和损伤等。一般来说，根据疾病的严重程度和宿主免疫抑制的状态，肺炎链球菌肺炎疗程为 7～10 d，军团菌肺炎的疗程需要 14～21 d。ICU 的大多数治疗都是通过静脉途径的，但近期的研究表明只要病情稳定、没有发热，即使在危重患者，3 d 静脉给药后亦可转为口服治疗，即序贯或转换治疗。转换为口服治疗的药物可选择氟喹诺酮类，因其生物利用度高，口服治疗也可达到同静脉给药一样的血药浓度。

由于嗜肺军团菌在重症 CAP 的相对重要性，应特别注意其的治疗方案。虽然目前有很多体外有抗军团菌活性的药物，但在治疗效果上仍缺少前瞻性、随机对照研究的资料。回顾性的资料和长期临床经验支持使用红霉素 4 g/d 治疗住院的军团菌肺炎患者。在多肺叶病变、器官衰竭或严重免疫抑制的患者，在治疗的前 3～5 d 应加用利福平。其他大环内酯类（克拉霉素和阿奇霉素）也有效。除上述之外可供选择的药物有氟喹诺酮类（环丙沙星、左氧氟沙星、加替沙星、莫西沙星）或多西环素。氟喹诺酮类在治疗军团菌肺炎的动物模型中特别有效。

2. 重症 HAP 的抗生素治疗

HAP 应根据患者的情况和最可能的病原体而采取个体化治疗。对于早发的（住院 4 d 内起病者）重症肺炎患者而没有特殊病原体感染危险因素者，应针对"常见病原体"治疗。这些病原体包括肺炎链球菌、流感嗜血杆菌、甲氧西林敏感的金黄色葡萄球菌和非耐药的革兰阴性细菌。抗生素可选择第 2 代、第 3 代、第 4 代头孢菌素，β 内酰胺类/β 内酰胺酶抑制剂复合剂，氟喹诺酮类或联用克林霉素和氨曲南。

对于任何时间起病、有特殊病原体感染危险因素的轻中症肺炎患者，有感染"常见病原体"和其他病原体危险者，应评估危险因素来指导治疗：如果有近期腹部手术或明确的误吸史，应注意厌氧菌，可在主要抗生素基础上加用克林霉素或单用β内酰胺类/β内酰胺酶抑制剂复合剂；如果患者有昏迷或有头部创伤、肾衰竭或糖尿病史，应注意金黄色葡萄球菌感染，需针对性选择有效的抗生素；如果患者起病前使用过大剂量的糖皮质激素或近期有抗生素使用史，或长期 ICU 住院史，即使患者的 HAP 并不严重，也应经验性治疗耐药病原体。治疗方法是联用两种抗假单胞菌抗生素，如果气管抽吸物革兰染色见阳性球菌还需加用万古霉素（或可使用利奈唑胺或奎奴普丁/达福普汀）。所有的患者，特别是气管插管的 ICU 患者，经验性用药必须持续到痰培养结果出来之后。如果无铜绿假单胞菌或其他耐药革兰阴性细菌感染，则可根据药敏情况使用单一药物治疗。非耐药病原体的重症 HAP 患者可用任何以下单一药物治疗：亚胺培南、美罗培南、哌拉西林/他唑巴坦或头孢吡肟。

ICU 中 HAP 的治疗也应根据当地抗生素敏感情况，及当地经验和对某些抗生素的偏爱而调整。每个 ICU 都有它自己的微生物药敏情况，而且这种情况随时间而变化，因而有必要经常更新经验用药的策略。经验用药中另一个需要考虑的是"抗生素轮换"策略，它是指标准经验治疗过程中有意更改抗生素使细菌暴露于不同的抗生素，从而减少抗生素耐药的选择性压力，达到减少耐药病原体感染发生率的目的。"抗生素轮换"策略目前仍在研究之中，还有不少问题未能明确，包括每个用药循环应该持续多久、应用什么药物进行循环、这种方法在内科和外科患者的有效性分别有多高、循环药物是否应该针对革兰阳性细菌同时也针对革兰阴性细菌等。

在某些患者中，雾化吸入这种局部治疗可用以弥补全身用药的不足。氨基糖苷类雾化吸入可能有一定的益处，但只用于革兰阴性细菌肺炎全身治疗无效者。多黏菌素雾化吸入也可用于耐药铜绿假单胞菌的感染。对于初始经验治疗失败的患者，应该考虑其他感染性或非感染性的诊断，包括肺曲霉感染。对持续发热并有持续或进展性肺部浸润的患者可经验性使用两性霉素 B。虽然传统上应使用开放肺活检来确定其最终诊断，但临床上是否活检仍应个体化。临床上还应注意其他的非感染性肺部浸润的可能性。

（三）支持治疗

支持治疗主要包括液体补充、血流动力学、通气和营养支持，起到稳定患者状态的作用，而更直接的治疗仍需要针对患者的基础病因。流行病学证据显示营养不良影响肺炎的发病和危重患者的预后。同样，临床资料也支持肠内营养可以预防肺炎的发生，特别是对于创伤的患者。对于严重脓毒症和多器官功能衰竭的分解代谢旺盛的重症肺炎患者，在起病 48 h 后应开始经肠内途径进行营养支持，一般把导管插入空肠进行喂养以避免误吸；如果使用胃内喂养，最好是维持患者半卧体位以减少误吸的风险。

（四）胸部理疗

拍背、体位引流和振动可以促进黏痰排出的效果尚未被证实。胸部理疗广泛应用的局限在于：①其有效性未被证实，特别是不能减少患者的住院时间；②费用高，需要专人使用；③有时引起 PaO_2 的下降。目前的经验是胸部理疗对于脓痰过多（>30 mL/d）或严重呼吸肌疲劳不能有效咳嗽的患者是最为有用的，例如对囊性纤维化、COPD 和支气管扩张的患者。

使用自动化病床的侧翻疗法，有时加以振动叩击，是一种有效地预防外科创伤及内科患者肺炎的方法，但其地位仍不确切。

（五）促进痰液排出

雾化和湿化可降低痰的黏度，因而可改善不能有效咳嗽患者的排痰，然而雾化产生的大多水蒸气都沉积在上呼吸道并引起咳嗽，一般并不影响痰的流体特性。目前很少有数据支持湿化能特异性地促进细菌清除或肺炎吸收的观点。乙酰半胱氨酸能破坏痰液的二硫键，有时也用于肺炎患者的治疗，但由于其刺激性因而在临床应用上受到一定限制。痰中的 DNA 增加了痰液黏度，重组的 DNA 酶能裂解 DNA，已证实在囊性纤维化患者中有助于改善症状和肺功能，但对肺炎患者其价值尚未被证实。支气管舒张药也能促进黏液排出和纤毛运动频率，对 COPD 合并肺炎的患者有效。

第六节 肺性脑病

一、诊疗流程

诊疗流程见图 7-4。

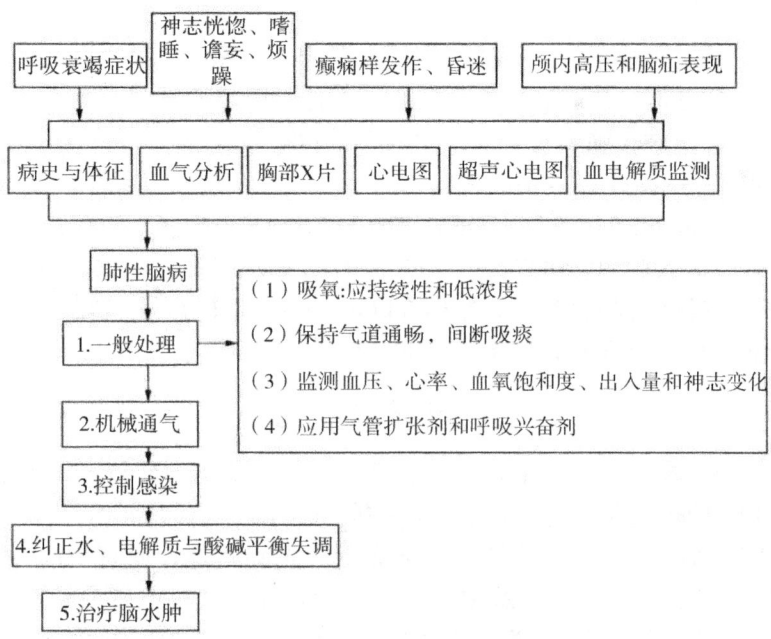

图 7-4 肺性脑病的诊疗流程

二、病因及发病机制

肺性脑病（pulmonary encephalopathy，下称肺脑）是以中枢神经系统障碍为主要表现的一种临床综合征，由呼吸衰竭发展到机体严重二氧化碳潴留和缺氧所引起。

肺性脑病通常由下述因素诱发：①急性呼吸道感染、严重支气管痉挛、呼吸道痰液阻塞等使肺通气、换气功能进一步减低；②治疗不当：镇静剂使用不当，如应用吗啡、苯巴比妥钠、氯丙嗪、异丙嗪、安定等引起呼吸中枢抑制；其次是供氧不当，如吸入高浓度氧气，降低了颈动脉体对缺氧的敏感性，导致呼吸中枢抑制；③右心衰竭使脑血流减少和郁积，加重脑的 CO_2 潴留和缺 O_2；④其他：如利尿后、上消化道出血、休克等因素。

肺性脑病的发病机制：主要系由于高碳酸血症和低氧血症所引起的脑水肿之故。①高碳酸血症：一般认为肺性脑病的发生与否主要取决于 $PaCO_2$ 升高和 pH 降低的程度。当 $PaCO_2$ 显著升高超过 8.0 kPa（60 mmHg），pH 低于 7.30 时即可使脑血管扩张充血，引起脑循环障碍，毛细血管通透性增加，因而发生细胞间质水肿为主的脑水肿；另外，肺性脑病的发生还取决于 CO_2 潴留速度的急缓和体内碱代偿能力的强弱。当 CO_2 急剧潴留时，因肾脏代偿作用尚未充分发挥，pH 可在数分钟内急剧下降，临床上即可出现一系列神经精神症状；如缓慢的 CO_2 潴留，由于肾脏的代偿作用可充分发挥，使 HCO_3^- 成比例增加，因而 pH 改变不大。尽管 $PaCO_2$ 已明显增高，但因 pH 无显著下降，神经精神症状则不一定出现。此外，肺性脑病的发生还与脑组织 pH 下降密切相关。脑内 pH 和 $PaCO_2$ 的高低，主要取决于 H^+ 和 HCO_3^- 通过血脑屏障的速度和脑组织本身酸性代谢产物蓄积的程度。正常脑脊液的缓冲能力比血为低，故其 pH 亦较低（7.33～7.40），但脑内 $PaCO_2$ 却比血高 1.07 kPa（8 mmHg）。因此，当 $PaCO_2$ 升高后，由于碳酸酐酶的作用，脑内 pH 下降则更为明显，从而引起酸中毒。此时细胞内 K^+ 外移，而细胞外 Na^+、H^+ 则移入细胞内，便加重了细胞内酸中毒，引起细胞坏死和自溶。由于 Na^+ 进入细胞内，细胞

内 Na^+ 含量增多，从而加重脑水肿的程度；②低氧血症：严重脑缺氧时，正常有氧代谢无法进行，血中乳酸堆积使 pH 下降。此外，脑内三磷酸腺苷（ATP）迅速耗竭，中枢神经失去能量供应，因而"钠泵"运转失灵。Na^- 不能从细胞内外移，Cl^- 便进入膜内与 Na^+ 结合形成 NaCl，从而提高了膜内渗透压，水便进入细胞内，引起了以细胞内水肿为主的脑水肿。

三、临床表现及特征

（一）临床表现

除呼吸衰竭症状外，并有精神症状、体征，如神志恍惚、嗜睡、多言、谵妄、烦躁、四肢搐搦、癫痫样发作、扑翼样震颤、昏迷等；皮肤表现血管扩张，多汗；眼部表现眼球微突、球结膜充血、水肿，眼底静脉迂曲、扩张，视盘水肿；脑膜刺激征，颅内高压和脑疝表现。

（二）血气及电解质改变

pH<7.35，$PaCO_2$ 升高 >8.6 kPa（65 mmHg），HCO_3^- 增高，血 K^+ 增高，血 Cl^- 下降。通常当 $PaCO_2$>8.6 kPa（65 mmHg）表现嗜睡，>9.97 kPa（75 mmHg）表现恍惚，>12.6 kPa（95 mmHg）表现昏迷，但可因个体反应不同表现有异，有的患者 $PaCO_2$ 13.3 kPa（100 mmHg）而神志清醒，但也有的 9.31 kPa（70 mmHg）而出现肺性脑病征象，急性 CO_2 潴留，则症状明显。

四、诊断及鉴别诊断

根据存在有肺性脑病的诱发因素，再结合临床表现、血气及电解质改变，基层单位可依据 CO_2CP 增高、血 K^+ 增高、血 Cl^- 下降和结合临床表现做出诊断。

肺源性心脏病（下称肺心病）表现神经、精神症状，除肺脑外，尚有 10%～37% 的病例可因其他原因引起，如脑血管意外、糖尿病酮症酸中毒、低血糖昏迷、严重电解质紊乱（低 Cl^-、低 Na^+、低 K^+、低 Mg^{2+}）、碱中毒、尿毒症、肝性脑病、感染中毒性脑病、DIC、药物等，临床上须注意鉴别。

五、急救处理

强调早期预防：早期诊断、早期治疗。一旦发现肺心病者有意识障碍的初兆，应立即采取措施，可使肺脑的发生率下降。强调综合性治疗，首要保证有充分通气量，包括有效控制呼吸道感染、防止痰液阻塞气道，应用支气管扩张剂、机械通气。适当吸氧使用利尿剂、脱水剂、呼吸兴奋剂、慎用镇静剂、及时治疗并发症、建立肺心病监护室，由专人负责观察、护理，可使肺性脑病的死亡下降。

（一）吸氧

吸氧应持续性和低浓度。（25%～30%）吸氧，流量 1～2 L/min，疗效期望达到 PaO_2 7.315～7.99 kPa（55～60 mmHg），SaO_2>85%～90% 的安全水平。在供氧的同时，积极控制感染、排痰，并使用气管扩张剂和呼吸兴奋剂，效果较好。吸氧方法，可用鼻导管、鼻塞，其效果大致相同，用 Ventimask 通气面罩，其优点是供氧浓度稳定，可按供氧流速 2 L/min、4 L/min、8 L/min，分别达到氧浓度 24%、28%、34%。如经上述积极治疗，患者仍处于明显缺氧状态，究其原因，主要是通气道阻塞和肺泡弥散功能障碍，应考虑面罩、气管插管或气管切开和机械呼吸加压供氧。

（二）气管插管和气管切开

对嗜睡、昏迷、痰多而无力咳嗽，或有肺部感染而无力咳嗽的患者，在经上述各项积极治疗 1～6 d，血 pH<7.30，$PaCO_2$>9.31 kPa（70 mmHg），PaO_2<6.65 kPa（50 mmHg）者，应考虑气管插管或切开。昏迷患者宜争取在 1～3 h 内执行。气管插管，操作简单方便，但只能停留 2～3 d，如改用低压气囊插管，则可放置较久，且清醒患者亦易耐受。气管切开，可减少解剖无效腔 100 mL，并有利于气管内滴药、吸痰和连接机械呼吸器，并可长期停留套管，但也带来术后护理和不能多次重复切开等问题。对肺功能严重受损，反复感染，反复发生肺脑者，宜长期保留气道内套管，可避免反复插管和切开。对气管插管或切开，吸痰、滴药等应注意无菌操作，每日滴入气管内水分约 150～250 mL（每半小时约 4.5 mL），吸痰的口腔用管和气管内用管要分开，应多次更换消毒吸管，每次吸痰时不超过 15 s。

（三）机械通气

使用机械通气，对肺脑患者改善通气有十分重要的作用。对重症肺心患者，$PaCO_2>9.31$ kPa（70 mmHg），经一般治疗无效而神志清醒者，应及早用密封面罩连接呼吸器，加压同步通气，时间每日数次，每次 1～2 h 左右，可以预防肺性脑病的发生；对咳嗽、咳痰功能尚可，有自主呼吸的肺脑早期患者，亦可用上述方法进行机械通气，时间可按病情而定，此可使 PaO_2 增加、$PaCO_2$ 下降而可避免气管插管或切开。危重肺脑患者、痰阻气道和无效咳嗽者，宜作气管插管或切开，进行机械通气。国内多选用定容型呼吸器，此型能保证有效通气量；定时型和定压型则具有同步性能和雾化效果好的优点。肺心患者通常有肺部感染和支气管痉挛，为保证有恒定的通气量，如选用定压型呼吸器，则宜将吸气相压力调高达 2.94～3.94 kPa（30～40 cmH_2O）。呼吸频率宜慢，以 14～16 次/分为宜，潮气量 10～12 mL/kg，吸呼比为 1∶2～1∶3，供氧浓度 25%～40%。一般选用间歇正压呼吸（IPPV），可满足临床需要，对肺顺应性减低、肺泡萎陷患者，宜选用呼气终末正压呼吸（PEEP），此可改善血流比例，减少肺内分流，提高 PaO_2，但可使气道内压上升，易致气胸和血压下降。

（四）呼吸兴奋剂

应用呼吸兴奋剂要达到较好的效果，则需要呼吸道保持通畅。反之，只兴奋呼吸肌，徒耗氧量。因此必须配合吸氧、应用抗生素、支气管扩张剂和积极排痰等措施。

（1）尼可刹米：为呼吸中枢兴奋剂，每 2～4 h 静脉注射 0.25～0.375 g；重症患者用 5～10 支（每支 0.25～0.375 g）溶于 10% 葡萄糖液 500 mL 中静脉滴注。

（2）山莨菪碱：兴奋颈化学感受器，反射性兴奋呼吸中枢，每支 3 mg，皮下或静脉注射，每 2～4 h 1 次，可与尼可刹米交替应用。

（3）二甲弗林（回苏灵）：为强大呼吸中枢兴奋剂，8～16 mg，肌内注射或静脉注射，可隔半小时再注射。

（4）哌甲酯（利他林）：作用缓和，每次 20～40 mg，肌内注射或静脉注射。应用醒脑合剂治疗肺脑病者，有一定疗效。其成分为 10% 葡萄糖 250～500 mL，加尼可刹米 3～5 支、氨茶碱 0.25～0.5 mg、地塞米松 5～10 mg，静脉滴注，每日 1～2 次，病情严重者，夜间加用 1 次，同时加大供氧量 2 L/min 以上。

（五）支气管解痉剂

使用最广泛的为交感胺类和茶碱类。$β_2$ 受体兴奋剂有特布他林（间羟舒喘灵），每日 3 次，每次 2.5 mg，口服；0.25 mg，皮下注射；0.5 mg，雾化吸入。沙丁胺醇（舒喘灵）2 mg，每日 3 次，口服；雾化吸入，每回喷射吸入 1～2 次，每次含药 0.1 mg。上述药物对支气管平滑肌松弛作用强，对心血管作用弱，但长期反复应用，可使 $β_2$ 受体处于兴奋状态，对外来或内生的肾上腺素能神经介质形成交叉抗药性而增加病死率，故用药次数及剂量宜偏少。茶碱类：氨茶碱 0.25 g，静脉缓注 15 min，或 0.5 g 加入 500 mL，静脉滴注，因茶碱的临床有效量和血中中毒浓度接近，有引起惊厥而死亡的报告，近来国外已采用监测茶碱血浓度法，保证安全使用。此外解痉药可选用地塞米松、氢化可的松等。

（六）抗生素

呼吸道感染是肺性脑病的主要诱因。感染的临床表现可为咳嗽、气喘、发绀加重，脓痰增多、肺部啰音出现或范围增多，周围血白细胞数增多或正常，核左移，发热或无热。致病菌多为肺炎球菌、流感杆菌、甲型链球菌、金黄色葡萄球菌、绿脓杆菌、奈瑟菌、真菌。近年革兰阴性杆菌有增多趋势，特别是大肠杆菌和绿脓杆菌。用药前宜常规作痰培养及药敏试验，作以后选用药物之依据。

（七）纠正酸碱、电解质紊乱

（1）呼吸性酸中毒失代偿期：血 pH 每下降 0.1，血 K^+ 增加 0.6 mmol/L（mEq/L）（0.4～1.2 mmol/L），此时宜重点治疗酸中毒，如 pH 恢复正常，血 K^+ 亦随之正常，一般不需要补碱（除非 pH<7.20）。

（2）慢性呼吸性酸中毒代偿期：血 HCO_3 呈代偿性增加，致血 Cl^- 下降，血浆 Cl^- 进入细胞内和从尿中排出，血 Cl^- 减少，此时血 K^+ 虽在正常值内，亦宜口服氯化钾，预防低 K^+、低 Cl^- 血症。

（3）呼吸性酸中毒合并代谢性碱中毒：其诱因多为长期应用排 K^+、排 Cl^- 利尿剂或糖皮质激素，尿排 K1 增多，血 K^+ 下降，尿排 H^+ 增多，HCO_3 回收增多，致 pH 增高；或应用机械通气，$PaCO_2$ 过快而迅速下降，致使血 HCO_3^- 仍处于高水平值内。血气，电解质改变：pH ≥ 7.40，$PaCO_2$ 增高，血 K^+、血 Cl^- 下降，血 HCO_3^- 明显增高，血 Ca^{2+} 下降。呼吸性酸中毒合并代谢性碱中毒的神态改变以兴奋型多见，当呼吸性酸中毒患者在治疗过程中好转后又出现兴奋、手足搐搦，血 K^+、血 Cl^- 下降、血 HCO_3^- 显著增高（>45 mmol/L 或高于代偿预计值）符合呼吸性酸中毒合并代谢性碱中毒诊断，此时应补充 K^-、Cl^- 或（及）Ca^{2+} 上，同时作诱因的处理。

（4）慢性呼吸性酸中毒合并代谢性酸中毒：通常呼吸性酸中毒时，血 HCO_3^- 是呈代偿性增加，反之，如发现 HCO_3^- 下降，血 K^+ 增高，pH 明显下降，则符合慢性呼吸性酸中毒合并代谢性酸中毒诊断，应作代谢性酸中毒相应检查；如 pH<7.20，应补碱。

（八）脑水肿的治疗

肺脑患者意识有进行性恶化、头痛、血压突然升高达 4 kPa（30 mmHg）、脉搏变慢、呼吸节律紊乱、眼球外突、眼球张力增加、球结膜充血和水肿、瞳孔缩小、扩大或一侧扩大等变化，宜及时使用利尿剂和脱水剂，如在出现脑疝后应用脱水剂，效果较差。应用利尿剂、脱水剂，宜采用轻度或中度脱水，以缓泻为主，在利尿出现后，宜及时补充氯化钾，每日 3 g，对低血 K^+ 患者，宜静脉补充，并注意其他电解质变化，及时纠正。控制水分输入量，一般 24 h 输入量为少于总尿量 500 ~ 1 000 mL 左右。

1. 渗透性脱水剂

（1）50% 葡萄糖 50 ~ 100 mL，静脉推注，每 4 ~ 6 h 1 次，高渗葡萄糖有利尿脱水作用，但可透过脑屏障，引起颅内压反跳回升现象，降压效果差，一般不单独应用，通常与甘露醇交替合用，安排在两次甘露醇之间应用。

（2）20% 甘露醇（25% 山梨醇），50 ~ 100 mL，每日 2 ~ 3 次，静脉注射，以小剂量使用为宜，尿量达到每日 700 ~ 1 000 mL 左右即可，常与皮质激素合用，如地塞米松 5 ~ 10 mg，每日 2 次。

2. 利尿剂

呋喃苯胺酸（呋塞米）20 mg 加于 50% 葡萄糖 20 mL 中静脉注射，每日 1 ~ 2 次，或呋喃苯胺酸 20 mg（或氢氯噻嗪）和氨苯蝶啶 50 mg，交替应用，可减少肾排 K^+ 量，避免低 K^+ 血症。

3. 肾上腺皮质激素

肾上腺皮质激素有下述作用：①非特异性抗炎、抗气管痉挛，改善通气和换气功能；②降低毛细血管通透性，减轻脑水肿；③增加肾血流量和肾小球滤过率，促进利尿，作用持久，不引起颅内压反跳回升现象，通常与利尿剂共用治疗脑水肿。地塞米松 10 mg，每日 2 ~ 4 次，或氢化可的松 300 ~ 500 mg，每日静脉滴注 1 次。皮质激素宜短期内应用，在症状好转后减药或停药。如长期应用，注意可引起消化道出血、穿孔、感染扩散、电解质紊乱和代谢性碱中毒。应用时宜适当配用抗酸剂，如西咪替丁（甲氰咪胍），每日 3 次，0.4 g，睡前服；雷尼替丁，150 mg，每日 2 次，或其他制酸剂。

4. 低分子右旋糖酐

本品可扩张血容量，解除红细胞聚集，降低血液黏稠度，改善脑部血循环，有利尿脱水作用，减轻脑水肿。降低颅内压，对因缺氧和血液浓缩，引起弥散性血管内凝血，低分子右旋糖酐有疏通微循环作用。本品对肺性脑病，尤以对伴有明显继发性红细胞增多，红细胞数 >5×10^{12}/L（500 万/mL）患者，有较好疗效。低分子右旋糖酐，每次 500 mL，静脉滴注，每日 1 ~ 2 次。

第八章

循环系统急危重症

第一节 急性心肌梗死

急性心肌梗死是在冠状动脉病变的基础上,冠状动脉血供急剧减少或中断,使相应的心肌发生严重而持久的急性缺血,导致的心肌细胞坏死。临床表现为持久的胸骨后剧烈疼痛、发热、白细胞计数和血清心肌坏死标记物增高及心电图进行性改变,可发生心律失常:休克、心力衰竭和猝死,属急性冠状动脉综合征的严重类型。

一、病因和发病机制

基本病因是冠状动脉粥样硬化,导致一支或多支冠状动脉管腔狭窄和心肌供血不足,而侧支循环尚未充分建立。在此基础上,在各种生理和病理因素的促发下,不稳定的粥样斑块破裂、出血,激活血小板和凝血系统,形成富含血小板的血栓或形成以纤维蛋白和红细胞为主的闭塞性血栓(红色血栓),从而造成冠状动脉血流明显减少或中断,使心肌发生严重而持久性的急性缺血达 30 min 以上,即可发生心肌梗死。

促使粥样斑块破裂出血及血栓形成的诱因如下。

(1)晨起 6~12 时交感神经活动增加,机体应激反应增强,心肌收缩力、心率、血压增高,冠状动脉张力增高。

(2)在饱餐特别是进食多量脂肪后,血脂增高、血黏度增高。

(3)重体力活动、情绪激动、血压剧增或用力大便时,使左心室负荷明显加重。

(4)休克、脱水、出血、严重心律失常或外科手术,致心输出量骤降,冠状动脉灌注锐减。

急性心肌梗死可发生在频发心绞痛的患者,也可发生在无症状者。急性心肌梗死后发生的严重心律失常、休克或心力衰竭,均可使冠状动脉灌流量进一步减少,心肌坏死范围扩大。

二、病理变化

(一)冠状动脉病变

绝大多数急性心肌梗死患者冠状动脉内可在粥样斑块的基础上有血栓形成,使管腔闭塞,而由冠状动脉痉挛引起管腔闭塞者,个别可无严重粥样硬化病变。

(1)左冠状动脉前降支闭塞,引起左心室前壁、心尖部、下侧壁、前间壁和二尖瓣前乳头肌梗死。

(2)右冠状动脉闭塞,引起左心室膈面(右冠状动脉占优势时)、后间壁和右心室梗死,并可累及窦房结和房室结。

(3)左冠状动脉回旋支闭塞,引起左心室高侧壁、膈面(左冠状动脉占优势时)和左心房梗死,可累及房室结。

(4)左冠状动脉主干闭塞,引起左心室广泛梗死。

（二）心肌病变

1. 坏死心肌

坏死心肌冠状动脉闭塞后 20～30 min，局部心肌即有少数坏死。1～2 h 绝大部分心肌呈凝固性坏死，心肌间质充血、水肿，伴有多量炎症细胞浸润。以后，坏死的心肌纤维逐渐溶解，形成肌溶灶，随后逐渐有肉芽组织形成。大面积心肌梗死累及心室壁全层或大部分者常见，心电图上相继出现 ST 段抬高、T 波倒置和 Q 波，称为 Q 波性心肌梗死（透壁性心肌梗死）可累及心包而致心包炎症，累及心内膜而致心腔内附壁血栓。当冠状动脉闭塞不完全或自行再通形成小面积心肌梗死呈灶性分布，急性期心电图上仍有 ST 段抬高，但不出现 Q 波的称为非 Q 波性心肌梗死，较少见。缺血坏死仅累及心肌壁的内层，不到心肌壁厚度的一半，伴有 ST 段压低或 T 波变化，心肌坏死标记物增高者过去称为心内膜下心肌梗死，现已归类为非 ST 段抬高心肌梗死。在心腔内压力作用下，坏死心肌向外膨出，可产生心脏破裂，心室游离壁破裂则形成心脏压塞或逐渐形成室壁瘤；室间壁破裂则形成室间隔穿孔；乳头肌断裂则造成二尖瓣反流。坏死组织 1～2 周后开始吸收，并逐渐纤维化，6～8 周形成瘢痕而愈合，称为陈旧性心肌梗死。

2. 顿抑心肌

顿抑心肌指梗死心肌周围急性严重缺血或冠状动脉再灌注后尚未发生坏死的心肌，虽已恢复血供，但引起的心肌结构、代谢和功能的改变，需要数小时、数天乃至数周才能恢复。某些心肌梗死患者，恢复期出现左心室功能进行性改善，可能与梗死周围濒死的顿抑心肌功能逐渐恢复有关。

3. 冬眠心肌

冬眠心肌指慢性持久的缺血心肌，其代谢需氧量亦随之减少而保持低水平，维持脆弱的心肌代谢平衡，即维持在功能的最低状态。一般认为，这是心肌的一种保护性机制，一旦供血改善则心肌功能可完全恢复。

三、病理生理

1. 心功能改变

急性心肌梗死，尤其透壁性心肌梗死发生后，常伴有不同程度的左心功能舒张和收缩功能障碍和血流动力学的改变，主要包括心脏收缩力减弱、室壁顺应性减低、心肌收缩不协调、致泵衰竭。前向衰竭者，导致每搏量和心输出量下降，出现低血压或休克；后向衰竭者，左心室射血分数减低，左心室舒张末压增高，左心室舒张期和收缩末期容量增加，导致肺瘀血、肺水肿。

2. 心律失常

急性心肌缺血可导致细胞膜电学不稳定，引起严重心律失常，甚至心室颤动而猝死。

3. 右心室梗死

右心室梗死在心肌梗死患者中少见，其主要病理生理改变是急性右心衰竭的血流动力学变化，右心房压力增高，高于左心室舒张末压，心输出量减低，血压下降。

四、临床表现

临床表现与心肌梗死面积的大小、部位、侧支循环情况有关。

（一）前驱症状

50%～81.2% 的患者在发病前数日有乏力、胸部不适、心悸、烦躁、心绞痛等前驱症状，其中以不稳定型心绞痛为突出。心绞痛发作较以往频繁、性质加剧、持续时间长、硝酸甘油疗效差。疼痛时伴有恶心、呕吐、大汗和心动过缓，或伴有心功能不全、严重心律失常、血压大幅度波动等，同时心电图有 ST 段明显抬高或减低、T 波倒置或增高等。

（二）症状

1. 疼痛

疼痛是最早出现的症状，多发生于清晨，疼痛部位和性质与心绞痛相同，但多无明显诱因，且常发生于安静时，程度较重，持续时间较长，可达数小时或数天，休息和含用硝酸甘油均不能缓解。患者常烦躁不安、出汗、恐惧或有濒死感。少数患者无疼痛，尤其老年人、糖尿病患者，一开始即表现为休克或急性心力衰竭。部分患者疼痛不典型，表现为上腹痛、颈部痛、背部上方痛、肢体痛等。

2. 全身症状

全身症状有发热、心动过速、白细胞计数增高和红细胞沉降率增快等，由坏死物质吸收引起。一般在发病后 24～48 h 出现，程度与梗死范围成正相关，体温一般在 38 ℃左右，持续约 1 周。

3. 胃肠道症状

胃肠道症状多见于下壁心肌梗死，尤其是在发病早期及疼痛剧烈时，表现为频繁恶心、呕吐和上腹部胀痛，与迷走神经张力增高或组织灌注不足有关。

4. 心律失常

心律失常见于 75%～90% 的患者，多发生在起病 1～2 d，而以 24 h 内最多见。各种心律失常中以室性心律失常最多，尤其是室性期前收缩，它可以频发（每分钟 5 次以上）、成对出现或呈短阵、多源性室性心动过速或 R on T 型，常为心室颤动先兆。心室颤动是急性心肌梗死早期，特别是入院前主要的死因。下壁梗死多见房室传导阻滞，前壁梗死常易发生室性心律失常及室内束支传导阻滞。如发生房室传导阻滞，则表示病变范围广泛，病情严重。

5. 低血压和休克

疼痛剧烈时血压下降和血容量不足时血压降低均未必是休克，纠正以上情况后收缩压仍然低于 10.7 kPa（80 mmHg），有烦躁不安、面色苍白、皮肤湿冷、脉搏细速、大汗淋漓、尿量减少（20 mL/h）、神志反应迟钝甚至晕厥者，则为休克表现。休克多在病后数小时至 1 周内发生，主要为心源性（心肌梗死面积 >40% 以上），其次有血容量不足或神经反射引起的周围血管扩张等因素参与。

6. 心力衰竭

主要是急性左侧心力衰竭，可在起病最初几天内发生，或在疼痛、休克好转阶段出现，为梗死后心脏收缩力显著减弱或不协调所致，发生率为 32%～48%。出现呼吸困难、咳嗽、发绀、烦躁等症状，严重者可发生肺水肿，后期也可出现右侧心力衰竭。右心室梗死可在病初即出现右侧心力衰竭表现，并伴有血压下降。

急性心肌梗死引起的心力衰竭称为泵衰竭，按 Killip 分级法分为：Ⅰ级，尚无明显心力衰竭；Ⅱ级，有左侧心力衰竭，肺部啰音 <50% 肺野；Ⅲ级，有急性肺水肿，全肺大、小、干、湿啰音；Ⅳ级，有心源性休克，伴有或不伴有急性肺水肿。

（三）体征

1. 心脏体征

心脏浊音界可正常，也可轻度至中度增大；心率多增快，少数也可减慢；心尖部第一心音减弱；可出现第四心音（心房性）奔马律，心功能不全时常出现第三心音（心室性）奔马律；10%～20% 的患者在病后第 2～3 天出现心包摩擦音，为纤维素性心包炎所致；心尖部可出现粗糙的收缩期杂音或伴有收缩中晚期喀喇音，为二尖瓣乳头肌功能失调或断裂所致。可有各种心律失常。

2. 血压

除极早期有血压增高外，几乎所有患者血压均有所降低。

3. 其他

可有与心律失常、心力衰竭及休克相应的体征。

五、实验室及其他检查

（一）心电图检查

1. 特改变

ST 段抬高心肌梗死者心电图特点为：①ST 段抬高呈弓背向上型，在面向坏死区周围心肌损伤区的导联出现；②深而宽的 Q 波，在面向心肌坏死区的导联出现；③T 波倒置，在面向损伤区周围心肌缺血区的导联出现。

在背向梗死区的导联则出现相反的改变，即 R 波增高、ST 段压低和 T 波直立并增高。

非ST段抬高心肌梗死者心电图有2种类型：①无病理性Q波，有普遍性ST段压低≥0.1 mV，但aVR导联（有时还有VI导联）ST段抬高，或有对称性T波倒置，为心内膜下心肌梗死所致；②无病理性Q波，也无ST段变化，仅有T波倒置改变。

2. 动态改变

ST段抬高心肌梗死改变如下。

（1）超急性期改变：起病数小时内，可尚无异常或出现异常高大、两肢不对称的T波。

（2）急性期改变：起病数小时后，ST段明显抬高，弓背向上，与直立的T波相连，形成单相曲线。数小时至2 d出现病理性Q波，同时R波降低。Q波在3～4 d稳定不变。

（3）亚急性期改变：在早期不进行治疗干预，S-T段抬高持续数天至2周左右，逐渐回到基线水平，T波则变为平坦、倒置。

（4）慢性期改变：数周至数月后，T波呈V形倒置，两肢对称，波谷尖锐。T波倒置可永久存在，也可在数月或数年内逐渐恢复。

非ST段抬高心肌梗死：上述的类型①先是ST段普遍压低（除aVR导联，有时V$_1$导联外），继而T波倒置加深呈对称性。ST-T改变持续数日或数周后恢复。类型②T波改变在1～6个月恢复。

3. 定位诊断

定位可根据特征性的改变来判定（见表8-1）。

表8-1　ST段抬高心肌梗死的心电图定位诊断

导联	前间壁	局限前壁	前侧壁	广泛前臂	下壁	下间壁	下侧壁	高侧壁	正后壁
V$_1$	+			+		+			
V$_2$	+			+		+			
V$_3$	+	+		+		+			
V$_4$		+		+					
V$_5$		+	+	+				+	
V$_6$			+					+	
V$_7$			+					+	
V$_8$									+
aVR									+
aVL	±	±	±		-	-	-	+	
aVF					+	+	+	-	
I		±	±	±	-	-	-	+	
II					+	+	+	-	
III					+	+	+	-	

注："+"为正面改变，表示典型ST段抬高、Q波及T波变化；"-"为反面改变，表示QRS主波向上，ST段压低及与"+"部位的T波方向相反的T波；"±"为可能有正面改变

（二）超声心动图检查

二维和M型超声心动图检查也有助于了解室壁运动、室壁瘤和左心室功能，尤其是对心肌梗死的并发症，如乳头肌断裂、室间隔穿孔、心室游离壁破裂、室壁瘤等诊断的敏感性与特异性都相当高。

（三）实验室检查

1. 白细胞计数

白细胞升高至$(10～20)\times10^9/L$，中性粒细胞增多，红细胞沉降率增快，C反应蛋白增高，均可持续1～3周。

2. 血清心肌坏死标记物测定

①肌红蛋白（Mb）起病后 2 h 内升高，12 h 内达高峰，24～48 h 恢复正常；②肌钙蛋白 I（cTnI）或 T（cTnT）起病 3～4 h 后升高，cTnI 于 11～24 h 达高峰，7～10 d 降至正常；cTnT 于 24～48 h 达高峰，10～14 d 降至正常。这些心肌结构蛋白含量的增高是诊断心肌梗死的敏感指标；③肌酸激酶同工酶 CK-MB 升高，起病后 4 h 内增高，16～24 h 达高峰，3～4 d 恢复正常，其增高的程度能较准确地反映梗死的范围。

其高峰出现时间是否提前有助于判断溶栓治疗是否成功。

肌红蛋白在急性心肌梗死后出现最早，也十分敏感，但特异性不很强。cTnI 和 cTnT 出现稍迟，而特异性很高，在症状出现后 6 h 内测定为阴性则 6 h 后应再复查，其缺点是持续时间长达 10～14 d，对在此期间出现胸痛，判断是否有新的梗死不利。CK-MB 虽不如 cTnI、cTnT 敏感，但对早期（<4 h）急性心肌梗死诊断有较重要的价值。

六、诊断与鉴别诊断

根据典型的临床表现、心电图特征性的改变和动态演变及血清心肌坏死标记物测定，诊断本病并不困难。老年患者突然发生严重心律失常、休克、心力衰竭而原因未明，或突然发生较重而持久的胸闷或胸痛者，都应考虑本病的可能。宜先按急性心肌梗死来处理，短期内进行心电图、血心肌坏死标记物测定等动态观察以确定诊断。对非 ST 段抬高心肌梗死，血肌钙蛋白测定的诊断价值更大。鉴别诊断要考虑以下一些疾病。

1. 心绞痛

胸痛性质及部位与心肌梗死相似，但程度较轻，持续时间较短，休息或含化硝酸甘油可迅速缓解，发作常有明显诱因，无发热、呼吸困难、休克、心力衰竭等表现，心电图改变为一过性，无 ST-T 演变，也无血清心肌坏死标记物变化。

2. 主动脉夹层动脉瘤

以剧烈的胸痛起病，类似急性心肌梗死。但疼痛一开始即达高峰，常放射至背、肋、腹、腰和下肢，两上肢血压、脉搏可有明显差别，少数有主动脉瓣关闭不全，可有下肢暂时性瘫痪或偏瘫，但无血清心肌坏死标记物升高。X 线检查示主动脉影明显增宽，CT 或磁共振主动脉断层显像及超声心动图探测到主动脉夹层内的血液，可确立诊断。

3. 急性心包炎

急性心包炎，尤其是急性非特异性心包炎可有较剧烈而持久的心前区疼痛，但心包炎的疼痛与发热同时出现，呼吸与咳嗽时加剧，早期即有心包摩擦音，疼痛和心包摩擦音在心包腔内出现渗液时均消失；全身症状一般不如心肌梗死严重；心电图除 aVR 导联外，其余导联均有 ST 段呈弓背向下的抬高，伴 T 波低平或倒置、QRS 波群低电压，但无异常 Q 波。

4. 急性肺动脉栓塞

可发生胸痛，常伴有咯血、呼吸困难和休克，并伴有右心室负荷急剧加重的表现，如肺动脉第二音亢进、颈静脉充盈、肝大及特异性心电图改变等可资鉴别。

5. 急腹症

急性胰腺炎、消化性溃疡穿孔、急性胆囊炎、胆石症等，均有上腹部疼痛。仔细询问病史和进行体格检查，行血清心肌坏死标记物测定及心电图检查可协助鉴别。

七、并发症

1. 乳头肌功能失调或断裂

乳头肌功能失调或断裂发生率可高达 40%～50%。乳头肌因缺血、坏死而致功能障碍，导致二尖瓣关闭不全，心尖部出现收缩中晚期喀喇音和吹风样收缩期杂音，可引起心力衰竭。轻者可以恢复，杂音也可消失；重者多发生在乳头肌断裂患者，常因下壁心肌梗死累及后乳头肌所致，心力衰竭严重，预后不佳。

2. 心脏破裂

心脏破裂较少见，常在起病后 1 周内出现，多为心室游离壁破裂，造成心包积血、心脏压塞而猝死。也有心室间隔破裂而穿孔，在胸骨左缘 3～4 肋间出现 Ⅱ 级以上收缩期杂音，并伴有震颤，可引起心力衰竭和休克，可在起病数天至 2 周内死亡。

3. 栓塞

栓塞发生率为 1%～6%，见于起病后 1～2 周，为左心室附壁血栓脱落所致，可引起脑、肾或四肢等动脉栓塞。下肢静脉血栓部分脱落则产生肺栓塞。

4. 心室膨胀瘤

心室膨胀瘤主要见于左心室，发生率为 5%～20%。体格检查可有左侧心界扩大，心脏冲动范围较广，可有收缩期杂音，心音较低钝。心电图 ST 段持续抬高。超声心动图、放射性核素检查及心血管造影均可确诊。

5. 梗死后综合征

梗死后综合征发生率约 10%，于心肌梗死后数周或数月出现，可反复发生，表现为心包炎、胸膜炎或肺炎，有发热、胸痛等症状，可能为机体对坏死物质的变态反应。

八、急诊处理

治疗原则：改善心肌供血，挽救濒死心肌，防止心肌梗死面积扩大，缩小心肌缺血范围，维护心脏功能，及时处理严重心律失常、泵衰竭和各种并发症，防止猝死。

（一）院前急救

流行病学调查发现，约 50% 的患者发病后 1 h 内在院外猝死，死因主要是可救治的心律失常。因此，院前急救的基本任务是将急性心肌梗死患者安全、迅速地转送到医院，以便尽早开始再灌注治疗。重点是缩短患者就诊延误的时间和院前检查、处理、转运所用时间。

1. 诊断评估

（1）测量生命体征。

（2）通过对疼痛部位、性质、持续时间、缓解方式、伴随症状的询问确定缺血性胸痛，查明心、肺、腹、血管等有无异常体征。

（3）描记 18 导联心电图。

（4）根据缺血性胸痛病史和心电图特点迅速进行简明的鉴别诊断，做出初步诊断。一旦确诊或可疑急性心肌梗死时应及时转送并给予紧急处理。

2. 紧急处理及转运

（1）吸氧，嘱患者停止任何主动性活动和运动。

（2）迅速建立至少两条静脉通路。静脉点滴硝酸甘油或立即含服硝酸甘油 1 片，每 5 min 可重复使用。

（3）镇静止痛：吗啡 0～10 mg 皮下注射或哌替啶 50～100 mg 肌内注射。

（4）口服水溶性阿司匹林或嚼服肠溶阿司匹林 300 mg。

（5）持续监测心电、血压和血氧饱和度，除颤仪应随时处于备用状态。

（6）有频发、多源室性期前收缩或室性心动过速者，静脉注射利多卡因 50～100 mg，5～10 min 后可重复 1 次，必要时 10 min 后可再重复 1 次，然后按 1～3 mg/min 静脉滴注。有心动过缓者，如心率 <50 次/分，可静脉注射阿托品 1 mg，必要时每 3～5 min 可重复使用，总量应 <2.5 mg。

（7）对心搏骤停者，立即就地心肺复苏，待心律、血压、呼吸稳定后再转送入院。

（8）对有低血压、心动过速、休克或肺水肿体征者，可直接送至有条件进行冠状动脉血管重建术的医院。

（9）有条件可在救护车内进行静脉溶栓治疗。

（10）对于转诊途中可能发生的意外情况应向家属交代，并签署转诊同意书。

（二）ST段抬高或伴左束支传导阻滞的急性心肌梗死院内急诊处理

急诊医师应力争在10 min内完成病史采集、临床检查、18导联心电图描记，尽快明确诊断，对病情做出基本评价并确定即刻处理方案；送检血常规、血型、凝血系列、血清心肌坏死标记物、血糖、电解质等；建立静脉通路，保持给药途径畅通。对有适应证的患者在就诊后90 min内进行急诊经皮冠状动脉介入治疗（PCI）或30 min内在急诊科或CCU开始静脉溶栓治疗。

1. 监护和一般治疗

急性心肌梗死患者来院后应立即开始一般治疗，并与诊断同时进行，重点是监测和防治急性心肌梗死的不良事件或并发症。

（1）监测：持续心电、血压和血氧饱和度监测，及时发现和处理心律失常、血流动力学异常和低氧血症。必要时还可监测肺毛细血管楔压和静脉压。

（2）卧床休息：可降低心肌耗氧量，减少心肌损害。血流动力学稳定且无并发症的患者一般卧床休息1~3 d，病情不稳定及高危患者卧床时间应适当延长。

（3）镇痛：剧烈胸痛使患者交感神经过度兴奋，产生心动过速、血压升高和心肌收缩功能增强，从而增加心肌耗氧量，并易诱发快速室性心律失常，应迅速给予有效镇痛。可给吗啡5~10 mg皮下注射或哌替啶50~100 mg肌内注射，必要时1~2 h后再注射1次，以后每4~6 h可重复。不良反应有恶心、呕吐、低血压和呼吸抑制。一旦出现呼吸抑制，可每隔3 min静脉注射纳洛酮0.4 mg（最多3次）以拮抗之。

（4）吸氧：持续鼻导管或面罩吸氧，有严重左侧心力衰竭、肺水肿和有机械并发症的患者，应加压给氧或气管插管行机械通气。

（5）硝酸甘油：以10 μg/min开始静脉滴注，每5~10 min增加5~10 μg，直至症状缓解。血压正常者动脉收缩压降低1.3 kPa（10 mmHg）或高血压患者动脉收缩压降低4.0 kPa（30 mmHg）为有效剂量，最高剂量以不超过100 μg/min为宜。在静脉滴注过程中如心率明显加快或收缩压≤12.0 kPa（90 mmHg），应减慢滴速或暂停使用。该药的禁忌证为急性心肌梗死合并低血压[收缩压≤12.0 kPa（90 mmHg）]或心动过速（心率>100/分），下壁梗死伴右心室梗死时即使无低血压也应慎用。急性心肌梗死早期通常给予硝酸甘油静脉滴注24~48 h，也可静脉滴注二硝基异山梨酯。静脉用药后可使用二硝基异山梨酯或5-单硝山梨醇酯口服。

（6）抗血小板治疗：①阿司匹林，所有急性心肌梗死患者只要无禁忌证均应口服水溶性阿司匹林或嚼服肠溶阿司匹林300 mg，1次/天，3 d后改为75~150 mg，1次/天，长期服用；②二磷酸腺苷受体（ADP）拮抗药：常用的有氯吡格雷和噻氯匹定，由于噻氯匹定导致粒细胞减少和血小板减少症的发生率高于氯吡格雷，在患者不能应用氯吡格雷时再选用噻氯匹定替代。对于阿司匹林过敏或不能耐受的患者，可使用氯吡格雷替代，或与阿司匹林联合用于置入支架的冠心病患者。初始剂量300 mg口服，维持量每日75 mg。循证医学显示对ST段抬高的急性心肌梗死患者，阿司匹林与氯吡格雷联用的效果优于单用阿司匹林。

2. 再灌注治疗

再灌注治疗可使闭塞的冠状动脉再通，心肌得到再灌注，挽救濒死的心肌，缩小梗死范围，改善心功能，降低病死率，是一种积极的治疗措施。

（1）经皮冠状动脉介入（PCI）治疗：经皮冠状动脉介入治疗与溶栓治疗相比，梗死相关血管再通率高，再闭塞率低，缺血复发少，且出血（尤其脑出血）的危险性低，目前已被公认为首选的安全有效的恢复心肌再灌注的治疗手段，包括直接PCI、转运PCI和补救性PCI。

①直接PCI：是指对所有发病12 h以内的ST段抬高急性心肌梗死患者采用介入手段直接开通梗死相关动脉的方法。对于ST段抬高的急性心肌梗死患者直接PCI是最有效降低病死率的治疗。直接PCI适应证：a. 所有ST段抬高心肌梗死患者，发病12 h以内，就诊—球囊扩张时间90 min以内；b. 适合再灌注治疗而有溶栓治疗禁忌证者；c. 发病时间>3 h的患者更趋首选PCI；d. 心源性休克患者，年龄<75岁，心肌梗死发病<36 h，休克<18 h；e. 对年龄>75岁的心源性休克患者，如心肌梗死发

病<36 h，休克<18 h，权衡利弊后可考虑PCI；f. 发病12～24 h，仍有缺血证据，或有心功能障碍或血流动力学不稳定或严重心律失常者。应注意：a. 对发病12 h以上无症状，血流动力学和心电稳定患者不推荐直接PCI；b. 患者血流动力学稳定时，不推荐直接PCI干预非梗死相关动脉；c. 要由有经验者施术，以免延误时机。有心源性休克者宜先行主动脉内球囊反搏术，待血压稳定后再施行PCI。

②转运PCI：转运PCI是直接PCI的一种，主要适用于患者所处医院无行直接PCI的条件，而患者有溶栓治疗的禁忌证，或虽无溶栓治疗的禁忌证但发病已>3 h且<12 h，尤其为较大范围心肌梗死和（或）血流动力学不稳定的患者。

③补救性PCI：是指溶栓失败后梗死相关动脉仍处于闭塞状态，而针对梗死相关动脉所行的PCI。溶栓剂输入后45～60 min的患者，胸痛无缓解和心电图ST段无回落临床提示溶栓失败。补救性PCI适应证：a. 溶栓治疗45～60 min后仍有持续心肌缺血症状或表现者；b. 合并心源性休克年龄<75岁，心肌梗死发病<36 h，休克<18 h者；c. 心肌梗死发病<12 h，合并心力衰竭或肺水肿者；d. 年龄>75岁的心源性休克患者，如心肌梗死发病<36 h，休克<18 h，权衡利弊后可考虑补救性PCI；e. 血流动力学或心电不稳定的患者。

④溶栓治疗再通者的PCI：溶栓治疗成功的患者，如无缺血复发表现，可在7～10 d后行冠状动脉造影，如残留的狭窄病变适宜PCI可行PCI治疗。

（2）溶栓治疗。

①适应证：a. 两个或两个以上相邻导联ST段抬高，在肢体导联≥0.1 mV、胸导≥0.2 mV，或新出现的或可能新出现的左束支传导阻滞，发病时间<12 h，年龄<75岁；b. ST段显著抬高的心肌梗死患者，年龄>75岁，经慎重权衡利弊仍可考虑溶栓治疗；c. ST段抬高，发病时间12～24 h，有进行性胸痛和ST段广泛抬高患者，仍可考虑溶栓治疗；d. 高危心肌梗死，就诊时收缩压≥24.0 kPa（180 mmHg）和（或）舒张压≥14.7 kPa（110 mmHg），经认真权衡溶栓治疗的益处与出血性卒中的危险性后，应首先镇痛、降低血压（如应用硝酸甘油静脉滴注、β受体阻断药等），将血压降至≤20.0/12.0 kPa（150/90 mmHg）时再考虑溶栓治疗（若有条件应考虑直接PCI）。

下列情况首选溶栓：①不具备24 h急诊PCI治疗条件或不具备迅速转运条件或不能在90 min内转运PCI，符合溶栓的适应证及无禁忌证者；②具备24 h急诊PCI治疗条件，患者就诊早（发病≤3 h而且不能及时进行心导管治疗）；③具备24 h急诊PCI治疗条件，但是就诊-球囊扩张与就诊-溶栓时间相差超过60 min、就诊-球囊扩张时间超过90 min；④对于再梗死的患者应该及时进行血管造影并根据情况进行血运重建治疗，包括PCI或冠状动脉旁路移植术（CABG）。如不能立即（症状发作后60 min内）进行血管造影和PCI，则给予溶栓治疗。

②禁忌证：a. 有出血性脑卒中或1年内有缺血性脑卒中（包括TIA）；b. 颅内肿瘤；c. 近期（2～4周）内有活动性出血（消化性溃疡、咯血、痔、月经来潮、出血倾向）；d. 严重高血压，血压>24.0/14.7 kPa（180/110 mmHg），或不能除外主动脉夹层动脉瘤；e. 目前正在使用治疗剂量的抗凝药；f. 近期（<2周）曾穿刺过不易压迫止血的深部动脉；g. 近期（2～4周）创伤史，包括头部外伤、创伤性心肺复苏或较长时间（>10 min）的心肺复苏；h. 近期（<3周）外科大手术。

③溶栓药物的应用：以纤溶酶原激活药激活纤溶酶原，使转变为纤溶酶而溶解冠状动脉内的血栓。

④溶栓药物主要有：a. 尿激酶：150万U（约2.2万U/kg）溶于100 mL 0.9%氯化钠液中，30 min内静脉滴入。溶栓结束12 h皮下注射肝素7 500 U或低分子肝素，2次/天，共3～5 d。b. 链激酶或重组链激酶：150万U溶于100 mL 0.9%氯化钠液中，60 min内静脉滴入。溶栓结束12 h皮下注射肝素7 500 U或低分子肝素，2次/天，共3～5 d。c. 阿替普酶：首先静脉注射10 mg，继而30 min内静脉滴注50 mg，其后60 min内再静脉滴注35 mg。d. 瑞替普酶：IOMU溶于5～10 mL注射用水中静脉注射，时间>2 min，30 min后重复上述剂量。e. 替奈普酶：一般为30～50 mg溶于10 mL生理盐水中静脉注射。根据体重调整剂量：如体重>60 kg，剂量为30 mg；体重每增加10 kg，剂量增加5 mg，直至体重>90 kg，最大剂量为50 mg。

用阿替普酶、瑞替普酶、替奈普酶前先用肝素 60 U/kg（最大量 4 000 U）静脉注射，用药后以每小时 12 U/kg（最大量 1 000 U/h）的速度持续静脉滴注肝素 48 h，将 APTT 调整至 50～70 s；以后改为 7 500 U，2 次 / 天，皮下注射，连用 3～5 d（也可用低分子肝素）。

⑤溶栓再通临床指征：a. 心电图抬高的 ST 段于 2 h 内回降 >50%；b. 胸痛在 2 h 内基本消失；c. 2 h 内出现再灌注性心律失常；d. 血清 CPK-MB 酶峰值提前出现（14 h 内），肌钙蛋白峰值提前到 12 h 内。

3. 消除心律失常

首先应加强针对急性心肌梗死、心肌缺血的治疗。溶栓、急诊 PCI、β 受体阻断药、纠正电解质紊乱均可预防或减少心律失常发生。

（1）急性心肌梗死并发室上性快速心律失常的治疗。

房性期前收缩：与交感神经兴奋或心功能不全有关，本身无须特殊治疗。

心房颤动：常见且与预后有关。血流动力学不稳定的患者应迅速行同步电复律。血流动力学稳定的患者，以减慢心室率为目标。常选用美托洛尔、维拉帕米、地尔硫䓬、洋地黄制剂或胺碘酮治疗。

（2）急性心肌梗死并发室性快速心律失常的治疗。

心室颤动、持续多形性室性心动过速：立即非同步电复律。

持续单形性室性心动过速：伴心绞痛、肺水肿、低血压，应予同步电复律；不伴上述情况，可首先给予药物治疗，如胺碘酮 150 mg 于 10 min 内静脉注射，必要时可重复，然后 1 mg/min 静脉滴注 6 h，再 0.5 mg/min 维持静脉滴注；亦可应用利多卡因。

频发室性期前收缩、成对室性期前收缩、非持续性室性心动过速：可严密观察或利多卡因治疗（使用不超 24 h）。偶发室性期前收缩、加速性室性自主心律：严密观察，不予特殊处理。

（3）缓慢心律失常的治疗。

无症状窦性心动过缓：可暂作观察，不予特殊处理。

症状性窦性心动过缓、二度 I 型房室传导阻滞、三度房室传导阻滞伴窄 QRS 波逸搏心律，患者常有低血压、头晕、心功能障碍、心动过缓 <50 次 / 分等，可先静脉注射阿托品 0.5 mg，3～5 min 重复 1 次，至心率达 60 次 / 分左右。最大可用至 2 mg。

二度 II 型房室传导阻滞；三度房室传导阻滞伴宽 QRS 波群逸搏心律、心室停搏；症状性窦性心动过缓、二度 I 型房室传导阻滞、三度房室传导阻滞伴窄 QRS 波群逸搏心律经阿托品治疗无效及双侧束支传导阻滞患者需行临时起搏治疗。

4. 其他治疗

（1）β 受体阻断药：通过减慢心率，降低体循环血压和减弱心肌收缩力使心肌耗氧量减少，对改善缺血区的氧供需失衡，缩小心肌梗死面积，降低急性期病死率有肯定的疗效。在无禁忌证的情况下应及早常规使用。用药过程中需严密观察，使用剂量必须个体化。常用美托洛尔 25～50 mg，口服，2～3 次 / 天；或阿替洛尔 6.25～25 mg，口服，2 次 / 天。前壁急性心肌梗死伴剧烈胸痛或高血压者，可静脉注射美托洛尔 5 mg，间隔 5 min 后可再给予 1～2 次，继之口服维持。

（2）血管紧张素转换酶抑制药（ACEI）：近年研究认为心肌梗死时应用血管紧张素转换酶抑制药有助于改善恢复期心肌的重构，降低心力衰竭的发生率，从而降低病死率。前壁心肌梗死伴有心功能不全的患者获益最大。在无禁忌证的情况下，溶栓治疗后血压稳定即可开始使用，但剂量和时限应视患者情况而定。通常应从小剂量开始，逐渐增加剂量。如卡托普利 6.25 mg，口服，作为试验剂量，一天之内可加至 12.5 mg 或 25 mg，次日加至 12.5～25 mg，2～3 次 / 天。有心力衰竭的患者宜长期服用。

（3）羟甲基戊二酸单酰辅酶 A 还原酶抑制药：近年的研究表明，本类调脂药可以稳定斑块，改善内皮细胞的功能，建议早期使用，如辛伐他汀 20～40 mg/d，普伐他汀 10～40 mg/d，氟伐他汀 20～40 mg/d，阿托伐他汀 10～80 mg/d。

（4）葡萄糖-胰岛素-氯化钾（GIK）溶液：研究结果提示，在急性心肌梗死的早期使用 GIK 静脉滴注及进行代谢调整是可行的。目前不主张常规补镁治疗。

5. 右室心肌梗死的院内急诊处理

治疗措施与左心室梗死略有不同。右心室心肌梗死引起右侧心力衰竭伴低血压，而无左侧心力衰竭的表现时，宜扩张血容量。在血流动力学监测下静脉滴注输液，直到低血压得到纠正或肺毛细血管压达 2.0～2.4 kPa（15～18 mmHg）。如输液 1～2 L 低血压未能纠正可用正性肌力药，以多巴酚丁胺为优。不宜用利尿药。伴有房室传导阻滞者可予临时起搏。

6. 非 ST 段抬高的急性心肌梗死院内急诊处理

危险性分层：对非 ST 段抬高的急性心肌梗死进行危险性分层的主要目的是为迅速做出治疗决策提供依据。临床上主要根据症状、体征、心电图及血流动力学指标对其进行危险性分层。低危患者：无并发症、血流动力学稳定、不伴有反复缺血发作的患者。中、高危患者（符合以下一项或多项）：①心肌坏死标识物升高；②心电图有 ST 段压低（<2 mm）；③强化抗缺血治疗 24 h 内反复发作胸痛；④有心肌梗死病史；⑤造影显示冠状动脉狭窄病史；⑥ PCI 或 CABG 后；⑦左心室射血分数 <40%；⑧糖尿病；⑨肾功能不全（肾小球滤过率 <60 mL/min）。极高危患者（符合以下一项或多项）：①严重胸痛持续时间长、无明显间歇或 >30 min，濒临心肌梗死表现；②心肌坏死物标识物显著升高和（或）心电图 ST 段显著压低（≥2 mm）持续不恢复或范围扩大；③有明显血流动力学变化，严重低血压、心力衰竭或心源性休克表现；④严重恶性心律失常：室性心动过速、心室颤动。

非 ST 段抬高的急性心肌梗死多是非 Q 波性，此类患者不宜溶栓治疗。低危患者以阿司匹林和肝素尤其是低分子肝素治疗为主。对中、高危患者行早期 PCI（72 h 内）。对极高危患者行紧急 PCI（2h 内）。其他治疗与 ST 段抬高的患者相同。

第二节　重症心律失常

心律失常是指心脏冲动的频率、节律、起源部位、传导速度或激动次序的异常。正常心脏冲动起源于窦房结，先后经结间束、房室结、希氏束、左和右束支及浦肯野纤维至心室。心律失常的发生是由于多种原因引起心肌细胞的自律性、兴奋性、传导性改变，导致心脏冲动形成和（或）传导异常。临床上根据发作时心率的快慢，可将心律失常分为快速心律失常和缓慢心律失常。前者包括期前收缩、心动过速、心房颤动、心室颤动等，后者包括窦性缓慢心律失常、房室传导阻滞等。心律失常发生在无器质性心脏病者，大多病程短，可自行恢复，对血流动力学无明显影响，一般不增加心血管死亡危险性。发生于严重器质性心脏病或离子通道病的心律失常，病程较长，常有严重血流动力学障碍，可诱发心绞痛、休克、心力衰竭、昏厥甚至猝死，称重症心律失常。常见的病因为急性冠脉综合征、陈旧性心肌梗死、慢性充血性心力衰竭（射血分数 <40%）、各类心肌病、长 Q-T 间期综合征、预激综合征等。

心律失常的诊断应从详尽采集病史入手，病史通常能提供对诊断有用的线索。心电图检查是诊断心律失常最重要的一项无创性检查技术，应记录 12 导联心电图，并记录清楚显示 P 波导联的心电图长条以备分析，通常选择 V_1 或 Ⅱ 导联。系统分析应包括：心房与心室节律是否规则，频率各为若干？P-R 间期是否恒定？P 波与 QRS 波群是否正常？P 波与 QRS 波群的相互关系等。在确定心律失常类型后，对重症心律失常患者，在院前和院内对其进行急救时首先要判断有无严重血流动力学障碍，并建立静脉通道，给予吸氧、心电监护，使用电击复律和（或）抗心律失常药物迅速纠正心律失常。在血流动力学稳定、心律失常已纠正的情况下再分析、判断导致心律失常的病因和诱因，并给予相应的处理。

一、阵发性室上性心动过速

阵发性室上性心动过速，简称室上速，是一种阵发性、规则而快速的异位心律。根据起搏点部位及发生机制的不同，包括窦房折返性心动过速、心房折返性心动过速、自律性房性心动过速、房室结内折返性心动过速等。此外，利用隐匿性房室旁路逆行传导的房室折返性心动过速习惯上也归属于室上性心动过速的范畴。由于心动过速发作时频率很快，P 波往往埋伏于前一个 T 波中，不易判定起搏点的部位，故常统称为阵发性室上性心动过速。在全部室上速病例中，房室结内折返性心动过速和房室折返性心动过速约占90%以上。

（一）病因

阵发性室上性心动过速常见于正常的青年，情绪激动、疲劳或烟酒过量常可诱发，亦可见于各种心脏病患者，如冠心病、风湿性心脏病、慢性肺源性心脏病、甲状腺功能亢进性心脏病等。

（二）发病机制

折返是阵发性室上性心动过速发生的主要机制，由触发活动、自律性增高引起者为数甚少。在房室结存在双径路、房室间存在隐匿性房室旁路、窦房结细胞群之间存在功能性差异、心房内3条结间束或心房肌的传导性能不均衡或中断的情况下，两条传导性和不应期不一致的传导通路如形成折返环，其中一条传导通路出现单向传导阻滞时，适时的期前收缩或程序刺激在非阻滞通路上传导的时间使单向传导阻滞的通路脱离不应期，冲动在折返环中沿着一定的方向在折返环中运行，即可形成阵发性室上性心动过速。

（三）临床表现

心动过速发作突然起始与终止，持续时间长短不一。症状包括心悸、胸闷、焦虑不安、头晕，少数患者可出现晕厥、心绞痛、心力衰竭、休克。症状轻重取决于发作时心室率快速的程度、持续时间及有无血流动力学障碍，亦与原发病的严重程度有关。体检心尖区第一心音强度恒定，心律绝对规则。

（四）诊断

1. 心电图特征

（1）心率150～250次/分，节律规则。

（2）QRS波群形态与时限正常，发生室内差异性传导或原有束传导阻滞时，QRS波群形态异常。

（3）P波形态与窦性心律时不同，且常与前一个心动周期的T波重叠而不易辨认。

（4）ST段轻度下移，T波平坦或倒置（图8-1）。

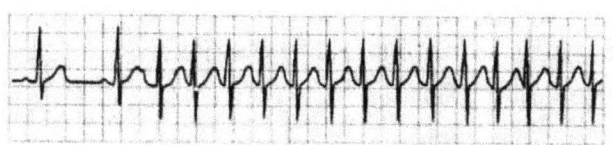

图8-1 阵发性室上性心动过速

2. 评估

（1）判断有无严重的血流动力学障碍、缺氧、二氧化碳潴留和电解质紊乱。

（2）判断有无器质性心脏病、心功能状态和发作的诱因。

（3）询问既往有无阵发性心动过速发作，每次发作的持续时间、主要症状及诊治情况。

（五）急诊处理

在吸氧、心电监护、建立静脉通路后，根据患者基础的心脏状况、既往发作的情况、有无血流动力学障碍及对心动过速的耐受程度做出处理。

1. 同步直流电复律

当患者有严重的血流动力学障碍时，需要紧急电击复律。抗心律失常药物治疗无效亦应施行电击复律，能量一般选择100～150 J。电击复律时如患者意识清楚，应给予地西泮10～30 mg静脉注射。应用洋地黄者不应电复律治疗。

2. 刺激迷走神经

如患者心功能与血压正常，可先尝试刺激迷走神经的方法。颈动脉窦按摩（患者取仰卧位，先行右侧，每次5～10 s，切不可两侧同时按摩，以免引起脑缺血）、Valsalva动作（深吸气后屏气、再用力作呼气）、诱导恶心、将面部浸没于冰水中等方法可使心动过速终止。

3. 腺苷与钙通道阻滞药

首选治疗药物为腺苷，6～12 mg静脉注射，时间1～2 s。腺苷起效迅速，不良反应有胸部压迫感、呼吸困难、面部潮红、窦性心动过缓、房室传导阻滞等。由于其半衰期短于6s，不良反应即使发生亦很快消失。如腺苷无效可改用维拉帕米，首次5 mg稀释后静脉注射，时间3～5 min，无效间隔10 min再静脉注射5 mg。亦可使用地尔硫卓0.25～0.35 mg/kg。上述药物疗效达90%以上。如患者合并心力衰竭、低血压或为宽QRS波心动过速，尚未明确室上性心动过速的诊断时，不应选用钙通道阻滞药，宜选用腺苷静脉注射。

4. 洋地黄与β受体阻断药

毛花苷C（西地兰）0.4～0.8 mg稀释后静脉缓慢注射，以后每2～4 h静脉注射0.2～0.4 mg，24 h总量在1.6 mg以内。目前洋地黄已较少应用，但对伴有心功能不全患者仍为首选。β受体阻断药也能有效终止心动过速，但应避免用于失代偿的心力衰竭患者，并以选用短效β受体阻断药（如艾司洛尔）较为合适，剂量50～200 μg/(kg·min)。

5. 普罗帕酮

1～2 mg/kg（常用70 mg）稀释后静脉注射，无效间隔10～20 min再静脉注射1次，一般静脉注射总量不超过280 mg。由于普罗帕酮有负性肌力作用及抑制传导系统作用，且个体间存在较大差异，对有心功能不全者禁用，对有器质性心脏病、低血压、休克、心动过缓者等慎用或禁用。

6. 其他

合并低血压者可应用升压药物，通过升高血压反射性地兴奋迷走神经，终止心动过速。可选用间羟胺10～20 mg或甲氧明10～20 mg，稀释后缓慢静脉注射。有器质性心脏病或高血压者不宜使用。

二、室性心动过速

室性心动过速简称室速，是指连续3个或3个以上的室性期前收缩，频率>100次/分所构成的快速心律失常。

（一）病因

室速常发生于各种器质性心脏病，以缺血性心脏病为最常见；其次为心肌病、心力衰竭、二尖瓣脱垂、瓣膜性心脏病等；其他病因包括代谢紊乱、电解质紊乱、长Q-T间期综合征、Brugada综合征、药中毒等。少数室速可发生于无器质性心脏病者，称为特发性室速。

（二）发病机制

1. 折返

折返形成必须具备两条解剖或功能上相互分离的传导通路、部分传导途径的单向阻滞和另一部分传导缓慢这3个条件。心室内的折返可为大折返、微折返。前者具有明确的解剖途径；后者为发生于小块心肌甚至于细胞水平的折返，是心室内的折返最常见的形式。心肌的缺血、低血钾及代谢障碍等引起心室肌细胞膜电位改变，动作电位时间、不应期、传导性的非均质性，使心肌电活动不稳定而诱发室速。

2. 自律性增高

心肌缺血、缺氧、牵张过度均可使心室异位起搏点4相舒张期除极坡度增加、降低阈电位或提高静息电位的水平，使心室肌自律性增高而诱发室速。

3. 触发活动

由后除极引起的异常冲动的发放。常由前一次除极活动的早期后除极或延迟后除极所诱发。它可见于局部儿茶酚胺浓度增高、心肌缺血-再灌注、低血钾、高血钙及洋地黄中毒时。

（三）临床表现

室速临床症状的轻重视发作时心脏基础病变、心功能状态、频率及持续时间等不同而异，有很大差别。非持续性室速的患者通常无症状。持续性室速常伴有明显的血流动力学障碍与心肌缺血。临床症状包括心悸、气促、低血压、心绞痛、少尿、晕厥等。听诊心律轻度不规则，第1、2心音分裂。室速发生房室分离时，颈静脉搏动出现间歇性a波，第1心音响度及血压随每次心搏而变化；室速伴有房颤时，则第1心音响度变化和颈静脉搏动间歇性a波消失。部分室速蜕变为心室颤动而引起患者猝死。

（四）诊断与鉴别诊断

1. 心电图特征

（1）3个或3个以上的室性期前收缩连续出现。

（2）QRS波群宽大、畸形，时间 >0.12 s，ST-T波方向与QRS波群主波方向相反。

（3）心室率通常为 100～250 次 / 分，心律规则，但亦可不规则。

（4）心房独立活动与QRS波群无固定关系，形成房室分离；偶尔个别或所有心室激动逆传夺获心房。

（5）通常发作突然开始。

（6）心室夺获与室性融合波：室速发作时少数室上性冲动可下传心室，产生心室夺获，表现为在P波之后提前发生一次正常的QRS波群。室性融合波的QRS波群形态介于窦性与异位心室搏动之间，其意义为部分夺获心室。心室夺获与室性融合波的存在对确立室速的诊断有重要价值（图8-2）。

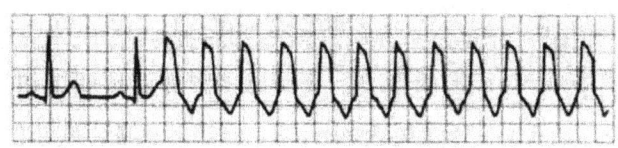

图 8-2　室性心动过速

2. 室速的分类

（1）按室速发作持续时间的长短分为：①持续性室速，发作时间 30 s 以上，或室速发作时间未达 30 s，但出现严重的血流动力学异常，需药物或电复律始能终止；②非持续性室速，发作时间短于 30 s，能自行终止。

（2）按室速发作时QRS波群形态不同分为：①单形性室速，室速发作时，QRS波群形态一致；②多形性室速，室速发作时，QRS波群形态呈 2 种或 2 种以上形态。

（3）按室速发作时血流动力学的改变分为：①血流动力学稳定性室速；②血流动力学不稳定性室速。

（4）按室速持续时间和形态的不同分为：①单形性持续性室速；②单形性非持续性室速；③多形性持续性室速；④多形性非持续性室速。

3. 鉴别诊断

室速与阵发性室上性心动过速伴束支传导阻滞或室内差异性传导或合并预激综合征的心电图十分相似，但各自的临床意义及治疗完全不同，因此应进行鉴别。

（1）阵发性室上性心动过速伴室内差异性传导：室速与阵发性室上性心动过速伴室内差异性传导酷似，均为宽QRS波群心动过速，两者应仔细鉴别。下述诸点有助于阵发性室上性心动过速伴室内差异性传导的诊断：①每次心动过速均由期前发生的P波开始；②P波与QRS波群相关，通常呈 1：1 房室比例；③刺激迷走神经可减慢或终止心动过速。

（2）预激综合征伴心房颤动：预激综合征患者发生心房颤动，冲动沿旁道下传预激心室表现为宽QRS波，沿房室结下传表现为窄QRS波，有时两者融合QRS波介于两者之间。当室率较快时易与室速混淆。下述诸点有助于预激综合征伴心房颤动的诊断：①心房颤动发作前后有预激综合征的心电图形；②QRS时限 >0.20 s，且由于预激心室程度不同QRS时限可有差异；③心律明显不齐，心率多 >200 次 / 分；④心动过速QRS波中有预激综合征心电图形时有利于预激综合征伴心房颤动的诊断。

4. 评估

（1）判断血流动力学状态、有无脉搏：当心电图显示为室性心动过速或宽QRS波心动过速时，首先要判断患者血流动力学是否稳定、有无脉搏。

（2）确定室速的类型、持续时间。

（3）判断有无器质性心脏病、心功能状态和发作的诱因。

（4）判断 Q-T 间期有无延长、是否合并低血钾和洋地黄中毒等。

（五）急诊处理

室速的急诊处理原则是：对非持续性的室速，无症状、无晕厥史、无器质性心脏病者无须治疗；对持续性室速发作，无论有无器质性心脏病均应迅速终止发作，积极治疗原发病；对非持续性室速，有器质性心脏病患者亦应积极治疗。

1. 吸氧

室性心动过速的患者，常有器质性心脏病，发作时间长时即有明显缺氧，应该注意氧气吸入。

2. 直流电复律

无脉性室速、多形性室速应视同心室颤动，立即进行复苏抢救和非同步直流电复律，首次单相波能量为 360 J，双相波能量为 150 J 或 200 J。伴有低血压、休克、呼吸困难、肺水肿、心绞痛、晕厥或意识丧失等严重血流动力学障碍的单形性持续性室性心动过速者，首选同步直流电复律；药物治疗无效的单形性持续性室性心动过速者，也应行同步直流电复律。首次单相波能量为 100 J，如不成功，可增加能量。如血流动力学情况允许应予短时麻醉。洋地黄中毒引起的室性心动过速者，不宜用电复律，应给予药物治疗。

3. 抗心律失常药物的使用

（1）胺碘酮：静脉注射胺碘酮基本不诱发尖端扭转性室速，也不加重或诱发心衰，适用于血流动力学稳定的单形性室速、不伴 Q-T 间期延长的多形性室速、未能明确诊断的宽 QRS 心动过速、电复律无效或电复律后复发的室速、普鲁卡因胺或其他药物治疗无效的室速。在合并严重心功能受损或缺血的患者，胺碘酮优于其他抗心律失常药，疗效较好，促心律失常作用低。首剂静脉用药 150 mg，用 5% 葡萄糖溶液稀释后，于 10 min 内注入。首剂用药 10~15 min 后仍不能转复，可重复静脉注射 150 mg。室速终止后以 1 mg/min 速度静脉滴注 6 h，随后以 0.5 mg/min 速度维持给药，原则上第一个 24 h 不超过 1.2 g，最大可达 2.2 g。第 2 个 24 h 及以后的维持量一般推荐 720 mg/24 h。静脉胺碘酮的使用剂量和方法要因人而异，使用时间最好不要超过 3~4 d。静脉使用胺碘酮的主要不良反应是低血压和心动过缓，减慢静脉注射速度、补充血容量、使用升压药或正性肌力药物可以预防，必要时采用临时起搏。

（2）利多卡因：近年来发现利多卡因对起源自正常心肌的室速终止有效率低，终止器质性心脏病或心衰中室速的有效率不及胺碘酮和普鲁卡因胺，急性心肌梗死中预防性应用利多卡因，室颤发生率降低，但病死率上升，此外其终止室速、室颤复发率高，因此利多卡因已不再是终止室速、室颤的首选药物。首剂用药 50~100 mg，稀释后 3~5 min 内静脉注射，必要时间隔 5~10 min 后可重复 1 次，至室速消失或总量达 300 mg，继以 1~4 mg/min 的速度维持给药。主要不良反应有嗜睡、感觉迟钝、耳鸣、抽搐、一过性低血压等。禁忌证有高度房室传导阻滞、严重心衰、休克、肝功能严重受损等。

（3）苯妥英钠：它能有效地消除由洋地黄过量引起的延迟性后除极触发活动，主要用于洋地黄中毒引起的室性和房性快速心律失常，也可用于长 Q-T 间期综合征所诱发的尖端扭转性室速。首剂用药 100~250 mg，以注射用水 20~40 mL 稀释后 5~10 min 内静脉注射，必要时每隔 5~10 min 重复静脉注射 100 mg，但 2 h 内不宜超过 500 mg，1 d 不宜超过 1 000 mg。治疗有效后改口服维持，第二、三天维持量 100 mg，5 次/天；以后改为每 6 h 1 次。主要不良反应有头晕、低血压、呼吸抑制、粒细胞减少等。禁忌证有低血压、高度房室传导阻滞（洋地黄中毒例外）、严重心动过缓等。

（4）普罗帕酮：用法 1~2 mg/kg（常用 70 mg）稀释后以 10 mg/min 静脉注射，无效间隔 10~20 min 再静脉注射 1 次，一般静脉注射总量不超过 280 mg。由于普罗帕酮有负性肌力作用及抑制传导系统作用，且个体间存在较大差异，对有心功能不全者禁用，对有器质性心脏病、低血压、休克、心动过缓者等慎用或禁用。

（5）普鲁卡因胺：用法 100 mg 稀释后 3~5 min 内静脉注射，每隔 5~10 min 重复 1 次，直至心律失常被控制或总量达 1~2 g，然后以 1~4 mg/min 的速度维持给药。为避免普鲁卡因胺产生的低血压反应，用药时应有另外一个静脉通路，可随时滴入多巴胺，保持在推注普鲁卡因胺过程中血压不降。用药时应有心电图监测。应用普鲁卡因胺负荷量时可产生 QRS 增宽，如超过用药前 50% 则提示已达最大耐受量，不可继续使用。

（六）特殊类型的室性心动过速

1. 尖端扭转性室速

尖端扭转性室速是多形性室速的一个特殊类型，因发作时QRS波群的振幅与波峰呈周期性改变，宛如围绕等电位线连续扭转而得名。往往连续发作3~20个冲动，间以窦性冲动，反复出现，频率200~250次/分（图8-3）。在非发作期可有Q-T间期延长。当室性期前收缩发生在舒张晚期，落在前面T波的终末部分可诱发室速。由于发作时频率过快可伴有血流动力学不稳定的症状，甚至心脑缺血表现，持续发作控制不满意可恶化为心室颤动和猝死。临床见于先天性长Q-T间期综合征、严重的心肌损害和代谢异常、电解质紊乱（如低血钾或低血镁）、吩噻嗪和三环类抗抑郁药及抗心律失常药物（如奎尼丁、普鲁卡因胺或丙吡胺）的使用时。

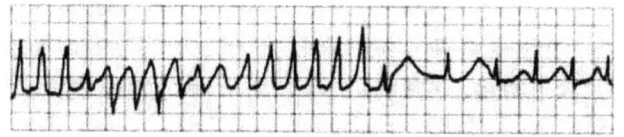

图8-3 尖端扭转性室速

药物终止尖端扭转性室速时，首选硫酸镁，首剂2 g，用5%葡萄糖溶液稀释至40 mL缓慢静脉注射，时间3~5 min，然后以8 mg/min的速度静脉滴注。ⅠA类和Ⅲ类抗心律失常药物可使Q-T间期更加延长，故不宜应用。先天性长Q-T间期综合征治疗应选用β受体阻断药。对于基础心室率明显缓慢者，可起搏治疗，联合应用β受体阻断药。药物治疗无效者，可考虑左颈胸交感神经切断术，或置入埋藏式心脏复律除颤器。

2. 加速性室性自主心律

其又称非阵发性室速、缓慢型室速。心电图常表现为连续发生3~10个起源于心室的QRS波群，心室率通常为60~110次/分。心动过速的开始与终止呈渐进性，跟随于一个室性期前收缩之后，或当心室异位起搏点自律性高于窦性频率时发生。由于心室与窦房结两个起搏点轮流控制心室节律，融合波常出现于心律失常的开始与终止时，心室夺获亦很常见。

加速性室性自主心律失常发生于心脏病患者，特别是急性心肌梗死再灌注期间、心脏手术、心肌病、风湿热与洋地黄中毒。发作短暂或间歇。患者一般无症状，亦不影响预后。通常无须治疗。

三、心房扑动

心房扑动简称房扑，是一种快速而规则、药物难以控制的心房异位心律，较心房颤动少见。

（一）病因

心房扑动常发生于器质性心脏病，如风湿性心脏病、冠心病、高血压性心脏病、心肌病等。此外，肺栓塞，慢性充血性心力衰竭，二、三尖瓣狭窄与反流导致心房扩大，亦可出现心房扑动。其他病因有甲状腺功能亢进症、酒精中毒、心包炎等，亦可见于一些无器质性心脏病的患者。

（二）发病机制

心脏电生理研究表明，房扑系折返所致。因这些折返环占领了心房的大部分区域，故称之为"大折返"。下腔静脉至三尖瓣环间的峡部常为典型房扑折返环的关键部位。围绕三尖瓣环呈逆钟向折返的房扑最常见，称典型房扑（Ⅰ型）；围绕三尖瓣环呈顺钟向折返的房扑较少见，称非典型房扑（Ⅱ型）。

（三）临床表现

心房扑动往往有不稳定的倾向，可恢复为窦性心律或进展为心房颤动，亦可持续数月或数年。按摩颈动脉窦能突然成比例减慢心房扑动者的心室率，停止按摩后又恢复至原先心室率水平。令患者运动、施行增加交感神经张力或降低迷走神经张力的方法，可促进房室传导，使心房扑动的心室率成倍数增加。房扑患者常有心悸、呼吸困难、乏力或胸痛等症状。有些房扑患者症状较为隐匿，仅表现为活动时乏力。如房扑伴有极快的心室率，可诱发心绞痛、心力衰竭。体检可见快速的颈静脉扑动。房室传导比例发生改变时,第一心音强度也随之变化。未得到控制且心室率极快的房扑,长期发展会导致心动过速性心肌病。

(四)诊断

1. 心电图特征

(1)反映心房电活动的窦性P波消失,代之以规律的锯齿状扑动波称为F波,扑动波之间的等电位线消失,在Ⅱ、Ⅲ、aVF或V_1导联最为明显,典型房扑在Ⅱ、Ⅲ、aVF导联上的扑动波呈负向,V_1导联上的扑动波呈正向,移行至V_6导联时则扑动波演变成负向波。心房率为250～350次/分。非典型房扑表现为Ⅱ、Ⅲ、aVF导联上的正向扑动波和V1导联上的负向扑动波,移行至V_6导联时则扑动波演变正向扑动波,心房率为340～430次/分。

(2)心室率规则或不规则取决于房室传导比例是否恒定。当心房率为300次/分,未经药物治疗时,心室率通常为150次/分(2∶1房室传导)。使用奎尼丁、普罗帕酮等药物,心房率减慢至200次/分以下,房室传导比例可恢复1∶1,导致心室率显著加速。预激综合征和甲状腺功能亢进症并发房扑,房室传导比例如为1∶1,可产生极快的心室率。不规则的心室率是由于房室传导比例发生变化,如2∶1与4∶1传导交替所致。

(3)QRS波群呈室上性,时限正常。当合并预激综合征、室内差异性传导和束支传导阻滞时,QRS波增宽、畸形(图8-4)。

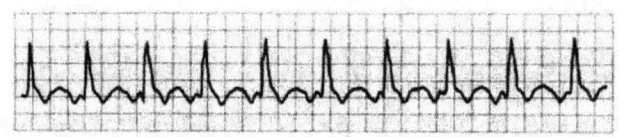

图8-4 心房扑动

2. 评估

(1)有无严重的血流动力学障碍。

(2)判断有无器质性心脏病、心功能状态和发作的诱因。

(3)判断房扑的持续时间。

(五)急诊处理

心房扑动常发生于器质性心脏病,在吸氧、心电监护、建立静脉通路后,根据患者基础的心脏状况、有无血流动力学障碍做出处理。房扑急诊处理的目的是在对原发病进行治疗的基础上将其转复为窦性心律,预防复发或单纯减慢心率以缓解临床症状。

1. 心律转复

(1)直流电同步复律:是终止房扑最有效的方法。房扑发作时有严重的血流动力学障碍或出现心衰,应首选直流电复律;对持续性房扑药物治疗无效者,亦宜用电复律。大多数房扑仅需50J的单相波或更小的双相波电击,即能成功地将房扑转复为窦性心律。成功率为95%～100%。

(2)心房快速起搏:适用于电复律无效者,或已应用大剂量洋地黄不适宜复律者。成功率为70%～80%。对典型房扑(Ⅰ型)效果较好而非典型房扑(Ⅱ型)无效。对于房扑伴1∶1传导或旁路前向传导,由于快速心房起搏可诱发快速心室率甚至心室颤动,故为心房快速起搏禁忌。将电极导管插至食管的心房水平,或经静脉穿刺插入电极导管至右心房处,以快于心房率10～20次/分开始,当起搏至心房夺获后突然终止起搏,常可有效地转复房扑为窦性心律。当初始频率不能终止房扑时,在原来起搏频率基础上增加10～20次/分,必要时重复上述步骤。终止房扑最有效的起搏频率一般为房扑频率的120%～130%。

(3)药物复律:对房扑复律有效的药物有以下几种。

伊布利特:转复房扑的有效率为38%～76%,转复时间平均为30 min。研究证实,其复律成功与否与房扑持续时间无关。严重的器质性心脏病、Q-T间期延长或有窦房结病变的患者,不应给予伊布利特治疗。

普罗帕酮：急诊转复房扑的成功率为40%。

索他洛尔：1.5 mg/kg转复房扑成功率远不如伊布利特。

2. 药物控制心室率

对血流动力学稳定的患者，首先以降低心室率为治疗目的。

（1）洋地黄制剂：是房扑伴心功能不全患者的首选药物。可用毛花苷C（西地兰）0.4～0.6 mg稀释后缓慢静脉注射，必要时于2 h后再给0.2～0.4 mg，使心率控制在100次/分以下后改为口服地高辛维持。房扑大多数先转为房颤，如继续使用或停用洋地黄过程中，可能恢复窦性心律；少数从心房扑动转为窦性心律。

（2）钙通道阻滞药：首选维拉帕米，5～10 mg稀释后缓慢静脉注射，偶可直接复律，或经房颤转为窦性心律，口服疗效差。静脉应用地尔硫卓亦能有效控制房扑的心室率。主要不良反应为低血压。

（3）β受体阻断药：可减慢房扑之心室率。

（4）对于房扑伴1∶1房室传导，多为旁道快速前向传导。可选用延缓旁道传导的普罗帕酮、胺碘酮、普鲁卡因胺等，禁用延缓房室传导、增加旁道传导而加快室率的洋地黄和维拉帕米等。

3. 药物预防发作

多非利特、氟卡尼、胺碘酮均可用于预防发作。但IC类抗心律失常药物治疗房扑时必须与β受体阻断药或钙通道阻滞药合用，原因是IC类抗心律失常药物可减慢房扑频率，并引起1∶1房室传导。

4. 抗凝治疗

新近观察显示，房扑复律过程中栓塞的发生率为1.7%～7.0%，未经充分抗凝的房扑患者直流电复律后栓塞风险为2.2%。房扑持续时间超过48 h的患者，在采用任何方式的复律之前均应抗凝治疗。只有在下列情况下才考虑心律转复：患者抗凝治疗达标（INR值为2.0～3.0）、房扑持续时间少于48 h或经食管超声未发现心房血栓。食管超声阴性者，也应给予抗凝治疗。

四、心房颤动

心房颤动亦称心房纤颤，简称房颤，指心房丧失了正常的、规则的、协调的、有效的收缩功能而代之以350～600次/分的不规则颤动，是一种十分常见的心律失常，绝大多数见于器质性心脏病患者，可呈阵发性或呈持续性。在人群中的总发病率约为0.4%，65岁以上老年人发病率为3%～5%，80岁后发病率可达8%～10%。合并房颤后心脏病病死率增加2倍，如无适当抗凝，脑卒中增加5倍。

（一）病因

房颤常发生于原有心血管疾病者，常见于风湿性心脏病、冠心病、高血压性心脏病、甲状腺功能亢进、缩窄性心包炎、心肌病、感染性心内膜炎及慢性肺源性心脏病等。房颤发生在无心脏病变的中青年，称为孤立性房颤。老年房颤患者中部分是心动过缓-心动过速综合征的心动过速期表现。

（二）发病机制

目前得到公认的是多发微波折返学说和快速发放冲动学说。多发微波折返学说认为：多发微波以紊乱方式经过心房，互相碰撞、再启动和再形成，并有足够的心房组织块来维持折返。快速发放冲动学说认为：左右心房、肺静脉、腔静脉、冠状静脉窦等开口部位，或其内一定距离处（存在心房肌袖）有快速发放冲动灶，驱使周围心房组织产生心房颤动，由多发微波折返机制维持，快速发放冲动停止后心房颤动仍会持续。

（三）临床表现

房颤时心房有效收缩消失，心输出量比窦性心律时减少25%或更多。症状的轻重与患者心功能和心室率的快慢有关。轻者可仅有心悸、气促、乏力、胸闷；重者可致急性肺水肿、心绞痛、心源性休克甚至昏厥。阵发性房颤者自觉症状常较明显。房颤伴心房内附壁血栓者，可引起栓塞症状。房颤的典型体征是第一心音强弱不等，心律绝对不规则，脉搏短绌。

（四）诊断

1. 心电图特点

（1）各导联中正常 P 波消失，代之以形态、间距及振幅均绝对不规则的心房颤动波（f 波），频率 350～600 次/分，通常在 Ⅱ、Ⅲ、aVF 或 V_1 导联较为明显。

（2）R-R 间期绝对不规则，心室率较快，但在并发完全性房室传导阻滞或非阵发性交界性心动过速时，R-R 规则，此时诊断依靠 f 波的存在。

（3）QRS 波群呈室上性，时限正常。当合并预激综合征、室内差异性传导和束支传导阻滞时，QRS 波群增宽、畸形，此时心室率又很快时，极易误诊为室速，食管导联心电图对诊断很有帮助。

（4）在长 R-R 间期后出现的短 R-R 间期，其 QRS 波群呈室内差异性传导（常为右束支传导阻滞型）称为 Ashman 现象；差异传导连续发生时称为蝉联现象（图 8-5）。

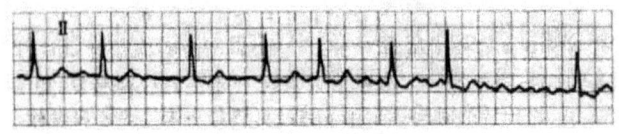

图 8-5　心房颤动

2. 房颤的分类

（1）阵发性房颤：持续时间 <7 d（通常在 48 h 内），能自行终止，反复发作。

（2）持续性房颤：持续时间 >7 d，或以前转复过，非自限性，反复发作。

（3）永久性房颤：终止后又复发，或患者无转复愿望，持久发作。

3. 评估

（1）根据病史和体格检查确定患者有无器质性心脏病、心功能不全、电解质紊乱，是否正在使用洋地黄制剂。

（2）心电图中是否间歇出现或持续存在 δ 波，如存在则表明为 WPW，洋地黄制剂和维拉帕米为禁忌药物。

（3）紧急复律是否有益处，如快速心室率所致的心肌缺血、肺水肿、血流动力学不稳定。

（4）复律后是否可维持窦律，如甲状腺疾病、左心房增大、二尖瓣疾病。

（5）发生栓塞并发症的危险因素有哪些，即是否需要抗凝治疗。

（五）急诊处理

房颤急诊处理的原则及目的：①恢复并维持窦性心律；②控制心室率；③抗凝治疗预防栓塞并发症。

1. 复律治疗

（1）直流电同步复律：急性心肌梗死、难治性心绞痛、预激综合征等伴房颤患者，如有严重血流动力学障碍，首选直流电同步复律，初始能量 200 J。初始电复律失败，保持血钾在 4.5～5.0 mmol/L，30 min 静脉注射胺碘酮 300 mg（随后 24 h 静脉滴注 900～1200 mg），尝试进一步除颤。血流动力学稳定、房颤时心室率快（>100 次/分），用洋地黄难以控制，或房颤反复诱发心力衰竭或心绞痛，药物治疗无效，也需尽快电复律。

（2）药物复律：房颤发作在 7 d 内的患者药物复律的效果最好。大多数这样的患者房颤是第一次发作，不少患者发作后 24～48 h 可自行复律。房颤时间较长的患者（>7 d）很少能自行复律，药物复律的成功率也大大减少。复律成功与否与房颤持续时间的长短、左心房大小和年龄有关。已证实有效的房颤复律药物有：胺碘酮、普罗帕酮、氟卡尼、伊布利特、多非利特、奎尼丁。

普罗帕酮：用于 ≤7 d 的房颤患者，单剂口服 450～600 mg，转复有效率可达 60% 左右。但不能用于 75 岁以上的老年患者、心力衰竭、病态窦房结综合征、束支传导阻滞、QRS ≥ 0.12 s、不稳定心绞痛、6 个月内有过心肌梗死、二度以上房室传导阻滞者等。

胺碘酮：可静脉或口服应用。口服用药住院患者 1.2～1.8 g/d，分次服，直至总量达 109，然后 0.2～0.4 g/d 维持；门诊患者 0.6～0.8 g/d，分次服，直至总量达 10 g 后 0.2～0.4 g/d 维持。静脉用药者为 30～60 min 内静脉注射 5～7 mg/kg，然后 1.2～1.8 g/d 持续静脉滴注或分次口服，直至总量达 10 g 后 0.2～0.4 g/d 维持。转复有效率为 20%～70%。伊布利特：适用于 7 d 左右的房颤。1 mg 静脉注射 10 min，若 10 min 后未能转复可重复 1 mg。应用时必须心电监护 4 h。转复有效率为 20%～75%。

2. 控制心室率

（1）短期迅速控制心室率：血流动力学稳定的患者最初治疗目标是迅速控制心室率，使患者心室率 ≤100 次/分，保持血流动力学稳定，减轻患者症状，以便赢得时间，进一步选择最佳治疗方案。初次发作且在 24～48 h 的急性房颤或部分阵发性患者心室率控制后，可能自行恢复为窦性心律。

①毛花苷 C（西地兰）：是伴有心力衰竭、肺水肿患者的首选药物。0.2～0.4 mg 稀释后缓慢静脉注射，必要时于 2～6 h 后可重复使用，24 h 内总量一般不超过 1.2 mg。若近期曾口服洋地黄制剂者，可在密切观察下给毛花苷 C 0.2 mg。

②钙通道阻滞药：地尔硫卓 5 mg，稀释后静脉注射，时间 2 min，必要时 15 min 后重复 1 次，继以 15 mg/h 维持，调整静脉滴注速度，使心室率达到满意控制。维拉帕米 5～10 mg，稀释后静脉注射，时间 10 min，必要时 30～60 min 后重复 1 次。应注意这两种药物均有一定的负性肌力作用，可导致低血压，维拉帕米更明显，伴有明显心力衰竭者不用维拉帕米。

③β受体阻断药：普萘洛尔 1 mg 静脉注射，时间 5 min，必要时每 5 min 重复 1 次，最大剂量至 5 mg，维持剂量为每 4 h 1～3 mg；或美托洛尔 5 mg 静脉注射，时间 5 min，必要时每 5 min 重复 1 次，最大剂量 10～15 mg；艾司洛尔 0.25～0.5 mg/kg 静脉注射，时间 >1 min，继以 50 μg/(kg·min) 静脉滴注维持。低血压与心力衰竭者忌用 β 受体阻断药。

上述药物应在心电监护下使用，心室率控制后应继续口服该药进行维持。地尔硫卓或 β 受体阻断药与毛花苷 C 联合治疗能更快控制心室率，且毛花苷 C 的正性肌力作用可减轻地尔硫卓和 β 受体阻断药的负性肌力作用。

④特殊情况下房颤的药物治疗。

预激综合征伴房颤：控制心室率避免使用 β 受体阻断药、钙通道阻滞药、洋地黄制剂和腺苷等，因这些药物延缓房室结传导、房颤通过旁路下传使心室率反而增快。对心功能正常者，可选用胺碘酮、普罗帕酮、普鲁卡因胺或伊布利特等抗心律失常药物，使旁路传导减慢从而降低心室率，恢复窦律。胺碘酮用法：150 mg（3～5 mg/kg），用 5% 葡萄糖溶液稀释，于 10 min 内注入。首剂用药 10～15 min 后仍不能转复，可重复 150 mg 静脉注射。继以 1.0～1.5 mg/min 速度静脉滴注 1 h，以后根据病情逐渐减量，24 h 总量不超过 1.2 g。

急性心肌梗死伴房颤：提示左心功能不全，可静脉注射毛花苷 C 或胺碘酮以减慢心室率，改善心功能。

甲状腺功能亢进症伴房颤：首先予积极的抗甲状腺药物治疗。应选用非选择性 β 受体阻断药（如卡维地洛）。

急性肺疾患或慢性肺部疾病伴房颤：应纠正低氧血症和酸中毒，尽量选择钙拮抗药控制心室率。

（2）长期控制心室率：持久性房颤的治疗目的为控制房颤过快的心室率，可选用 β 受体阻断药、钙通道阻滞药或地高辛。但应注意这些药物的禁忌证。

3. 维持窦性心律

房颤心律转复后要用药维持窦性心律。除伊布利特外，用于复律的药物也用于转复后维持窦律，因此常用普罗帕酮、胺碘酮和多非利特，还可使用阿奇利特、索他洛尔。

4. 预防栓塞并发症

慢性房颤（永久性房颤）患者有较高的栓塞发生率。过去有栓塞病史、瓣膜病、高血压、糖尿病、老年患者、左心房扩大、冠心病等使发生栓塞的危险性增大。存在以上任何一种情况，均应接受长期抗凝治疗。口服华法林，使凝血酶原时间国际标准化比率（INR）维持在 2.0～3.0，能安全而有效地预防脑卒中的发生。不宜应用华法林的患者及无以上危险因素的患者，可改用阿司匹林（每日 100～300 mg）。房颤持续时间不超过 2 d，复律前无须做抗凝治疗，否则应在复律前接受 3 周的华法林治疗，待心律转复后继续治疗 4 周。紧急复律治疗可选用静脉注射肝素或皮下注射低分子肝素，复律后仍给予 4 周的抗凝治疗。在采取上述治疗的同时，要积极寻找房颤的原发疾病和诱发因素，给予相应处理。对房颤发作频繁、心室率很快、药物治疗无效者可施行射频消融、外科手术等。

五、心室扑动与心室颤动

心室扑动和心室颤动是最严重的心律失常，简称室扑和室颤。前者心室有快而微弱的收缩，后者心室各部分肌纤维发生快而不协调的颤动，对血流动力学的影响等同于心室停搏。室扑常为室颤的先兆，很快即转为室颤。而室颤则是导致心脏性猝死的常见心律失常，也是临终前循环衰竭的心律改变。原发性室颤为无循环衰竭基础上的室颤，常见于冠心病，及时电除颤可逆转。在各种心脏病的终末期发生的室扑和室颤，为继发性室扑和室颤，预后极差。

（一）病因

各种器质性心脏病及许多心外因素均可导致室扑和室颤，以冠心病、原发性心肌病、瓣膜性心脏病、高血压性心脏病为最常见。原发性室颤则好发于急性心肌梗死、心肌梗死溶栓再灌注后、原发性心肌病、病态窦房结综合征、心肌炎、触电、低温、麻醉、低血钾、高血钾、酸碱平衡失调、奎尼丁、普鲁卡因胺、锑剂和洋地黄等药物中毒、长 Q-T 间期综合征、Brugada 综合征、预激综合征合并房颤等。

（二）发病机制

室颤可以被发生于心室易损期的期前收缩所诱发，即"R on T"现象。然而，室颤也可在没有"R on T"的情况下发生，故有理论认为当一个行进的波正面碰到解剖障碍时可碎裂产生多个子波，后者可以单独存在并作为高频率的兴奋起源点触发室颤。多数学者认为心室肌结构的不均一是形成自律性增高和折返的基质，而多个研究都提示起源于浦肯野系统的触发活动在室颤发生起始阶段的重要作用。

（三）诊断

1. 临床特点

典型的表现为阿-斯（Adams-Stokes）综合征：患者突然抽搐，意识丧失，面色苍白，几次断续的叹息样呼吸之后呼吸停止，此时心音、脉搏、血压消失、瞳孔散大。部分患者阿-斯综合征表现不明显即已猝然死亡。

2. 心电图

（1）心室扑动：正常的 QRS-T 波群消失，代之以连续、快速、匀齐的大振幅波动，频率 150～250 次/分，一般在发生心室扑动后，常迅速转变为心室颤动，但也可转变为室性心动过速，极少数恢复窦性心律。室扑与室性心动过速的区别在于后者 QRS 与 T 波能分开，波间有等电位线，且 QRS 时限不如室扑宽。

（2）心室颤动：QRS-T 波群完全消失，代之以形状不同、大小各异、极不均匀的波动，频率 250～500 次/分，开始时波幅尚较大，以后逐渐变小，终于消失。室颤与室扑的区别在于前者波形及节律完全不规则，且电压极小（图 8-6）。

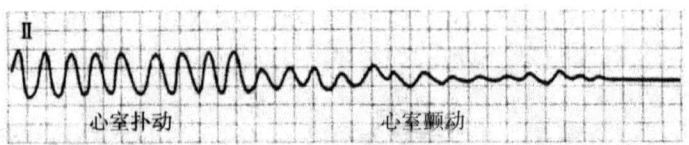

图 8-6　心室扑动与颤动

3. 临床分型

（1）据室颤波振幅分型：①粗颤型：室颤波振幅 >0.5 mV，多见于心肌收缩功能较好的患者，心肌蠕动幅度相对粗大有力，张力较好，对电除颤效果好；②细颤型：室颤波振幅 <0.5 mV，多见于心肌收缩功能较差的情况。对电除颤疗效差。

（2）据室颤前心功能分型：①原发性室颤：又称非循环衰竭型室颤。室颤前无低血压、心力衰竭或呼吸衰竭，循环功能相对较好，室颤的发生与心肌梗死等急性病变有关，除颤成功率约为80%；②继发性室颤：又称循环衰竭型室颤。室颤前常有低血压、心力衰竭或呼吸衰竭，常同时存在药物、电解质紊乱等综合因素，除颤成功率低（<20%）；③特发性室颤：室颤发生前后均未发现器质性心脏病，室颤常突然发生，多数来不及复苏而猝死，部分自然终止而幸存，室颤幸存者常有复发倾向，属于单纯的心电疾病；④无力型室颤：又称临终前室颤。临终患者约有50%可出现室颤，室颤波频率慢，振幅低。

（四）急诊处理

1. 非同步直流电击除颤

心室扑动或心室颤动一旦发生，紧急给予非同步直流电击除颤1次，单相波能量选择360 J，双相波选择150～200 J。电击除颤后不应检查脉搏、心律，应立即进行胸外心脏按压，2 min或5个30∶2按压/通气周期后如仍然是室颤，再予除颤1次。

2. 药物除颤

2～3次电击后仍为室颤首选胺碘酮静脉注射，无胺碘酮或有Q-T间期延长，可使用利多卡因，并重复电除颤。

3. 病因处理

由严重低血钾引起的室颤反复发作，应静脉滴注大量氯化钾，一般用2～3 g氯化钾溶于5%葡萄糖溶液500 mL内，在监护下静脉滴注，最初24 h内常需给氯化钾10 g左右，持续到心电图低血钾表现消失为止。由锑剂中毒引起的室颤反复发作，可反复用阿托品1～2 mg静脉注射或肌内注射，同时亦需补钾。由奎尼丁或普鲁卡因胺引起的室颤不宜用利多卡因，需用阿托品或异丙肾上腺素治疗。

4. 复苏后处理

若经以上治疗心脏复跳，但仍有再次骤停的危险，并可能继发脑、心、肾损害，从而发生严重并发症后遗症。因此应积极地防治发生心室颤动的原发疾患，维持有效的循环和呼吸功能及水、电解质和酸碱平衡，防治脑水肿、急性肾衰竭和继发感染。

六、房室传导阻滞

房室传导阻滞又称房室阻滞，是指房室交界区脱离了生理不应期后冲动从心房传至心室的过程中异常延迟，传导部分中断或完全被阻断。房室传导阻滞可为暂时性或持久性，根据心电图上的表现分三度：一度房室传导阻滞，指P-R间期延长，如心率>50次/分且无明显症状，一般不需要特殊处理，但在急性心肌梗死时要观察发展变化；二度房室传导阻滞指心房冲动有部分不能传入心室，又分为Ⅰ型（莫氏Ⅰ型即文氏型）与Ⅱ型（莫氏Ⅱ型）；三度房室传导阻滞指房室间传导完全中断，可引起严重临床后果，要积极治疗。

二度以上的房室传导阻滞，由于心搏脱漏，可有心动过缓及心悸、胸闷等症状；高度或完全性房室传导阻滞时严重的心动过缓可致心源性晕厥，需急诊抢救治疗。

（一）病因

正常人或运动员可发生二度Ⅰ型房室传导阻滞，与迷走神经张力增高有关，常发生于夜间。导致房室传导阻滞的常见病变为：急性心肌梗死、冠状动脉痉挛、病毒性心肌炎、心肌病、急性风湿热、钙化性主动脉瓣狭窄、心脏肿瘤（特别是心包间皮瘤）、原发性高血压、心脏手术、电解质紊乱、黏液性水肿等。

（二）发病机制

一度及二度Ⅰ型房室传导阻滞，阻滞部位多在房室结，病理改变多不明显，或仅有暂时性房室结缺血、缺氧、水肿、轻度炎症。二度Ⅱ型及三度房室传导阻滞，病理改变广泛而严重，且常持久存在，包括传导系统的炎症或局限性纤维化、急性前壁心肌梗死及希氏束、左右束支分叉处或双侧束支坏死、束支的广泛纤维性变。先天性完全性房室传导阻滞，可见房室结或希氏束的传导组织完全中断或缺如。

(三)临床表现

一度房室传导阻滞常无自觉症状。二度房室传导阻滞由于心搏脱漏,可有心悸、乏力等症状,亦可无症状。三度房室传导阻滞的症状决定于心室率的快慢与伴随病变,症状包括疲倦、乏力、头晕、晕厥、心绞痛、心力衰竭。如合并室性心律失常,患者可感到心悸不适。当一度、二度突然进展为三度房室传导阻滞,因心室率过缓,每分钟心输出量减少,导致脑缺血,患者可出现暂时性意识丧失,甚至抽搐,称为阿-斯综合征,严重者可引起猝死。患者往往感觉疲劳、软弱、胸闷、心悸、气短或晕厥,听诊心率缓慢规律。

一度房室传导阻滞,听诊时第一心音强度减弱。二度Ⅰ型房室传导阻滞的第一心音强度逐渐减弱并有心搏脱漏。二度Ⅱ型房室传导阻滞亦有间歇性心搏脱漏,但第一心音强度恒定。三度房室传导阻滞的第一心音强度经常变化。第二心音可呈正常或反常分裂,间或听到响亮亢进的第一心音。凡遇心房与心室同时收缩,颈静脉出现巨大的a波(大炮波)。

(四)诊断

1. 心电图特征

(1)一度房室传导阻滞:每个心房冲动都能传导至心室,仅P-R间期>0.20 s,儿童>0.16~0.18 s(图8-7)。房室传导束的任何部位传导缓慢,均可导致P-R间期延长。如QRS波群形态与时限正常,房室传导延缓部位几乎都在房室结,极少数在希氏束。QRS波群呈现束支传导阻滞图形者,传导延缓可能位于房室结和(或)希氏束-浦肯野系统。希氏束电图记录可协助确定部位。

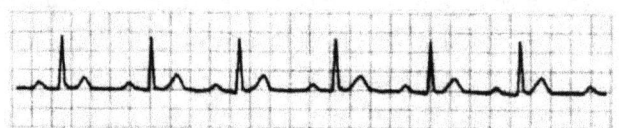

图8-7 一度房室传导阻滞

(2)二度Ⅰ型房室传导阻滞:是最常见的二度房室传导阻滞类型,表现为P-R间期随每一心搏逐次延长,直至一个P波受阻不能下传心室,QRS波群脱漏,如此周而复始;P-R间期增量逐次减少;脱漏前的P-R间期最长,脱漏后的P-R间期最短;脱漏前R-R间期逐渐缩短,且小于脱漏后的R-R间期(图8-8)。最常见的房室传导比率为3:2和5:4。在大多数情况下,阻滞位于房室结,QRS波群正常,极少数位于希氏束下部,QRS波群呈束支传导阻滞图形。二度Ⅰ型房室传导阻滞很少发展为三度房室传导阻滞。

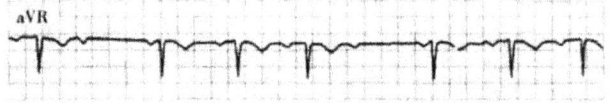

图8-8 二度Ⅰ型房室传导阻滞

(3)二度Ⅱ型房室传导阻滞:P-R间期固定,可正常或延长,QRS波群呈周期性脱漏,房室传导比例可为2:1、3:1、3:2、4:3、5:4等。房室传导比例呈3:1或3:1以上者称为高度房室传导阻滞。当QRS波群增宽、形态异常时,阻滞位于希氏束-浦肯野系统。若QRS波群正常,阻滞可能位于房室结(图8-9)。

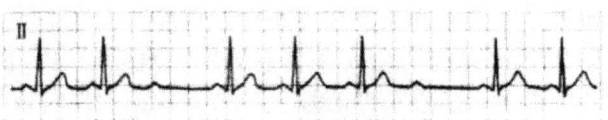

图8-9 二度Ⅱ型房室传导阻滞

（4）三度房室传导阻滞：又称完全性房室传导阻滞。全部 P 波不能下传，P 波与 QRS 波群无固定关系，形成房室脱节。P-P 间期 <R-R 间期。心室起搏点在希氏束分叉以上或之内为房室交界性心律，QRS 波群形态与时限正常，心室率 40～60 次/分，心律较稳定；心室起搏点在希氏束以下，心室率 30～40 次/分，心律常不稳定（图 8-10）。

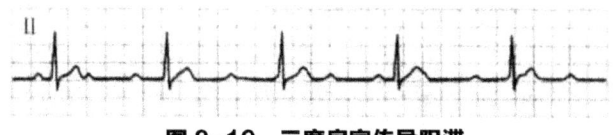

图 8-10　三度房室传导阻滞

2. 评估

（1）据病史、体格检查、实验室和其他检查判断有无器质性心脏病、心功能状态和诱因。

（2）判断血流动力学状态。

（五）急诊处理

病因治疗主要针对可逆性病因和诱因，如急性感染性疾病控制感染，洋地黄中毒的治疗和电解质紊乱的纠正等。应急治疗可用药物和电起搏。

1. 二度 I 型房室传导阻滞

其常见于急性下壁心肌梗死，阻滞是短暂的。若心室率 >50 次/分，无症状者不必治疗，可先严密观察，注意勿发展为高度房室传导阻滞。当心室率 <50 次/分，有头晕、心悸症状者可用阿托品 0.5～1.0 mg 静脉注射，或口服麻黄碱 25 mg，3 次/天。异丙肾上腺素 1～2 mg 加入生理盐水 500 mL，静脉滴注，根据心室率调节滴速。

2. 二度 II 型房室传导阻滞

其可见于急性前壁心肌梗死，病变范围较广泛，常涉及右束支、左前分支、左后分支或引起三度房室传导阻滞，病死率极高。经用上述药物治疗不见好转，需安装临时起搏器。

3. 洋地黄中毒的治疗

洋地黄中毒可停用洋地黄；观察病情，非低钾者一般应避免补钾；静脉注射阿托品；试用抗地高辛抗体。

4. 药物应急治疗的选择

（1）异丙肾上腺素：为肾上腺能 β 受体兴奋药。兴奋心脏高位节律点窦房结和房室结，增快心率，加强心肌的收缩力，改善传导功能，提高心律的自律性，适用于三度房室传导阻滞伴阿-斯综合征急性发作、病态窦房结综合征。心肌梗死、心绞痛患者禁用或慎用。

（2）肾上腺素：兴奋 α 受体及 β 受体，可增强心肌收缩力，增加心输出量，加快心率；扩张冠状动脉，增加血流量，使周围小血管及内脏血管收缩（对心、脑、肺血管收缩作用弱）；松弛平滑肌，解除支气管及胃肠痉挛；可兴奋心脏的高位起搏点及心脏传导系统，故心脏停搏时肾上腺素是首选药物。其可用于二度或三度房室传导阻滞者。

（3）麻黄碱：为间接及直接兼有作用的拟肾上腺素药，对 α 受体、β 受体有兴奋作用，升压作用弱而持久，有加快心率的作用，适用于二度或三度房室传导阻滞症状较轻的患者。

（4）阿托品：主要是解除迷走神经对心脏的抑制作用，使心率加快，适用于治疗各种类型的房室传导阻滞、窦性心动过缓、病态窦房结综合征。

（5）肾上腺皮质激素：具有消炎、抗过敏、抗内毒素、抑制免疫反应，减轻机体对各种损伤的病理反应，有利于房室传导改善，适用于炎症或水肿等引起的急性获得性完全性心脏传导阻滞。5% 碳酸氢钠或 11.2% 乳酸钠，除能纠正代谢性酸中毒外，还有兴奋窦房结的功能。其适用于酸中毒、高血钾所致完全性房室传导阻滞及心脏停搏。

5. 起搏

起搏适用于先天性或慢性完全性心脏传导阻滞。通常选用永久按需起搏器，急性获得性完全性心脏传导阻滞可选用临时按需起搏器。

第九章

消化系统急危重症

第一节 急性胃炎

急性胃炎（acute gastritis）是指各种外在和内在因素引起的急性广泛或局限性胃黏膜炎症。病变可局限于胃底、胃体、胃窦或弥漫分布于全胃，病变深度大多仅限于黏膜层，严重时则可累及黏膜下层、肌层，甚至达浆膜层。临床表现多种多样，以上腹痛、上腹不适、恶心、呕吐最为常见，也可无症状或仅表现为消化道出血。胃镜下可见胃黏膜充血、水肿、糜烂、出血及炎性渗出物。组织学检查主要表现为中性多核细胞浸润。急性胃炎一般是可逆性疾病，病程短，经适当治疗或调整饮食在短期内痊愈；也有部分患者经过急性胃炎阶段而转为慢性胃炎。

急性胃炎的分类方法较多，目前尚未有统一的方案。临床上一般将急性胃炎分为四类：①急性单纯性胃炎。②急性糜烂性胃炎。③急性化脓性胃炎。④急性腐蚀性胃炎。以前两种较常见。

一、急性单纯性胃炎

急性单纯性胃炎（acute simple gastritis）多由微生物感染或细菌毒素引起，少数也可因物理、化学等刺激因素造成。

（一）病因和发病机制

1. 微生物感染或细菌毒素

进食被微生物或细菌毒素污染的饮食是急性胃炎最常见的病因。常见的微生物有沙门菌属、嗜盐杆菌、幽门螺杆菌、轮状病毒（rotavirus）、诺沃克病毒（norwalk virus）等。细菌毒素以金葡菌毒素、肉毒杆菌毒素等引起的病变最严重。

2. 物理因素

暴饮暴食或进食过冷、过热及粗糙的食物等均可破坏胃黏膜屏障引起急性炎症反应。另外，食入异物和柿石等也可导致胃黏膜的改变。

3. 化学因素

（1）药物：部分药物可刺激胃黏膜而引起急性胃炎，较常见的是非甾体类抗炎药（NSAID），如阿司匹林、对乙酰氨基酚、吲哚美辛、保泰松等，以及含有这类药物的各种感冒药物、抗风湿药物。此类药能使细胞的氧化磷酸化解离，并降低细胞的磷酸肌酐水平，从而使上皮细胞的能量代谢发生障碍，Na^+、Cl^-的转运速度减慢，使H^+逆流，细胞肿胀并脱落；非甾体类药还可抑制环氧化物，减少内源性前列腺素的生成，使其分泌的碳酸氢钠和黏液减少，破坏了胃黏膜屏障，同时明显减少胃黏膜血流量，影响胃黏膜的氧和各种营养物质的供给，从而降低了胃黏膜的防御功能。

另外，铁剂、碘剂、氧化钾、洋地黄、抗生素类、激素类、组胺类、咖啡因、奎宁、卤素类及某些抗癌药物等均可刺激胃黏膜引起浅表的损伤。

（2）酗酒及饮料：酒精、浓茶及咖啡等饮料均能破坏胃黏膜屏障，引起H^+逆流，加重胃黏膜上皮细胞的损伤；同时损伤黏膜下的毛细血管内皮，使血管扩张、血流缓慢、血浆外渗、血管破裂等导致胃黏膜充血、水肿、糜烂及出血。

（3）误食毒物：误食灭虫药、毒蕈、灭鼠药等化学毒物等均可刺激胃黏膜，破坏胃黏膜屏障，从而引起炎症。

4. 其他

胃的急性放射性损伤、留置胃管的刺激，以及某些全身性疾病如肝硬化、尿毒症、晚期肿瘤、慢性肺心病和呼吸功能衰竭等均可产生一些内源性刺激因子，引起胃黏膜的急性炎症。

（二）病理

胃窦、胃体、胃底或全胃黏膜充血、水肿、点片状平坦性糜烂，黏膜表面或黏膜下有新鲜或陈旧性出血，黏膜表面有炎性渗出物。大多数病变局限在黏膜层，不侵犯黏膜肌层。镜检可见表层上皮细胞坏死、脱落、黏膜下出血，组织中有大量的中性粒细胞浸润，并有淋巴细胞、浆细胞和少量嗜酸粒细胞浸润。腺体的细胞，特别是腺体颈部细胞呈不同程度的变性和坏死。

（三）临床表现

临床表现常因病因不同而不同。细菌或细菌毒素所致的急性单纯性胃炎较多见，一般起病较急，多于进食污染物后数小时至24 h发病，症状轻重不一，大多有中上腹部疼痛、饱胀、厌食、恶心、频繁呕吐，因常伴有急性水样腹泻而称为急性胃肠炎。严重者可出现脱水、电解质平衡失调、代谢性酸中毒和休克。如沙门菌感染常有发热、脱水等症状；轮状病毒感染引起的胃肠炎多见于5岁以下儿童，好发于冬季，有发热、水样腹泻、呕吐、腹痛等症状，常伴脱水，病程1周左右。

由理化因素引起的急性单纯性胃炎一般症状较轻。非甾体类药物引起的胃炎临床表现常以呕血、黑便为主，为上消化道出血的重要原因之一。出血多呈间歇性发作，大出血时可发生休克。

并非所有急性单纯性胃炎均有症状，约30%的患者，仅有胃镜下急性胃炎的表现，而无任何临床症状。体格检查可发现上腹部或脐周有压痛，肠鸣音亢进。一般病程短，数天内可好转自愈。

（四）相关检查

（1）血常规：感染因素引起的急性胃炎患者白细胞计数增高，中性粒细胞比例增多。

（2）便常规：便常规有少量黏液及红白细胞。便培养可检出病原菌。

（3）内镜检查：内镜检查对本病有诊断价值。内镜下可见胃黏膜充血、水肿，有时有糜烂及出血灶，表面覆盖厚而黏稠的玻璃样渗出物和黏液。

（五）诊断和鉴别诊断

1. 诊断

根据饮食不当或服药等病史，对起病急，有上腹痛、恶心、呕吐或上消化道出血等临床表现的患者可做出诊断。少数不典型病例须做胃镜才能明确诊断。

2. 鉴别诊断

（1）急性阑尾炎：急性阑尾炎早期可表现为急性上腹部疼痛，但急性阑尾炎的上腹痛或脐周痛是内脏神经反射引起的，疼痛经过数小时至24 h左右，转移并固定于右下腹是其特点，同时可有右下腹腹肌紧张和麦氏点压痛阳性。腹部平片可见盲肠胀气，或有液平面，右侧腰大肌影消失或显示阑尾粪石。

（2）胆管蛔虫症：胆管蛔虫症也可表现为上腹痛、恶心、呕吐等症状，但其腹痛常常为突发的阵发性上腹部剧烈钻顶样痛，有时可吐出蛔虫，间歇期可安静如常。既往有排蛔虫或吐蛔虫的病史。

（3）急性胰腺炎：急性胰腺炎也可呈现上腹痛和呕吐，疼痛多位于中上腹或左上腹，呈持续性钝痛、钻痛或绞痛；仰卧位时加重，前倾坐位时可缓解。疼痛一般较剧烈，严重时可发生休克。血、尿淀粉酶升高有助于本病的诊断。

（4）急性胆囊炎：急性胆囊炎时上腹痛多位于右上腹胆囊区，疼痛剧烈而持久，可向右肩背部放射；疼痛常于饱餐尤其是脂肪餐后诱发，Murphy征阳性。超声检查可见胆囊壁增厚、粗糙，或胆囊结石。

（六）治疗

1. 去除病因

本病患者急性期应卧床休息，停止一切对胃黏膜有刺激的饮食或药物；进食清淡流质饮食，多饮水，腹泻较重时可饮糖盐水；必要时可暂时禁食。

2. 对症治疗

（1）腹痛者可局部热敷，疼痛剧烈者可给解痛剂，如654-2 10mg或阿托品0.3～0.6mg，每日3次口服。

（2）剧烈呕吐或失水者应静脉输液补充水、电解质和纠正酸碱平衡；肌内注射甲氧氯普胺、氯丙嗪，或针刺足三里、内关等以止吐。

（3）伴有上消化道出血或休克者应积极止血、补充液体以扩充血容量，尽快纠正休克；静脉滴注或口服奥美拉唑、H_2受体拮抗剂以减少胃酸分泌；应用胃黏膜保护剂如硫糖铝、胶体铋剂等，以减轻黏膜炎症。

（4）对微生物或细菌毒素感染，尤其伴腹痛者可选小檗碱、甲硝唑、诺氟沙星、氨苄西林等抗菌药物。

（七）预后

在去除病因后，多于数天内痊愈。少数可因致病因素持续存在，发展为慢性浅表性胃炎。

二、急性糜烂性胃炎

急性糜烂性胃炎（acute erosive gastritis）是指不同病因引起胃黏膜多发性糜烂为特征的急性胃炎，也可伴急性溃疡形成。

（一）病因和发病机制

1. 应激因素

引起应激的因素有严重创伤、大面积烧伤、大手术、中枢神经系统肿瘤、外伤、败血症、心力衰竭、呼吸衰竭、肝和肾功能衰竭、代谢性酸中毒及大量使用肾上腺皮质激素等。发病机制可能为应激状态下体内去甲肾上腺素和肾上腺素分泌增多，使内脏血管收缩，胃血流量减少，引起胃黏膜缺血、缺氧，导致黏膜受损和胃酸分泌增多，黏液分泌不足，HCO_3^-分泌减少，前列腺素合成减少，从而削弱了胃黏膜的抵抗力，结果加剧了黏膜的缺血缺氧，使H^+反弥散，致使黏膜糜烂、出血。

2. 其他

引起急性单纯性胃炎的各种外源性病因，均可严重地破坏胃黏膜屏障，导致H^+及胃蛋白酶的反弥散，引起胃黏膜的损伤而发生糜烂和出血。

（二）病理

本病病变多见于胃底和胃体部，但胃窦有时也可受累。胃黏膜呈多发性糜烂，伴有点片状新鲜或陈旧出血灶，有时见浅小溃疡。镜下可见糜烂处表层上皮细胞有灶性脱落，固有层有中性粒细胞和单核细胞浸润，腺体因水肿、出血而扭曲。

（三）临床表现

急性糜烂性胃炎起病前一般无明显不适，或仅有消化不良的症状，但由于原发病症状严重而被掩盖。本病常以上消化道出血为首发症状，表现为呕血和／或黑便，一般出血量不大，常呈间歇性，能在短期内恢复正常。部分患者可表现为急性大量出血，引起失血性休克，若不能及时正确处理，死亡率可高达50%以上。少数因烧伤引起本病者，仅有低血容量引起的休克，而无明显呕血或黑便，常易被误诊。

（四）诊断和鉴别诊断

1. 诊断

诊断主要依靠病前有服用非甾体类药、酗酒、烧伤、手术或重要器官功能衰竭等应激状态病史，而既往无消化性溃疡等病史；一旦出现上消化道出血症状应考虑本病的可能。但确诊最主要依靠急诊内镜检查，一般应在出血停止后24～48 d内进行。

2. 鉴别诊断

急性糜烂性胃炎应与急性胰腺炎、消化性溃疡、急性阑尾炎、急性胆囊炎、胆石症等疾病相鉴别；合并上消化道出血时应与消化性溃疡、食管静脉破裂出血等鉴别，主要靠急诊胃镜检查确诊。

(五)治疗

1. 一般治疗

本病治疗首先应去除发生应激状态的诱因，让患者安静卧床休息，可给流质饮食，必要时禁食。

2. 止血措施

（1）抑酸剂：抑酸剂减少胃酸的分泌，防止 H^+ 逆向弥散，达到间接止血作用，如奥美拉唑、西咪替丁、法莫替丁等静脉滴注或口服。

（2）冰盐水：给胃内注入冰盐水 250 mL，保留 15～20 min 后吸出，可重复 4～5 次。冰盐水可使胃壁血管收缩并使胃酸分泌减少。

（3）药物止血：口服凝血酶、去甲肾上腺素、孟氏液等，如出血量较大可静脉输入巴曲酶、奥曲肽、酚磺乙胺等。

（4）内镜下止血：对上述止血措施效果不理想时，可酌情选用电凝、微波、注射药物或激光止血。

3. 胃黏膜保护剂

胃黏膜保护剂如硫糖铝、麦滋林-S颗粒、得乐胶囊等可阻止胃酸和胃蛋白酶的作用，有助于黏膜上皮再生和防止 H^+ 逆向弥散；促进前列腺素合成，减少黏液中表皮生长因子（ECF）降解，刺激黏液和碳酸氢盐的分泌，增加黏膜血流供应，具有保护黏膜的作用。

4. 外科治疗

少数患者经内科 24 h 积极治疗难以控制出血者应考虑手术治疗。

(六)预防

对多器官功能衰竭、脓毒血症、大面积烧伤等应激状态患者应给予 H_2 受体拮抗剂或制酸剂（氢氧化铝凝胶、氢氧化镁等）及黏膜保护剂如硫糖铝等，以预防急性胃黏膜病变。

三、急性化脓性胃炎

急性化脓性胃炎（acute phlegmonous gastritis）是胃壁受细菌感染引起的化脓性疾病，是一种罕见的重症胃炎，又称急性蜂窝组织性胃炎，本病男性多见，男女之比约为 3∶1。

(一)病因和发病机制

本病多发生于免疫力低下，且有身体其他部位感染灶的患者，如脓毒血症、败血症、蜂窝组织炎等，致病菌通过血循环或淋巴播散到胃；或在胃壁原有病变如慢性胃炎、胃溃疡、胃息肉摘除的基础上繁殖，而引起胃黏膜下层的急性化脓性炎症。常见的致病菌为 α 溶血性链球菌，其他如肺炎球菌、葡萄球菌、绿脓杆菌、大肠杆菌、炭疽杆菌、产气夹膜梭状芽孢杆菌等也可引起本病。

(二)病理

急性化脓性胃炎的炎症主要累及黏膜下层，并形成坏死区，严重者炎症可穿透肌层达浆膜层，发生穿孔时可致化脓性腹膜炎。由产气芽孢杆菌引起者，胃壁增厚、胃腔扩张，其组织内有气泡形成。镜下可见黏膜下层有大量的白细胞浸润，亦可见到多数细菌，有出血、坏死、胃小静脉内也可见血栓形成，以化脓性感染范围可分为弥漫型和局限型。弥漫型炎症侵及胃的大部分或全胃，甚至扩散至十二指肠等胃的邻近器官；局限性炎症局限，形成单发或多发脓肿，以幽门区脓肿多见。

(三)临床表现

本病起病急骤且凶险，常有寒战、高热，剧烈的上腹部疼痛，也可为全腹痛，取前倾坐位可使腹痛缓解，称为 Deninger 征，为本病的特征性表现。恶心、频繁呕吐也是本病常见的症状，呕吐物中可见坏死脱落的胃黏膜组织，有时可出现呕血及黑便。部分患者有脓性腹水形成，出现中毒性休克，可并发胃穿孔、血栓性门静脉炎及肝脓肿。体格检查上腹部有明显压痛、反跳痛和肌紧张等腹膜炎的征象。

(四)相关检查

（1）血常规：血白细胞计数一般大于 $10 \times 10^9/L$，以中性粒细胞为主，伴核左移现象。

（2）尿常规：尿常规镜检可见蛋白及管型。

（3）便常规：大便潜血试验可呈阳性。

（4）呕吐物检查：呕吐物中有坏死黏膜并混有脓性呕吐物。

（5）X线检查：腹平片示胃扩张，如产气荚膜梭状芽孢杆菌感染者可见胃壁内有气泡形成，伴有穿孔者膈下可见游离气体。钡餐检查相对禁忌。

（6）超声检查：超声检查可见患者胃壁增厚，由产气荚膜梭状芽孢杆菌引起者，胃壁内可见低回声区。

（7）胃镜检查：本病因可诱发穿孔，禁忌行内镜检查。

（五）诊断和鉴别诊断

1. 诊断

根据本病有上腹部疼痛、恶心、呕吐、寒战、高热等症状，以及上腹部压痛、反跳痛和肌紧张等体征，结合血常规检查和X线检查等可做出诊断。

2. 鉴别诊断

急性化脓性胃炎应与急性胰腺炎、急性阑尾炎、急性胆囊炎、胆石症等疾病相鉴别，一般根据临床表现和辅助检查可资鉴别。

（六）治疗

本病治疗的关键在于早期确诊，给予足量抗生素以控制感染；及时行胃壁脓肿切开引流或胃次全切除术，能明显降低死亡率。

四、急性腐蚀性胃炎

急性腐蚀性胃炎（acute corrosive gastritis）是由于误服或自服腐蚀剂（强碱如苛性碱，强酸如盐酸、硫酸、硝酸，以及来苏儿、氯化汞、砷、磷等）而引起胃壁的急性损伤或坏死。

（一）病因和发病机制

腐蚀剂进入消化道引起损伤的范围和严重性与腐蚀剂的种类、浓度、数量、胃内有无食物及与黏膜接触的时间长短等有关。轻者引起胃黏膜充血、水肿；重者发生坏死、穿孔；后期出现瘢痕、狭窄而使胃腔变形，引起上消化道梗阻。强酸类腐蚀剂所致损伤主要为胃，尤其是胃窦、幽门和小弯；而强碱类腐蚀剂食管损伤较胃严重。强酸可使蛋白质和角质溶解、凝固，组织呈界限明显的灼伤或凝固性坏死伴有焦痂，受损组织收缩变脆，大块坏死组织脱落造成继发性穿孔、腹膜炎或纵隔炎。强碱由于能迅速吸收组织中的水分，与组织蛋白质结合形成胶冻样物质，使脂肪酸皂化，造成严重的组织坏死；因此，强碱的病变范围多大于其接触面积。

（二）病理

病变程度与吞服的腐蚀剂剂量、浓度、胃内所含食物量及腐蚀剂与黏膜接触的时间长短等有关。轻者引起胃黏膜充血、水肿，重者发生坏死、穿孔，后期可出现瘢痕和狭窄引起上消化道梗阻。

（三）临床表现

临床症状与吞服的腐蚀剂种类有关。吞服后黏膜都有不同程度的损害，多立即出现口腔、咽喉、胸骨后及上腹部的剧烈疼痛，频繁恶心、呕吐，甚至呕血，呕吐物中可能会含有脱落坏死的胃壁组织。严重时因广泛的食管、胃的腐蚀性坏死而致休克，也可出现食管及胃的穿孔，引起胸膜炎和弥漫性腹膜炎。继发感染时可有高热。但也有部分腐蚀剂如来苏儿由于它对表层迷走神经有麻醉作用，并不立即出现症状。此外，各种腐蚀剂吸收后还可引起全身中毒症状。酸类吸收可致严重酸中毒而引起呼吸困难；来苏儿吸收后引起肾小管损害，导致肾衰竭。急性期过后，可出现食管、贲门和幽门狭窄及梗阻的症状。各种腐蚀剂引起的口腔黏膜灼痂的颜色不同，有助于识别腐蚀剂的类型，硫酸致黑色痂，盐酸致灰棕色痂，硝酸致深黄色痂，醋酸致白色痂，来苏儿致灰白色痂，后转为棕黄色痂，强碱则呈透明的水肿。

（四）诊断

本病根据病史和临床表现，很容易做出诊断和鉴别诊断。急性期一般不做上消化道钡餐和内镜检查，以免引起食管和胃穿孔。待急性期过后，钡餐检查可见胃窦黏膜纹理粗乱，如果腐蚀深达肌层，由于瘢痕形成，可表现为胃窦狭窄或幽门梗阻。

（五）治疗

本病是一种严重的内科急症，必须积极抢救。①一般洗胃属于禁忌，禁食水，以免发生穿孔；尽快静脉补液，纠正水、电解质和酸碱失衡。②去除病因，服强酸者尽快口服牛奶、鸡蛋清或植物油100～200mL，避免用碳酸氢钠，以免产气过多而导致穿孔；服强碱者给食醋500mL加温水500mL分次口服，然后再服少量蛋清、牛奶或植物油。③有的学者主张在发病24h内应用肾上腺皮质激素，以减少胶原、纤维瘢痕组织的形成，如每日氢化可的松200～300mg或地塞米松5～10mg静脉滴注，数日后改为口服醋酸泼尼松，使用皮质激素时应并用抗生素。④对症治疗，包括解痉、止吐，有休克时应给予抗休克治疗。⑤积极预防各种并发症。⑥急性期过后，若出现疤痕、狭窄，可行扩张术或手术治疗。

第二节　食管胃底静脉曲张破裂出血

一、概述

食管胃底静脉曲张破裂出血是门脉高压的主要并发症，发生率为25%～30%。虽然有65%的患者在确定食管胃底静脉曲张的诊断后2年内不会发生出血，但一旦出血，首次出血者病死率高达50%，反复出血者病死率更高。目前，肝硬化还是引起门脉高压的主要病因。门脉高压定义为肝静脉—门静脉压力梯度>5 mmHg，其发生机制是肝硬化高动力循环状态时，体循环血管扩张引起内脏血流增加或肝内及门脉侧支血管阻力增加。药物治疗目的是减少内脏血流，降低血管阻力，从而降低门脉压力。药物治疗包括使内脏血流减少的非选择性β-阻滞剂、血管压素、生长抑素及其类似物和直接使门脉侧支血管扩张和（或）内脏血流减少的长效硝酸盐制剂。非选择性β-阻滞剂和长效硝酸盐制剂主要用于静脉曲张出血一级和二级预防；加压素和生长抑素及其类似物主要用于控制急性出血，并为内镜下注射硬化剂或皮圈结扎治疗赢得时间，使内镜下观察更清晰。

二、食管胃底静脉曲张出血病因

食管胃静脉曲张及出血主要原因是门静脉高压。国外研究显示，肝脏功能储备及肝静脉压力梯度（HVPG）是决定食管胃静脉曲张出血的重要因素。HVPG正常值为3～5mmHg。

若HVPG<10 mmHg，肝硬化患者通常不发生静脉曲张。肝硬化伴食管胃静脉曲张患者的HVPG至少为10～12mmHg。若HVPG<12 mmHg，则可控制门静脉高压相关的并发症。因此，理论上长期用药持续降低门静脉压力，可降低门静脉高压相关并发症的发生率，但目前仍无理想的预防与治疗方法。

食管胃静脉曲张可见于约50%的肝硬化患者，与肝病严重程度密切相关，约40%的Child-Pugh A级患者和85%的C级患者发生静脉曲张。原发性胆汁性肝硬化（PBC）患者可在病程早期即发生静脉曲张及出血，甚至在没有明显肝硬化形成前即可发生。有报道认为，在肝脏组织学上有桥接纤维化的丙型肝炎患者中，16%有食管静脉曲张，没有静脉曲张的患者以每年8%的速度发展为静脉曲张。是否发生静脉曲张的最强预测因子为HVPG>10mmHg。较小直径的曲张静脉以每年8%的速度发展为较大直径的曲张静脉。失代偿期肝硬化（Child-Pugh B/C级）、酒精性肝硬化和曲张静脉表面存在红色征与曲张静脉的直径增加相关。

静脉曲张出血的年发生率为5%～15%，较为重要的预测因子为曲张静脉的直径，其他预测因子包括失代偿期肝硬化和红色征。6周内的病死率可达20%左右。若出血24 h内HVPG>20 mmHg，入院1周内早期再出血的高风险率或止血失败率为83%，1年病死率为64%。压力低于此数值者，相应事件的发生率仅为29%和20%。未治疗的患者后期再出血率约为60%，大部分发生在首次出血后的1～2年内。

曲张静脉壁张力是决定其是否破裂的主要因素。血管直径是决定血管壁张力的因素之一。相同血管内压力下，血管直径越大，管壁张力越大，越容易破裂。决定血管壁张力的另一因素为曲张静脉内压力，后者与HVPG直接相关。HVPG下降会导致曲张静脉壁张力降低，从而减少破裂出血的风险。一般认为，HVPG<12 mmHg者不会发生静脉曲张出血。HVPG较基线值下降超过20%者，再出血风险亦会显著下降。

HVPG 降低至 12 mmHg 以下或较基线值下降至 20% 者（"HVPG 应答者"）不仅静脉曲张出血复发的机会减少，发生腹水、肝性脑病和死亡的风险均会降低。

与食管静脉曲张相比，胃静脉曲张发生率可见于 33.0% ~ 72.4% 的门静脉高压患者，据报道其 2 年内的出血发生率约 25%。出血的风险因素包括胃静脉曲张程度、Child-Pugh 分级及红色征。

三、套管胃静脉曲张分级（型）

我国的分型方法按食管静脉曲张形态及出血危险程度分轻、中、重 3 级。轻度（G1）：食管静脉曲张呈直线形或略有迂曲，无红色征。中度（G2）：食管静脉曲张呈直线形或略有迂曲，有红色征或食管静脉曲张呈蛇形迂曲隆起但无红色征。重度（G3）：食管静脉曲张呈蛇形迂曲隆起且有红色征或食管静脉曲张呈串珠状、结节状或瘤状（不论是否有红色征）。

胃静脉曲张的分类主要根据其与食管静脉曲张的关系以及在胃内的定位而定。

食管胃静脉曲张（gastroesophageal varices，GOV）是食管静脉曲张的延伸，可分为 3 型。最常见的为 1 型（GOV1）静脉曲张，显示为连续的食管胃静脉曲张，沿胃小弯延伸至胃食管交界处以下 2 ~ 5 cm，这种静脉曲张较直，被认为是食管静脉的延伸，其处置方法与食管静脉曲张类似。2 型（GOV2）静脉曲张沿胃底大弯延伸，超过胃食管结合部，通常更长、更迂曲或呈贲门部结节样隆起。3 型（GOV3）静脉曲张既向小弯侧延伸，又向胃底延伸。

孤立的胃静脉曲张（IGV）不伴食管静脉曲张，分为 2 型。1 型（IGV1）位于胃底，迂曲交织，呈串珠样、瘤样、结节样等。2 型（IGV2）位于胃体、胃窦或幽门周围，此型十分罕见。出现 IGV1 型胃底静脉曲张时，需除外腹腔、脾静脉栓塞。

四、食管胃静脉曲张出血的治疗目的

（1）控制急性食管胃静脉曲张出血。
（2）预防食管胃静脉曲张首次出血（一级预防）与再次出血（二级预防）。
（3）改善肝脏功能储备。

五、套管胃静脉曲张出血与再出血

1. 食管胃静脉曲张出血的诊断

出血 48h 内进行食管胃十二指肠镜检查是诊断食管胃静脉曲张出血唯一可靠的方法。内镜下可见曲张静脉活动性出血（渗血、喷血）、曲张静脉上有"血栓头"、虽未发现其他部位有出血病灶但有明显的静脉曲张。

2. 提示食管胃静脉曲张出血未控制的征象

72 h 内出现以下表现之一者为继续出血：6 h 内输血 4 个单位以上，生命体征不稳定，收缩压 <70 mmHg（1 mmHg = 0.133 kPa），心率 >100 次/min 或心率增加 >20 次/min；间断呕血或便血，收缩压降低 20 mmHg 以上或心率增加 >20 次/min，继续输血才能维持血红蛋白含量稳定；药物或内镜治疗后新鲜呕血，在没有输血的情况下，血红蛋白含量下降 30 g/L 以上。

3. 提示食管胃静脉曲张再出血的征象

出现以下表现之一者为再出血。出血控制后再次有活动性出血的表现（呕血或便血；收缩压降低 20 mmHg 以上或心率增加 >20 次/min，在没有输血的情况下血红蛋白含量下降 30 g/L 以上）。早期再出血：出血控制后 72 h ~ 6 周内出现活动性出血。迟发性再出血：出血控制 6 周后出现活动性出血。

六、控制活动性急性出血

（一）综合治疗

对中等量及大量出血的早期治疗措施主要是纠正低血容量性休克、止血、防止胃肠道出血相关并发症、监测生命体征和尿量。

1. 恢复血容量

保持静脉通畅，以便快速补液输血。应尽早恢复血容量，根据出血程度确定扩容量及液体性质，以维持血流动力学稳定并使血红蛋白水平维持在 80 g/L 以上。需要强调的是，血容量的恢复要谨慎，过度输血或输液可能导致继续或重新出血。避免仅用氯化钠溶液补足液体，以免加重或加速腹水或其他血管外液体的蓄积。必要时应及时补充血浆、血小板等。血容量充足的指征：①收缩压 90～120 mmHg；②脉搏 <100 次 /min；③尿量 >40 mL/h、血 Na^+ <140 mmol/L；④神志清楚或好转，无明显脱水貌。

2. 应用降低门静脉压力药物和其他药物

药物治疗是静脉曲张出血的首选治疗手段，β-受体阻滞剂在急性出血期时不宜使用。血管升压素及其类似物联用或不联用硝酸酯类药物：包括垂体后叶素、血管升压素、特利加压素等。静脉使用血管升压素的疗效已在一些临床试验中得到证实。它可明显控制曲张静脉出血，但病死率未获降低，且不良反应较多（如：心脏及外周器官缺血、心律不齐、高血压、肠缺血）。加用硝酸酯类药物可改善其安全性及有效性，但联合用药的不良反应高于特利加压素、生长抑素及类似物。因此，为减少不良反应，静脉持续使用最高剂量血管升压素的时间 ≤ 24 h。垂体后叶素用法同血管升压素，0.2～0.4 U/min 连续静脉泵入，最高可加至 0.8 U/min；常联合静脉输入硝酸酯类药物，并保证收缩压大于 90 mmHg。特利加压素是合成的血管升压素类似物，可持久有效地降低 HVPG、减少门静脉血流量，且对全身血流动力学影响较小。特利加压素的推荐起始剂量为每 4 h 2 mg，出血停止后可改为 2 次 /d，每次 1 mg。一般维持 5 d，以预防早期再出血。

生长抑素及其类似物：这类药物包括十四肽生长抑素、八肽生长抑素类似物、伐普肽等。十四肽生长抑素是人工合成的环状 14 氨基酸肽，能显著改善出血控制率，但病死率未获改善。其疗效和病死率与血管升压素大致相同，但不良反应更少、更轻微。与血管升压素不同，生长抑素与硝酸甘油联用不但不能加强疗效，反而会带来更多不良反应。此外，生长抑素可有效预防内镜治疗后的 HVPG 升高，从而提高内镜治疗的成功率。使用方法为首剂负荷量 250 μg 快速静脉内滴注后，持续进行 250 μg/h 静脉滴注。奥曲肽是人工合成的八肽生长抑素类似物，它保留了生长抑素的大多数效应，且半衰期更长。荟萃分析及对照研究显示，奥曲肽是控制急性出血安全有效的药物，其用法通常为：起始静脉滴注 50 μg、之后 50 μg/h 静脉滴注，首次控制出血率为 85%～90%，无明显不良反应，使用 5 d 或更长时间。伐普肽是新近人工合成的生长抑素类似物，用法为起始剂量 50 μg，之后 50 Vg/h 静脉滴注。

H_2 受体拮抗剂和质子泵抑制剂：H_2 受体拮抗剂和质子泵抑制剂能提高胃内 pH 值，促进血小板聚集和纤维蛋白凝块的形成，避免血凝块过早溶解，有利于止血和预防再出血，临床常用。

抗生素的应用：活动性出血时常存在胃黏膜和食管黏膜炎性水肿，预防性使用抗生素有助于止血，并可减少早期再出血及预防感染。荟萃分析表明，抗生素可通过减少再出血及感染提高存活率。因此，肝硬化急性静脉曲张破裂出血者应短期应用抗生素，可使用喹诺酮类抗生素，对喹诺酮类耐药者，也可使用头孢类抗生素。

3. 气囊压迫止血

气囊压迫可使出血得到有效控制，但出血复发率高。当前其只用于药物治疗无效的病例或作为内镜下治疗前的过渡疗法，以获得内镜止血的时机。目前已很少应用单气囊止血。应注意其并发症，包括吸入性肺炎、气管阻塞等，严重者可致死亡。进行气囊压迫时，应根据病情 8～24 h 放气一次，拔管时机应在血止后 24 h，一般先放气观察 24 h，若仍无出血，即可拔管。

4. 并发症的预防和处理

主要并发症包括吸入性肺炎、肝性脑病、感染、低氧血症和电解质紊乱等，这些往往会导致肝功能的进一步损害并成为最终的死亡原因。

（二）内镜下治疗措施

内镜治疗的目的是控制急性食管静脉曲张出血，并尽可能使静脉曲张消失或减轻以防止其再出血。内镜治疗包括内镜下曲张静脉套扎术、硬化剂或组织黏合剂（氰基丙烯酸盐）注射治疗。药物联合内镜治疗是目前治疗急性静脉曲张出血的主要方法之一，可提高止血成功率。

1. 套扎治疗

（1）适应证：急性食管静脉曲张出血，外科手术后食管静脉曲张再发，中重度食管静脉曲张虽无出血史但存在出血危险倾向（一级预防），既往有食管静脉曲张破裂出血史（二级预防）。

（2）禁忌证：有上消化道内镜检查禁忌证，出血性休克未纠正，肝性脑病≥Ⅱ期；过于粗大或细小的静脉曲张。

（3）疗程：首次套扎间隔10～14 d可行第2次套扎，直至静脉曲张消失或基本消失。建议疗程结束后1个月复查胃镜，然后每隔3个月复查第二、第三次胃镜；以后每6～12个月进行胃镜检查，如有复发，则在必要时行追加治疗。

（4）术后处理：术后一般禁食24 h，观察有无并发症，如术中出血（曲张静脉套扎割裂出血）、皮圈脱落（早期再发出血）、发热及局部哽噎感等。

2. 硬化治疗

（1）适应证：同套扎治疗。对于不适合套扎治疗的食管静脉曲张者，也可考虑应用内镜下食管静脉曲张硬化治疗（EVS）。

（2）禁忌证：有上消化道内镜检查禁忌证；出血性休克未纠正；肝性脑病≥Ⅱ期；伴有严重肝肾功能障碍、大量腹水或出血抢救时应根据医生经验及医院情况而定。

（3）疗程：第一次硬化治疗后，再行第二、第三次硬化治疗，直至静脉曲张消失或基本消失，每次硬化治疗间隔时间约1周。第一疗程一般需3～5次硬化治疗。建议疗程结束后1个月复查胃镜，每隔3个月复查第二、第三次胃镜，6～12个月后再次复查胃镜。发现静脉再生，必要时，行追加治疗。

（4）术后处理：禁食6～8 h后可进流质饮食；注意休息；适当应用抗生素预防感染；酌情应用降门静脉压力药物；严密观察出血、穿孔、发热、败血症及异位栓塞等并发症征象。由于胃曲张静脉直径较大，出血速度较快，硬化剂不能很好地闭塞血管，因此，胃静脉曲张较少应用硬化治疗。但在下列情况下，可以胃静脉曲张硬化治疗作为临时止血措施：急诊上消化道出血行胃镜检查见胃静脉喷射状出血；胃曲张静脉有血囊、纤维素样渗出或其附近有糜烂或溃疡。

3. 组织黏合剂治疗

（1）适应证：急性胃静脉曲张出血；胃静脉曲张有红色征或表面糜烂且有出血史（二级预防）。

（2）方法：三明治夹心法。总量根据胃曲张静脉的大小进行估计，最好一次将曲张静脉闭塞。1周、1个月、3个月及6个月时复查胃镜。可重复治疗直至胃静脉闭塞。

（3）术后处理：同硬化治疗，给予抗生素治疗5～7d，注意酌情应用抑酸药。组织黏合剂疗法有效而经济，但组织黏合剂治疗后可发生排胶出血、败血症和异位栓塞等并发症且有一定的操作难度及风险。

套扎治疗、硬化治疗和组织黏合剂注射治疗均是治疗食管胃静脉曲张出血的一线疗法，但临床研究证明，其控制效果与生长抑素及其类似物相似，因此，在活动性食管胃静脉曲张出血时，应首选药物治疗或药物联合内镜下治疗。有研究显示，联用套扎和硬化治疗有一定的优势，并发症较少、根除率较高、再出血率较低。对不能控制的胃底静脉曲张出血，介入治疗或外科手术亦是有效的抢救措施。

（三）介入治疗

1. 经颈静脉肝内门—体静脉支架分流术（TIPS）

能在短期内明显降低门静脉压，因此推荐用于治疗门静脉高压和食管胃静脉曲张破裂出血。与外科门—体分流术相比，TIPS具有创伤小、成功率高、降低门静脉压力效果可靠、可控制分流道直径、能同时行断流术（栓塞静脉曲张）、并发症少等优点。TIPS对急诊静脉曲张破裂出血的即刻止血成功率可达90%～99%。但其中远期（≥1年）疗效尚不十分令人满意。影响疗效的主要因素是术后分流道狭窄或闭塞，主要发生在术后6～12个月。

（1）适应证：食管、胃底静脉曲张破裂大出血保守治疗（药物、内镜下治疗等）效果不佳；外科手术后再发静脉曲张破裂出血；终末期肝病等待肝移植术期间静脉曲张破裂出血等待处理。有争议的适应证：肝功能Child-Pugh C级，尤其是血清胆红素、肌酐和凝血因子国际标准化比值高于正常值上限者，除非急诊止血需要，不宜行TIPS；门静脉高压性胃病，经保守治疗无效者等。

（2）禁忌证：救治急诊静脉曲张破裂大出血时 TIPS 无绝对禁忌证，但在下列情况下应持谨慎态度：重要脏器（心、肺、肝、肾等）功能严重障碍者；难以纠正的凝血功能异常，未能控制的感染性疾病，尤其存在胆系感染者，肺动脉高压存在右心功能衰竭者，顽固性肝性脑病；多囊肝或多发性肝囊肿（容易导致囊腔内出血）；肝癌合并重度静脉曲张；门静脉海绵样变性。

2. 其他介入疗法

经球囊导管阻塞下逆行闭塞静脉曲张术（BORTO）、脾动脉栓塞术、经皮经肝曲张静脉栓塞术（PTVE）等。

（四）外科手术治疗肝硬化门静脉高压曲张静脉破裂出血

尽管有以上多种治疗措施，仍有约 20% 的患者出血不能控制或出血一度停止后 24 h 内复发出血。HVPG>20 mmHg（出血 24 h 内测量）但 child-Pugh A 级者行急诊分流手术有可能挽救患者生命；Child-Pugh B 级者多考虑实施急诊断流手术；Child-Pugh C 级者决定手术应极为慎重（病死率 ≥ 50%）。外科分流手术在降低再出血率方面非常有效，但可增加肝性脑病风险，且与内镜及药物治疗相比并未改善生存率。肝移植是可考虑的理想选择。

七、再出血预防

急性静脉曲张出血停止后，患者再次发生出血和死亡的风险很大。对于未经预防治疗的患者，1~2 年内平均出血复发率为 60%，病死率可达 33%。二级预防（预防再出血）非常重要。对于未接受一级预防者，建议使用非选择性 β- 受体阻滞剂、套扎治疗、硬化治疗或药物与内镜联用。对于已接受非选择性 β- 受体阻滞剂进行一级预防者，二级预防建议加行套扎和硬化治疗。一般二级预防在首次静脉曲张出血 1 周后开始进行。

（一）药物预防

1. 非选择性 β- 受体阻滞剂

非选择性 β- 受体阻滞剂可减少再出血、提高生存率。非选择性 β- 受体阻滞剂联合套扎治疗疗效优于单纯套扎治疗。对于肝硬化 Child-Pugh A 和 B 级患者，如果对普萘洛尔的反应性差或基础心率低，可联合应用血管扩张药（如硝苯地平、5- 单硝酸异山梨醇等），但仍需更多临床循证医学依据。对于 Child-Pugh C 级患者，普萘洛尔可因减少肝动脉及门静脉血流而加重肝功能损害。

2. 其他药物

近期报道长效生长抑素类似物可有效降低 HVPG，可试用于二级预防。由于部分肝硬化门静脉高压患者因各种原因对单一降门静脉压力药物无反应，故需选择联合用药，如表 9-1 所示。

表 9-1 肝硬化门静脉高压症治疗药物的选择

类别	推荐药物及方法
急性出血	一线药物：生长抑素或其类似物
	血管升压素/垂体后叶素+硝酸甘油/酚妥拉明
预防初次出血	一线药物：普萘洛尔
	普萘洛尔+5-单硝异山梨酯/螺内酯/硝苯地平
预防再次出血	一线药物：普萘洛尔
	普萘洛尔+5-单硝异山梨酯/螺内酯/硝苯地平
	长效生长抑素类似物、血管紧张素受体拮抗剂值得研究

（二）内镜治疗

二级预防内镜治疗的目的是根除静脉曲张。曲张静脉根除者 5 年生存率明显高于未根除者。对于急诊采用内镜治疗的食管胃静脉曲张出血者，应连续治疗至食管静脉曲张消除或基本消除，可加用非选择性 β- 受体阻滞剂以提高疗效。对于食管胃静脉曲张出血时采用药物和双囊三腔管压迫止血者，可在 1 周内进行内镜治疗。联用非选择性 β- 受体阻滞剂和套扎治疗是静脉曲张破裂出血二级预防的最佳选择。药物联合内镜治疗较单一内镜治疗效果更好，但要求患者定期复查胃镜以减少再出血、延长生存期。

(三)介入治疗

TIPS预防复发出血6个月内的有效率为85%~90%，1年内为70%~85%，2年内为45%~70%。美国一组多中心双盲对照研究结果表明，TIPS术1~2年（平均18个月）复发出血率低于内镜治疗，但肝性脑病发生率较高，总体生存率未获改善。TIPS可用于内镜及药物治疗失败者或作为肝移植前的过渡，近年聚四氟乙烯（PTFE）被覆膜支架广泛应用于临床，明显降低TIPS术后再狭窄及血栓形成率，可提高远期效果，但需进一步临床对照研究证实其疗效。TIPS在Child-Pugh A、B级药物治疗或内镜治疗无效复发出血者再出血率、肝性脑病发生率和病死率方面与远端脾肾分流术基本相同；PTVE是否可作为预防食管胃静脉曲张破裂出血的措施，目前尚无循证医学证据。对于破裂风险很高的重度胃底静脉曲张者，若急救条件有限，且不考虑其他治疗措施时，可考虑行PTVE。

BORTO是一种比较有效的介入技术，对肝功能影响小，术后无肝性脑病并发症，损伤较小，技术成功率60%~90%，临床有效率50%~80%。日本学者报道较多，我国尚无大宗病例报道。

脾动脉栓塞术是一种安全、有效的介入诊疗技术，临床用于无急诊手术指征的脾脏损伤、门静脉高压症等多种疾病的治疗。

(四)外科手术

随着药物发展和内镜治疗技术的进步，肝硬化门静脉高压症外科手术治疗例数明显减少。外科手术指征：反复出血内科治疗无效、全身情况能耐受手术的Child-Pugh A级患者。分流手术在降低首次出血风险方面非常有效，但肝性脑病发生率显著上升，病死率由此增加。因此，各种分流手术（包括TIPS）不适合作为预防首次出血的措施。当患者肝功能属Child-Pugh A或B级且伴中、重度静脉曲张时，为预防可能发生的出血，可实施门-奇静脉断流手术（包括脾切除术）。

(五)肝脏移植

理论上，肝脏移植是治疗终末期肝病最有效的方法。目前我国已有关于肝脏移植技术的准入、适应症及管理方面的法规，应参照执行。

第三节　下消化道出血

下消化道出血（lower gastrointestinal hemorrhage）的患病率虽不及上消化道出血高，但临床亦常发生。其中，小肠出血比大肠出血少见，但诊断较为困难。近年来由于检查手段的增多及治疗技术的提高，下消化道出血的病因诊断率有了明显提高，急性大出血病死率亦有所下降。

一、病因

(一)肠道原发疾病

1. 肿瘤和息肉

恶性肿瘤有癌、类癌、恶性淋巴瘤、平滑肌肉瘤、纤维肉瘤、神经纤维肉瘤等；良性肿瘤有平滑肌瘤、脂肪瘤、血管瘤、神经纤维瘤、囊性淋巴管瘤、黏液瘤等。这些肿瘤以癌最常见，多发生于大肠；其他肿瘤少见，多发生于小肠。

息肉多见于大肠，主要是腺瘤性息肉，还有幼年性息肉及幼年性息肉病变及Peutz-Jeghers综合征（又称黑斑息肉综合征）。

2. 炎症性病变

引起出血的感染性肠炎有肠结核、肠伤寒、菌痢及其他细菌性肠炎等；寄生虫感染有阿米巴、血吸虫、蓝氏贾第鞭毛虫所致的肠炎，由大量钩虫或鞭虫感染所引起的下消化道大出血国内亦有报道。非特异性肠炎有溃疡性结肠炎、克罗恩病、结肠非特异性孤立溃疡等。此外，还有抗生素相关性肠炎、坏死性小肠炎、缺血性肠炎、放射性肠炎等。

3. 血管病变

如血管瘤、毛细血管扩张症、血管畸形（其中结肠血管扩张常见于老年人，为后天获得，常位于盲肠和右半结肠，可发生大出血）、静脉曲张（注意门静脉高压所引起的罕见部位静脉曲张出血可位于直肠、结肠和回肠末段）。

4. 肠壁结构性病变

如憩室（其中小肠 Meckel 憩室出血不少见）、肠重复畸形、肠气囊肿病（多见于高原居民）、肠套叠等。

5. 肛门病变痔和肛裂

结直肠出血中痔、肛裂是最常见的原因。

（二）全身疾病累及肠道

白血病和出血性疾病；风湿性疾病如系统性红斑狼疮、结节性多动脉炎、Behcet 病等；淋巴瘤；尿毒症性肠炎。

腹腔邻近脏器恶性肿瘤浸润或脓肿破裂侵入肠腔可引起出血。据统计，引起下消化道出血的最常见原因为大肠癌和大肠息肉，肠道炎症性病变次之，其中肠伤寒、肠结核、溃疡性结肠炎、克罗恩病和坏死性小肠炎有时可发生大量出血。不明原因出血虽然少见，但诊断困难，应予注意。

二、诊断

（一）除外上消化道出血

下消化道出血一般为血便或暗红色大便，不伴呕血。但出血量大的上消化道出血亦可表现为暗红色大便；高位小肠出血乃至右半结肠出血，如血在肠腔停留较久亦可呈柏油样。遇此类情况，应常规作胃镜检查除外上消化道出血。

（二）下消化道出血的定位及病因诊断

1. 病史

（1）年龄：老年患者以大肠癌、结肠血管扩张、缺血性肠炎多见。儿童以 Meckel 憩室、幼年性息肉、感染性肠炎、血液病多见。

（2）出血前病史：结核病、血吸虫病、腹部放疗史可引起相应的肠道疾病。动脉硬化、口服避孕药可引起缺血性脑炎。在血液病、风湿性疾病病程中发生的出血应考虑原发病引起的肠道出血。

（3）粪便颜色和性状：血色鲜红，附于粪表面多为肛门、直肠、乙状结肠病变，便后滴血或喷血常为痔或肛裂。右侧结肠出血为暗红色或猪肝色，停留时间长可呈柏油样便。小肠出血与右侧结肠出血相似，但更易呈柏油样便。黏液脓血便多见于菌痢、溃疡性结肠炎，大肠癌特别是直肠、乙状结肠癌有时亦可出现黏液脓血便。

（4）伴随症状：伴有发热见于肠道炎症性病变，由全身性疾病如白血病、淋巴瘤、恶性组织细胞病及风湿性疾病引起的肠出血亦多伴发热。伴不完全性肠梗阻症状常见于克罗恩病、肠结核、肠套叠、大肠癌。上述情况往往伴有不同程度腹痛，而不伴有明显腹痛的多见于息肉、未引起肠梗阻的肿瘤、无合并感染的憩室和血管病变。

2. 体格检查

（1）皮肤黏膜检查有无皮疹、紫癜、毛细血管扩张；浅表淋巴结有无肿大。

（2）腹部检查要全面细致，特别注意腹部压痛及腹部包块。

（3）一定要常规检查肛门直肠，注意痔、肛裂、瘘管；直肠指检有无肿物。

3. 实验室检查

常规血、尿、粪便及生化检查，疑似伤寒者做血培养及肥达试验，疑似结核者做结核菌素试验，疑似全身性疾病者做相应检查。

4. 内镜及影像学检查

除某些急性感染性肠炎如痢疾、伤寒、坏死性肠炎等之外，绝大多数下消化道出血的定位及病因需依靠内镜和影像学检查确诊。

（1）结肠镜检查：是诊断大肠回肠末端病变的首选检查方法。其优点是诊断敏感性高、可发现活动性出血、结合活检病理检查可判断病变性质。检查时应注意，如有可能，无论在何处发现病灶，均应将镜端送至回肠末段，称全结肠检查。

（2）X线钡剂造影：X线钡剂灌肠用于诊断大肠、回盲部及阑尾病变，一般主张进行双重气钡造影。其优点是基层医院已普及，患者较易接受。缺点是对较平坦病变、广泛而较轻炎症性病变容易漏诊，有时无法确定病变性质。因此对X线钡剂灌肠检查阴性的下消化道出血患者需进行结肠镜检查，已作结肠镜全结肠检查患者一般不强调X线钡剂灌肠检查。

小肠X线钡剂造影是诊断小肠病变的重要方法。X线小肠钡餐检查又称全小肠钡剂造影（small bowel follow-through，SBFT），通过口服钡剂分段观察小肠，该检查敏感性低、漏诊率相当高。小肠钡灌可一定程度提高诊断阳性率，但有一定难度，要求经口或鼻插管至近段小肠导入钡剂。

X线钡剂造影检查一般要求在大出血停止至少3 d之后进行。

（3）放射性核素扫描或选择性腹腔动脉造影：必须在活动性出血时进行，主要用于内镜检查（特别是急诊内镜检查）和X线钡剂造影不能确定出血来源的不明原因出血。放射性核素扫描是静脉推注用 ^{99m} 锝标记的患者自体红细胞或胶体硫进行腹部扫描，出血速度 >0.1 mL/min 时，标记红细胞在出血部位溢出形成污染区，由此可判断出血部位。该检查创伤少，但存在假阳性和定位错误，可作为初步出血定位。对持续大出血患者则宜及时作选择性腹腔动脉造影，在出血量 >0.5 mL/min 时，可以发现造影剂在出血部位溢出，有比较准确的定位价值。对于某些血管病变如血管畸形和血管瘤、血管丰富的肿瘤兼有定性价值。螺旋CT血管造影是一项新技术，可提高常规血管造影的诊断率。

（4）胶囊内镜或双气囊小肠镜检查：十二指肠降段以下小肠病变所致的消化道出血一直是传统检查的"盲区"。近年发明了胶囊内镜，患者吞服腔囊内镜后，内镜在胃肠道拍摄的图像通过无线电发送至体外接收器进行图像分析。该检查对小肠病变诊断阳性率在60%~70%。传统推进式小肠镜插入深度仅达幽门下50~150 cm，近年发展起来的双气囊小肠镜具有插入深度好、诊断率高的特点，不但可以在直视下清晰观察病变，而且可进行活检和治疗，因此已逐渐成为诊断小肠病变的重要手段。腔囊内镜或双气囊小肠镜检查适用于常规内镜检查和X线钡剂造影不能确定出血来源的不明原因出血，出血活动期或静止期均可进行，可视病情及医疗条件选用。

5. 手术探查

各种检查不能明确出血灶，持续大出血危及患者生命，必须手术探查。有些微小病变特别是血管病变，手术探查亦不易发现，此时可借助术中内镜检查帮助寻找出血灶。

（三）下消化道出血的诊断步骤

多数下消化道出血有明显血便，结合临床进行有必要实验室检查，通过结肠镜全结肠检查，必要时，配合X线小肠钡剂造影检查，确诊一般并不困难。

不明原因消化道出血（obscure gastrointestinal bleeding，OGIB）的诊断步骤：不明原因消化道出血是指常规消化道内镜检查（包括检查食管至十二指肠降段的胃镜及肛直肠至回肠末段的结肠镜检查）不能确定出血来源的持续或反复消化道出血，多为小肠出血（如小肠的肿瘤、Meckel憩室和血管病变等），虽然不多见（约占消化道出血的3%~5%），但却是消化道出血诊断的难点。在出血停止期，先行小肠钡剂检查；在出血活动期，应及时作放射性核素扫描或（及）选择性腹腔动脉造影；若上述检查结果阴性，则选择胶囊内镜或（及）双气囊小肠镜检查；出血不止危及生命者，行手术探查，探查时，可辅以术中内镜检查。

三、治疗

（一）补充血容量

下消化道出血主要是病因治疗，大出血时应积极抢救。

（二）止血治疗

（1）凝血酶保留灌肠有时对左半结肠出血有效。

（2）内镜下止血：急诊结肠镜检查如能发现出血病灶，可试行内镜下止血。

（3）血管活性药物应用：血管升压素、生长抑素静脉滴注可能有一定作用。如作动脉造影，可在造影完成后动脉输注血管升压素 0.1～0.4 U/min，对右半结肠及小肠出血止血效果优于静脉给药。

（4）动脉栓塞治疗：对动脉造影后动脉输注血管升压素无效病例，可作超选择性插管，在出血灶注入栓塞剂。本法主要缺点是可能引起肠梗死，拟进行肠段手术切除的病例，可作为暂时止血用。

（5）紧急手术治疗：经内科保守治疗仍出血不止危及生命，无论出血病变是否确诊，均是紧急手术的指征。

（三）病因治疗

针对不同病因，选择药物治疗、内镜治疗、择期外科手术治疗。

第十章

神经系统急危重症

第一节 缺血性脑卒中

缺血性脑血管疾病又称缺血性脑卒中,是脑血管狭窄或闭塞等各种原因使颅内动脉血流量减少,造成脑实质缺血的一类疾病,包括短暂性脑缺血发作、可逆性缺血性神经功能缺损、进展性卒中和完全性卒中。

一、病理生理

(一)脑血流量和脑缺血阈

正常成人在休息状态下脑血流量(CBF)为 50～55 mL/(100 g/min),脑白质的脑血流量为 25 mL/(100 g/min),脑灰质的血流量为 75 mL/(100 g/min)。某区域的脑血流量,称为局部脑血流量(rCBF)。正常时,脑动、静脉之间的氧含量差约为7%容积,称为脑的氧抽取量,用以维持氧代谢率在正常水平。当脑血流量不能维持正常水平时,为了维持氧代谢率,必须加大氧抽取量,在脑血流量降到 20 mL/(100 g/min)时,氧抽取量增至最高限度,如脑血流量继续下降,脑氧需求不再能满足,氧代谢率即会降低,脑组织就会发生缺氧。

当脑血流量降到 20 mL(100 g/min)时,脑皮层的诱发电位和脑电波逐渐减弱,降到 15～18 mL/(100 g/min)时,脑皮质诱发电位和脑电图消失。此时神经轴突间的传导中断,神经功能丧失,该脑血流量阈值称为"轴突传导衰竭阈"。脑血流量降到 10 mL/(100 g/min)以下时,细胞膜的离子泵功能即发生衰弱,此时细胞内 K^+ 逸出于细胞外,Na^+ 和 Ca^{2+} 进入细胞内,细胞的完整性发生破坏,此脑血流量阈值称为"细胞膜衰竭阈"或"离子泵衰竭阈"。

脑血流量降低到缺血阈值以下并非立即发生脑梗死,决定缺血后果的关键因素是缺血的程度与缺血持续时间。在脑血流量降低到 18 mL/(100 g/min)以下时,经过一定的时间即可发生不可逆转的脑梗死,脑血流量水平越低,脑梗死发生越快。在脑血流量为 12 mL/(100 g/min)时,仍可维持2小时以上不致发生梗死。在 18～20 mL/(100 g/min)时,虽然神经功能不良,但仍可长时期不发生梗死。

在缺血性梗死中心的周边地带,由于邻近侧支循环的灌注,存在一个虽无神经功能但神经细胞仍然存活的缺血区,称为缺血半暗区。如果在一定的时限内提高此区的脑血流量,则有可能使神经功能恢复。

(二)脑缺血的病理生理变化

脑血流量下降导致脑的氧代谢率降低,当脑血流量降到离子泵衰竭阈以下时,如不能在短时间内增加脑血流量,即可发生一系列继发性病理改变,称为"缺血瀑布"。"缺血瀑布"一旦启动,即一泻而下,最终导致脑梗死。

脑缺血引起的脑水肿先是细胞毒性水肿,以后发展为血管源性水肿,此过程在脑梗死后数小时至数天内完成,称为脑水肿的成熟。

二、病因

（一）脑动脉狭窄或闭塞

颅内脑组织由两侧颈内动脉和椎动脉供血，其中两侧颈内动脉供血占脑的总供血量的80%～90%，椎动脉占10%～20%。由于存在颅底动脉环和良好的侧支循环，在其中一条动脉发生狭窄或闭塞时，不一定出现临床缺血症状；若侧支循环不良或有多条动脉发生狭窄，使局部或全脑的脑血流量减少到脑缺血的临界水平[18～20 mL/（100 g/min）]以下时，就会产生临床脑缺血症状。全脑组织缺血的边缘状态的血流量为31 mL/（100 g/min），此时如有全身性血压波动，即可引发脑缺血。

脑动脉粥样硬化是造成脑动脉狭窄或闭塞的主要原因，并且绝大多数累及颅外段大动脉和颅内的中等动脉，其中以颈动脉和椎动脉起始部受累的机会最多。

一般认为必须缩窄原有管腔横断面积的80%以上才足以使血流量减少。由于在脑血管造影片上无法测出其横断面积，只能测量其内径，所以，动脉内径狭窄超过其原有管径的50%时，相当于管腔面积缩窄75%，才具有外科治疗意义。

（二）脑动脉栓塞

动脉粥样硬化斑块上的溃疡面上常附有血小板凝块、附壁血栓和胆固醇碎片。这些附着物被血流冲刷脱落后即可形成栓子，被血流带入颅内动脉时，就会发生脑栓塞，引起供血区脑缺血。最常见的栓子来自颈内动脉起始部的动脉粥样硬化斑块，也是短暂性脑缺血发作的最常见的原因。风湿性心瓣膜病、亚急性细菌性心内膜炎、先天性心脏病、人工瓣膜和心脏手术等形成的心源性栓子是脑动脉栓塞的另一个主要原因。少见的栓子如脓毒性栓子、脂肪栓子、空气栓子等也可造成脑栓塞。

（三）血流动力学因素

低血压、心肌梗死、严重心律失常、休克、颈动脉窦过敏、体位性低血压、锁骨下动脉盗血综合征等影响血流动力学的因素均可造成脑缺血，尤其是存在脑血管的严重狭窄或多条脑动脉狭窄时。

（四）血液学因素

口服避孕药物、妊娠、产妇、手术后和血小板增多症引起的血液高凝状态，红细胞增多症、镰状细胞贫血、巨球蛋白血症引起的血黏稠度增高均可发生脑缺血。

（五）其他因素

各种炎症、外伤、颅内压增高、脑血管本身病变、局部占位性病变、全身结缔组织疾病、变态反应及某些遗传疾病等均可影响脑血管供血，出现脑组织缺血。

三、临床分类与临床表现

（一）短暂性脑缺血发作（TIA）

短暂性脑缺血发作为脑缺血引起的短暂性神经功能缺失。其特征为：①发病突然。②局灶性脑或视网膜功能障碍的症状。③持续时间短暂，一般10～15分钟，多在1小时内，最长不超过24小时。④恢复完全，不遗留神经功能缺损体征。⑤多有反复发作的病史。⑥症状多种多样，取决于受累血管的分布。短暂性脑缺血发作是脑卒中的重要危险因素和即将发生脑梗死的警告。未经治疗的短暂性脑缺血发作患者约有1/3在数年内有发生完全性脑梗死的可能，1/3由于短暂性脑缺血反复发作而损害脑功能，另1/3可能出现自然缓解。TIA发作后一个月内发生卒中的机会是4%～8%，在第一年内发生的机会是12%～13%，以后5年则高达24%～29%。

（1）颈动脉系统短暂性脑缺血发作：主要表现为颈动脉供血区的神经功能障碍，以突然发作性一侧肢体无力或瘫痪、感觉障碍、失语和偏盲为特点，可反复发作；有的出现一过性黑矇，表现为突然单眼失明，持续2～3 min，很少超过5 min，然后视力恢复。有时一过性黑矇伴有对侧肢体运动和感觉障碍。

（2）椎-基底动脉系统短暂性脑缺血发作：椎-基底动脉系统短暂性脑缺血发作的症状比颈动脉系统短暂性脑缺血发作复杂。发作性眩晕是最常见的症状，其他依次为共济失调、视力障碍、运动感觉障碍、吞咽困难、面部麻木等。有的患者还可发生"跌倒发作"，即在没有任何先兆的情况下突然跌倒，无意识丧失，患者可很快自行站起来。

（二）脑血栓形成

本病好发于中年以后，50 岁以上有脑动脉硬化、高脂血症和糖尿病者最易发生，男性多于女性，占全部脑血管病的 30%～50%。部分患者起病前多有前驱症状，如头晕、头痛、一过性肢体麻木无力，约 25% 的患者有 TIA 病史。起病较缓慢，多在安静休息状态或夜间睡眠中发病，清晨或夜间醒来时发现偏瘫、失语等；部分患者白天发病，常先有短暂性脑缺血发作症状，以后进展为偏瘫。脑血栓患者多数发病时无意识障碍，无头痛、恶心、呕吐等症状，局灶症状可在数小时或数天内进行性加重。大面积脑梗死患者或椎-基底动脉血栓形成因累及脑干网状结构，则可出现不同程度的意识障碍，如同时合并严重脑水肿，也可伴有颅内压增高症状。

1. 临床类型

临床中脑血栓形成的临床表现各异，按病程常可分为以下临床类型。

（1）可逆性缺血性神经功能缺损（reversible ischemic neurologic deficits，RIND）：患者的神经症状和体征在发病后 3 周内完全缓解，不遗留后遗症，常因侧支循环代偿完善和迅速、血栓溶解或伴发的血管痉挛解除等原因未导致神经细胞严重损害。

（2）稳定型：神经症状和体征在几小时或 2～3 d 达到高峰，以后不再发展，病情稳定，病初可有短暂性意识丧失。以后由于侧支循环建立，梗死区周围脑水肿消退，症状可减轻。

（3）缓慢进展型：由于血栓逐渐发展，脑缺血、水肿的范围继续扩大，症状逐渐加重，历时数日甚至数周，直到出现完全性卒中，常见于颈内动脉颅外段及颈内动脉的进行性血栓。

（4）急性暴发型：发病急骤，往往累及颈内动脉或大脑中动脉主干或多根大动脉造成大面积脑梗死，脑组织广泛水肿伴有头痛、呕吐等颅内高压症状及不同程度的意识障碍，偏瘫完全、失语等，症状和体征很像脑出血，CT 扫描常有助于鉴别。

2. 不同血管闭塞的临床特征

脑血栓形成的临床表现常与闭塞血管的供血状况直接有关，不同的脑动脉血栓形成可有不同临床症状和定位体征。

（1）颈内动脉：颈内动脉血栓的发病形式、临床表现及病程经过，取决于血管闭塞的部位、程度及侧支循环的情况。有良好的侧支循环，可不出现任何临床症状，偶尔在脑血管造影或尸检时发现。脑底动脉环完整，眼动脉与颈外动脉分支间的吻合良好，颈内动脉闭塞时临床上可无任何症状；若突然发生闭塞，则可出现患侧视力障碍和 Horner 综合征及病变对侧肢体瘫痪、对侧感觉障碍及对侧同向偏盲，主侧半球受累尚可出现运动性失语。检查可见患者颈内动脉搏动减弱或消失，局部可闻及收缩期血管杂音，同侧视网膜动脉压下降，颞浅动脉额支充血搏动增强。多普勒超声示颈内动脉狭窄或闭塞外，还可见颞浅动脉血流呈逆向运动，这对诊断本病有较大意义，脑血管造影可明确颈内动脉狭窄或闭塞。

（2）大脑中动脉：大脑中动脉主干或 I 级分支闭塞，出现对侧偏瘫、偏身感觉障碍和同向性偏盲，优势半球受累时还可出现失语、失读、失算、失写等言语障碍。梗死面积大症状严重者可引起头痛、呕吐等颅高压症状及昏迷等。大脑中动脉深穿支闭塞，出现对侧偏瘫（上下肢瘫痪程度相同），一般无感觉障碍及偏盲，优势半球受损时可有失语。大脑中动脉皮质支闭塞：出现偏瘫（上肢重于下肢）及偏身感觉，优势半球受累可有失语，非优势半球受累可出现对侧偏侧复视症等体象障碍。

（3）大脑前动脉：大脑前动脉主干闭塞，如果发生在前交通动脉之前，因病侧大脑前动脉远端可通过前交通动脉代偿供血，可没有任何症状和体征；如血栓发生在前交通动脉之后的主干，则出现对侧偏瘫和感觉障碍（以下肢为重），可伴有排尿障碍（旁中央小叶受损），亦可出现反应迟钝、情感淡漠、欣快等精神症状及强握、吸吮反射，在优势半球者可有运动性失语。大脑前动脉皮质支闭塞常可引起对侧下肢的感觉和运动障碍，并伴有排尿障碍（旁中央小叶），亦可出现情感淡漠、欣快等精神症状及强握、吸吮反射。深穿支闭塞：由于累及纹状体内侧动脉——Huebner 动脉，内囊前支和尾状核缺血，出现对侧中枢性面舌瘫及上肢瘫痪。

（4）大脑后动脉：主要供应枕叶、颞叶底部、丘脑及上部脑干。主干闭塞常引起对侧偏盲和丘脑综合征。皮质支闭塞时常可引起对侧偏盲,但有黄斑回避现象;优势半球可有失读及感觉性失语,一般无肢体瘫痪和感觉障碍。深穿支包括丘脑穿通动脉、丘脑膝状体动脉,丘脑穿通动脉闭塞由于累及丘脑后部和侧部,表现为对侧肢体舞蹈样运动,不伴偏瘫及感觉障碍。丘脑膝状体动脉闭塞时常可引起丘脑综合征,表现为对侧偏身感觉障碍如感觉异常、感觉过度、丘脑痛、轻偏瘫、对侧肢体舞蹈手足徐动症、半身投掷症,还可出现动眼神经麻痹、小脑性共济失调。

(5)基底动脉:基底动脉分支较多,主要分支包括小脑前下动脉、内听动脉、旁正中动脉、小脑上动脉等,该动脉闭塞临床表现较复杂。基底动脉主干闭塞可引起广泛脑桥梗死,出现四肢瘫痪、瞳孔缩小、多数脑神经麻痹及小脑症状等,严重者可迅速昏迷、高热以至死亡。脑桥基底部梗死可出现闭锁综合征(locked-in syndrome),患者意识清楚,因四肢瘫、双侧面瘫、延髓麻痹、不能言语、不能进食、不能做各种动作,只能以眼球上下运动来表达自己的意愿。基底动脉之分支一侧闭塞,可因脑干受损部位不同而出现相应的综合征。Weber综合征,因中脑穿动脉闭塞,病侧动眼神经麻痹,对侧偏瘫,Claude综合征,同侧动眼神经麻痹,对侧肢体共济失调。Millard-Gubler综合征,因脑桥旁中央支动脉闭塞,出现病侧外展神经和面神经麻痹,对侧肢体瘫痪。Foville综合征,因内侧纵束及外展神经受损,出现病侧外展和面神经麻痹,双眼向病灶侧水平凝视麻痹,对侧肢体瘫痪。内听动脉闭塞,则常引起眩晕发作,伴有恶心、呕吐、耳鸣、耳聋等症状。小脑上动脉闭塞,因累及小脑半球外侧面、小脑蚓部和中脑四叠体及背外侧,可引起同侧小脑性共济失调,对侧痛温觉减退,听力减退。

(6)椎动脉:此处闭塞为小脑后下动脉损害,典型为延髓外侧综合征或Wallenberg syndrome综合征,临床表现为突然眩晕、恶心、呕吐、眼球震颤(前庭外侧核及内侧缴束受刺激)。病灶侧软腭及声带麻痹(舌咽、迷走神经疑核受损),共济失调(前庭小脑纤维受损),面部痛觉、温觉障碍(三叉神经脊束核受损),Horner综合征(延髓网状结构下行交感神经下行纤维受损),对侧半身偏身痛、温觉障碍(脊髓丘脑束受损)。偶或表现为对侧延髓综合征,因锥体梗死而发生对侧上下肢瘫痪,可有病侧吞咽肌麻痹和对侧身体的深感觉障碍。

(7)小脑梗死:表现为眩晕、恶心、呕吐、头痛、共济失调。患者有明显运动障碍而无肌力减退或锥体束征,大面积梗死可压迫脑干而出现外展麻痹、同向凝视、面瘫、锥体束征。严重颅压增高可引起呼吸麻痹、昏迷。

(三)脑栓塞

(1)任何年龄均可发病,但以青壮年多见。多在活动中突然发病,常无前驱症状,局限性神经缺失症状多在数秒至数分钟内发展到高峰,是发病最急的脑卒中,且多表现为完全性卒中。个别病例因栓塞反复发生或继发出血,于发病后数天内呈进行性加重,或局限性神经功能缺失症状,一度好转或稳定后又加重。

(2)大多数患者意识清楚或仅有轻度意识模糊,颈内动脉或大脑中动脉主干的大面积脑栓塞可发生严重脑水肿、颅内压增高、昏迷及抽搐发作,病情危重;椎-基底动脉系统栓塞也可发生昏迷。

(3)局限性神经缺失症状与栓塞动脉供血区的功能相对应。约4/5脑栓塞累及Villis环部,多为大脑中动脉主干及其分支,出现失语、偏瘫、单瘫、偏身感觉障碍和局限性癫痫发作等,偏瘫、多以面部和上肢为主,下肢较轻;约1/5发生在Villis环后部,即椎基底动脉系统,表现眩晕、复视、共济失调、交叉瘫四肢瘫、发音与吞咽困难等;栓子进入一侧或两侧大脑后动脉可导致同性偏盲或皮层盲;较大栓子偶可栓塞在基底动脉主干,造成突然昏迷、四肢瘫或基底动脉尖综合征。

(4)大多数患者有栓子来源的原发疾病,如风湿性心脏病、冠心病和严重心律失常等;部分病例有心脏手术、长骨骨折、血管内治疗史等;部分病例有脑外多处栓塞证据如皮肤、球结膜、肺、肾、脾、肠系膜等栓塞和相应的临床症状和体征,肺栓塞常有气急、发绀、胸痛、咯血和胸膜摩擦音等,肾栓塞常有腰痛、血尿等,其他如皮肤出血或成瘀斑、球结膜出血、腹痛、便血等。

(四)腔隙性脑梗死

腔隙性脑梗死老年人多见,60岁左右,常有高血压、高血脂和糖尿病,症状突然或隐袭发生,约30%患者症状可在36 h内逐渐加重。也有部分患者可以没有任何症状,仅在影像学检查时发现,所以有人又将其归类为无症状性脑梗死。临床上常见的腔隙综合征有纯运动卒中、纯感觉卒中、感觉运动卒中、构音障碍一手笨拙综合征、共济失调轻偏瘫综合征。

（1）纯运动卒中：约占腔隙性脑梗死的50%左右，有偏身运动障碍，表现为对侧面、舌瘫和肢体瘫，也可为单纯的面舌瘫或单肢瘫痪，常不伴有失语、感觉障碍或视野缺损。病灶主要在内囊、脑桥基底部，有时在放射冠或大脑脚处。

（2）纯感觉卒中：约占腔隙性脑梗死的5%，主要表现为一侧颜面、上肢和下肢感觉异常或感觉减退。病灶主要位于丘脑腹后核，也可在放射冠后方、内囊后肢、脑干背外侧部分等。

（3）感觉运动卒中：约占腔隙性脑梗死的35%，累及躯体和肢体部分的纯运动卒中伴有感觉障碍。病变部位累及内囊和丘脑，由大脑后动脉的丘脑穿通支或脉络膜动脉病变所致。

（4）构音障碍一手笨拙综合征：约占腔隙性脑梗死的10%，其临床特征为突然说话不清，一侧中枢性面舌瘫（常为右侧）伴有轻度吞咽困难及手动作笨拙，共济失调（指鼻试验欠稳），但无明显肢体瘫痪。病灶位于脑桥基底部上1/3和2/3交界处或内囊膝部上方。

（5）共济失调轻偏瘫：约占腔隙性脑梗死的10%，常表现为突然一侧轻偏瘫，下肢比上肢重，伴有同侧肢体明显共济失调。病损通常在放射冠及脑桥腹侧。

此外，腔隙脑梗死还可引起许多其他临床综合征，如偏侧舞蹈性综合征、半身舞动性综合征、闭锁综合征、中脑丘脑综合征、丘脑性痴呆等。

（五）基底动脉尖综合征（TOB综合征）

本病以老年人发病为多，发病年龄23～82岁，平均为59～76岁。症状可有眩晕、恶心、呕吐、头痛、耳鸣、视物不清、复视、肢体无力、嗜睡、意识障碍、尿失禁等。

神经系统查体可见以下表现。

（1）中脑和丘脑受损的脑干首端栓塞表现：①双侧动眼神经瘫——出现眼球运动及瞳孔异常：一侧或双侧动眼神经部分或全部麻痹、眼球上视不能（上丘受累），瞳孔反应迟钝而调节反应存在，类似ArgyU-Robertson瞳孔（顶盖前区病损）。②意识障碍，注意行为的异常：一过性或持续数天，或反复发作（中脑及/或丘脑网状激活系统受累）。③异常运动与平身投掷、偏瘫、共济运动障碍及步态不稳，癫痫发作，淡漠，记忆力定向力差（丘脑受损）。

（2）大脑后动脉区梗死（枕叶、颞叶内侧面梗死）表现：视物不清，同向象限性盲或偏盲，皮质盲（双侧枕叶视区受换），Balint综合征（注视不能症、视物失认症、视觉失用症），严重记忆障碍（颞叶内侧，等等）。

四、辅助检查

（一）脑血管造影

脑血管造影是诊断缺血性脑血管疾病的重要辅助检查，尤其是外科治疗中所必需的最基本的检查评估措施，它不仅能提供脑血管是否存在狭窄、部位、程度、粥样斑块、局部溃疡、侧支循环情况，而且还可发现其他病变及评估手术疗效等。

如狭窄程度达到50%，表示管腔横断面积减少75%；狭窄度达到75%，管腔面积已减少90%；如狭窄处呈现"细线征"（图10-1），则管腔面积已减少90%～99%。

动脉粥样硬化上的溃疡形态可表现为：①动脉壁上有边缘锐利的下陷。②突出的斑块中有基底不规则的凹陷。③当造影剂流空后在不规则基底中有造影剂残留。

颈动脉狭窄程度（%）=（1-狭窄动脉内径/正常颈内动脉管径）×100%。颈动脉狭窄可分为轻度狭窄（<30%）、中度狭窄（30%～69%）、重度狭窄（70%～99%）和完全闭塞。

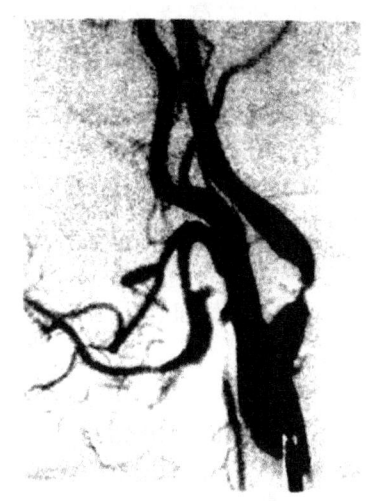

图 10-1　DSA 显示颈内动脉重度狭窄（细线征）

（二）经颅多普勒超声（TCD）

多普勒超声可测定颈部动脉内的峰值频率和血流速度，可借以判断颈内动脉狭窄的程度。残余管腔愈小，其峰值频率越高，血流速度也越快。根据颈动脉峰值流速判断狭窄程度的标准见表 10-1。

表 10-1　多普勒超声探测颈内动脉狭窄程度

狭窄的百分比 (%)	狭窄的百分比 (%)	峰值收缩期流速 (cm/s)
41~50	41~50	>125
60~79	60~79	>130
80~99	80~99	>250 或 <25(极度狭窄)

颈动脉指数等于颈总动脉的峰值收缩期频率除颈内动脉的峰值收缩期频率。根据颈动脉指数也可判断颈内动脉狭窄的程度（表 10-2）。

表 10-2　颈动脉指数与颈内动脉狭窄

狭窄程度	狭窄的百分比 (%)	残余管径 (mm)	颈动脉指数
轻度	<40	>4	2.5~4.0
中度	40~60	2~4	4.0~6.9
重度	>60	<2	7.0~15

经颅多普勒超声（TCD）可探测颅内动脉的狭窄，如颈内动脉颅内段、大脑中动脉、大脑前动脉和大脑后动脉主干的狭窄。

（三）磁共振血管造影（MRA）

MRA 是一种无创检查方法，可显示颅内外脑血管影像。管腔狭窄 10%～69% 者为轻度和中度狭窄，此时 MRA 片上显示动脉管腔虽然缩小，但血流柱的连续性依然存在。管腔狭窄 70%～95% 者为重度狭窄，血流柱的信号有局限性中断，称为"跳跃征"。管腔狭窄 90%～99% 者为极度狭窄，在信号局限性中断中，若血流柱很纤细甚至不能显示，称为"纤细征"。目前在 MRA 像中尚难可靠地区分极度狭窄和闭塞，MRA 的另一缺点是难以显示粥样硬化的溃疡。与脑血管造影相比，MRA 对狭窄的严重性常估计过度，因此，最好与超声探测结合起来分析，可提高与脑血管造影的附和率。

（四）CT 脑血管造影（CTA）

CT 脑血管造影是另一种非侵袭性检查脑血管的方法。先静脉注入 100～150 mL 含碘造影剂，然后进行扫描和重建。其与脑血管造影的诊断附和率可达90%。其缺点是难以区分血管腔内的造影剂与血管壁的钙化,因此,对狭窄程度的估计不够准确。

(五)正电子发射计算机断层扫描(PET)

PET即派特,在短暂性脑缺血发作(TIA)与急性脑梗死的早期定位诊断、疗效评价及是否需做血管重建手术及其评价等方面具有重要的诊断价值。派特主要测量的指标是局部脑血容量(CBV)、局部脑血流量(rCBF)和脑血流灌注量(PR)。在脑缺血早期的1 h到数天形态学发生变化之前,派特图像表现为病灶区低灌注,脑血流量减少,大脑氧摄取量增加,脑血容量增加,这在一过性脑缺血发作和半暗区组织表现非常明显;脑缺血进一步发展,脑血流量会降低,图像表现为放射性缺损。

五、诊断

缺血性脑血管疾病要根据病史、起病形式、症状持续的时间与发作频率,神经系统查体及辅助检查,进行综合分析,做出诊断。依据脑血管造影、经颅多普勒超声、MRA、CTA及PET检查,不仅可对缺血性脑血管疾病做出定性、定量诊断,还可指导选择治疗方案与判断疗效。

诊断要点为:①年龄在50岁以上具有动脉硬化、糖尿病、高血脂者。②既往有短暂性脑缺血发作史。③多在安静状态下发病,起病缓慢。④意识多清楚,较少头痛、呕吐,有局限性神经系统体征。⑤神经影像学检查显示有脑缺血表现。

六、治疗

(一)TIA

应针对能引起TIA的病因与危险因素进行积极治疗,如高血压、高脂血症、糖尿病、心脏病等。

1. 抗血小板聚集治疗

研究表明,抗血小板聚集能有效地防止血栓形成和微栓子的形成,减少TIA发作,常用:①阿司匹林,可抑制环氧化酶,抑制血小板质内花生四烯酸转化为血栓素A_2,故能抑制血小板的释放和聚集。但使用阿司匹林剂量不宜过大,否则同时亦抑制血管内皮细胞中的前列环素的合成,不利于对血栓素A_2作用的对抗与平衡。阿司匹林的剂量为每日口服50~300 mg为益,有消化道溃疡病及出血性疾患者慎用。②双嘧达莫可抑制磷酸二酯酶,阻止环磷酸腺苷(cAMP)的降解,抑制ADP诱发血小板聚集的敏感性,而有抗血小板聚集作用。常用剂量25~50 g,3次/天,可与阿司匹林合用。急性心梗时忌用。③噻氯匹啶(抵克力得)是一新型有效的抗血小板聚集药物,疗效优于阿司匹林,常用剂量为125~250 mg,1次/天。

2. 抗凝治疗

对TIA发作频繁,程度严重,发作症状逐渐加重,或存在进展性卒中的可能性时,尤其是椎-基底动脉系统的TIA,如无明显的抗凝禁忌证,应在明确诊断后及早进行抗凝治疗。

常用药物:①肝素:在体内外均有迅速抗凝作用,静脉注射10分钟即可延长血液的凝血时间。方法:用肝素100 mg(12 500 U)加入10%GS 1 000 mL中,缓慢静滴(20滴/分)维持治疗7~10 d。定期监测凝血时间,并根据其凝血时间调整滴速,使凝血酶原时间保持在正常值的2~2.5倍,凝血酶原活动20%~30%之间,维持24~48 h。②口服抗凝剂:病情较轻或肝素治疗控制病情后可用此法,华法林片首剂4~6 mg,以后2~4 mg/d维持。新抗凝疗片首剂为8 mg,以后7~2 mg/d维持。新双香豆素片,首剂300 mg,维持量为150 g/d。口服抗凝药一般要连用半年至1年,用药期间应及时查出凝血时间。抗凝治疗的禁忌证:70岁以上者出血性疾病、血液病创口未愈,消化道溃疡活动期、严重肝肾疾病及颅内出血,妊娠者等。③低分子肝素:这是通过化学解聚或酶解聚生成的肝素片等,其大小相当于普通肝素的1/3,其出血不良反应小,同时有促纤溶作用,增强血管内皮细胞的抗血栓作用而不干扰血管内皮细胞的其他功能,因此低分子肝素比其他肝素更安全。用法:低分子肝素5 000 U,腹部皮下垂直注射,1~2次/天,7~10 d为一疗程。

3. 手术治疗

经检查指之短暂性脑缺血发作是由于该部大动脉病变如动脉粥样硬化斑块致严重动脉狭窄致闭塞所引起时，为了消除微栓子来源，恢复和改善脑血流，建立侧支循环，对颈动脉粥样硬化颈动脉狭窄＞70％者，可考虑手术治疗。常用方法有：颈动脉内膜剥离术，颅外-颅内血管吻合术，及近年来发展起来的颈动脉支架成形术。

4. 血管扩张药物

血管扩张药物能增加全脑的血流量，扩张脑血管，促进侧支循环。引用罂粟碱 30～60 mg 加入 5% GS 液体中滴或川芎嗪 80～160 mg 加入 5% GS 液体滴，14 d 为一个疗程，其他如丹参、烟酸等。

（二）脑血栓形成

脑血栓形成急性期治疗原则：①要特别重视超早期和急性期处理，要注意整体综合治疗与个体化治疗相结合，针对不同病情、不同病因采取针对性措施。②尽早溶解血栓及增加侧支循环，恢复缺血区的血液供应、改善微循环，阻断脑梗死的病理生理。③重视缺血性细胞的保护治疗，应尽早应用脑细胞保护剂。④积极防治缺血性脑水肿，适时应用脱水降颅压药物。⑤要加强监护和护理，预防和治疗并发症。⑥尽早进行康复治疗，促进神经功能恢复。⑦针对致病危险因素的治疗，预防复发。

1. 一般治疗

一般治疗是急性缺血性脑血管病的基础治疗，不可忽视，否则可发生并发症导致死亡。意识障碍患者应予气道支持及辅助呼吸，定期监测 PaO_2 和 $PaCO_2$。注意防治褥疮及呼吸道或泌尿系感染，维持水、电解质平衡及心肾功能，预防肺栓塞、下肢深静脉血栓形成等并发症。

2. 调整血压

急性脑梗死后高血压的治疗一直存在争论，应慎用降血压药。急性脑卒中时血管自主调节功能受损，脑血流很大程度取决于动脉压，明显降低平均动脉压可能对缺血脑组织产生不利影响。Yamagnchi 提出缺血性脑卒中急性期的血压只有在平均动脉压超过 17.3 kPa 或收缩压超过 29.3 kPa 时才需降压，降压幅度一般降到比卒中前稍高的水平。急性缺血性脑血管病患者很少有低血压。如血压过低，应查明原因，及时给予补液或给予适当的升压药物如多巴胺、间羟胺等以升高血压。

3. 防治脑水肿

脑血栓形成后，因脑缺血、缺氧而出现脑水肿，在半小时即可出现细胞毒性水肿，继而在 3～5 d 出现血管源性水肿，7～10 d 后水肿开始消退，2～3 周时水肿消失。大面积脑梗死或小脑梗死者可致广泛而严重的脑水肿，如不及时处理，可并发脑疝死亡。常用有效降颅内压药物为甘露醇、呋塞米、甘油果糖和清蛋白。甘露醇快速静脉注射后，因它不易从毛细血管外渗入组织，从而能迅速提高血浆渗透压，使组织间液水分向血管内转移，达到脱水作用，同时增加尿量及尿 Na^+、K^+ 的排出，尚有清除自由基的作用。通常选用 20% 甘露醇 125 mL 静脉快速滴注，1 次/6～12 h，直至脑水肿减轻。主要不良反应有循环负担而致心力衰竭或急性肺水肿，剂量过大，应用时间长可出现肾脏损害。为减少上述不良反应，可配合呋塞米使用，呋塞米常用剂量为 20～40 mL/次静脉滴注，2～4 次/天。用药过程中注意水电解质平衡。甘油果糖具有良好的降颅压作用，常用量 250 mL 静脉滴注，1～2 次/天；清蛋白具有提高血浆胶体渗透压作用，与甘露醇合用，取长补短，可明显提高脱水效果。用法 2～10 克/次，静脉滴注，1 次/天或 1 次/2 天，连用 7～10 d。

4. 溶栓治疗

溶栓治疗适用于超早期（发病 6 h 以内）及进展型卒中。应用溶栓治疗应严格掌握溶栓治疗的适应证与禁忌证。

（1）适应证：①年龄小于 75 岁。②对 CA 系梗死者无意识障碍，对 VBA 梗死者由于本身预后极差，对昏迷较深者也不必禁忌，而且治疗开始时间也可延长。③头颅 CT 排除颅内出血和与神经功能缺损相应的低密度影者。④可在发病 6 h 内完成溶栓。⑤患者或家属同意。

（2）禁忌证：①溶栓治疗之前瘫痪肢体肌力已出现改善。②活动性内出血和已知出血倾向。③脑出血史，近 6 个月脑梗死史及颅内、脊柱手术外伤史。④近半年内活动性消化溃疡或胃肠出血。⑤严重心、肝、肾功能不全。⑥正在使用抗凝剂。⑦未控制的高血压，收缩压高于26.7 kPa，或舒张压高于14.7 kPa。⑧收缩压低于13.3 kPa（年龄小于60岁）。

（3）血栓溶解的原理：血栓溶解主要是指溶解血栓内纤维蛋白。纤维蛋白降解主要依靠纤溶酶，它产生于纤溶酶原被一系列活化因子激活时，纤溶酶原是一种相对分子质量为92 000的糖蛋白，由790个氨基酸组成，分为谷氨酸纤溶酶原和赖氨酸纤溶酶原，这两种酶原可被内源性的t-PA和外源性的尿激酶和链激酶所激活。在溶栓过程中，给予患者某些药物（如尿激酶、链激酶、t-PA等）可以促进血栓溶解，将血栓分解为可溶性纤维蛋白降解产物。

（4）常用溶栓剂及作用机制：溶栓剂共3代：①第一代：非选择性溶栓剂——链激酶（SK）、尿激酶（UK）。SK是国外应用最早、最广的一种溶栓剂，它通过与血中纤维蛋白原形成1:1复合物，再促进游离的纤溶酶原转化为纤溶酶，因此它是间接的纤溶酶激活剂。链激酶由于抗原性较强，易引起变态反应，溶栓同时也易引起高纤溶血症，目前临床上较少使用。欧洲几项大规模临床研究结果证实，SK溶栓病死率及出血发生率高，效果不明显，不推荐使用。UK是一种丝氨酸蛋白酶，它可使纤溶酶原中的精氨酸560-缬氨酸561化学键断裂，直接使纤溶酶原转变为纤溶酶，由于其无抗原性、无热源性、毒副反应小，且来源丰富等特点，至今仍是亚洲一些国家（如中国和日本）临床应用的主要药物。②第二代：选择性溶栓剂——重组组织型纤溶酶原激活剂（rt-PA），重组单链尿激酶型纤溶酶原激活剂（Rscu-PA）ort-PA分子上有一纤维蛋白结合点，故能选择性地和血栓表层的纤维蛋白结合，所形成的复合物对纤溶酶有很高的亲和力及触酶活性，使纤溶酶原在局部转变为纤溶酶，从而溶解血栓，而很少产生全身抗凝、纤溶状态。但它价格非常昂贵，大剂量使用也会增加出血的可能性，同时由于其半衰期更短，因此有一定的血管再闭塞，使其临床应用受到一定的限制。Rscu-PA是人血、尿中天然存在的一种蛋白质，它激活与纤维蛋白结合的纤溶酶原比激活血循环中游离的纤溶酶原容易；③第三代：试图用基因工程选择技术改良天然溶栓药物的结构，以提高选择性溶栓剂效果，延长半衰期，减少剂量，这类药物有嵌合型溶栓剂（将t-PA、Rscu-PA二级结构进行基因工程杂交而得）单克隆抗体导向溶栓。

（5）溶栓剂量：脑梗死溶栓治疗剂量尚无统一标准，由于人体差异、给药途径的不同，剂量波动范围也较大。通常静脉溶栓剂量大，SK 15万~50万U，UK 100万—150万U，rt-PA 10~100 mg；动脉用药SK0.6万~25万U，UK 10万~30万U，rt-PA 20~100 mg。

（6）溶栓治疗时间：Astrup根据动物实验首次提出了"缺血半暗带"的概念，表明缺血半暗带仅存在3~4 h，因此大多数临床治疗时间窗定在症状出现后6 h内进行。美国食品与药物管理局（FDA）批准在发病3 h内应用rt-PA。尿激酶一般在发病6 h内进行。近来有学者提出6 h的治疗时间窗也绝不是僵化的，有些患者卒中发病超过6 h，如果侧支循环好，仍可考虑延迟性溶栓。

（7）溶栓治疗的途径：溶栓治疗的途径主要有静脉和动脉用药两种。在DSA下行动脉内插管，于血栓附近注入溶栓药，可增加局部的药物浓度，减少用药剂量，直接观察血栓崩解，一旦再通即刻停止用药，便于掌握剂量，但它费时（可能延误治疗时间）、费用昂贵，需要造影仪器及训练有素的介入放射人员，因而受到技术及设备的限制。相反，静脉溶栓简便易行，费用低。近来有一些学者提出将药物注入ICA，而不花更多时间将导管插入MCA或在血栓近端注药。至于何种用药途径更佳，尚未定论，Racke认为动脉、静脉用药两者疗效无明显差异。

（8）溶栓治疗脑梗死的并发症。

继发脑出血：①发生率：多数文献报告，经CT证实的脑梗死后出血性梗死自然发生率为5%~10%；脑实质出血约为5%。WardLaw等综述1992年以前30多篇文献的1 573例应用UK、SK、rt-PA经静脉或动脉途径溶栓治疗，出血性脑梗死发生率为10%；1 781例溶栓治疗继发脑实质出血发生率为5%。当然不同给药方法和时机，出血的发生率不同，据现有资料颅内出血的发生率为4%~26%。②最主要危险因素：a. 溶栓治疗时机：高血压，溶栓开始前收缩压超过24.0~26.7 kPa或舒张压超过14.7~16.0 kPa。b. 溶栓药物的剂量：脑水肿，早期脑CT检查有脑水肿或占位效应患者有增加出血性梗死的发生率。③潜在的危险因素：年龄（70岁以上）、病前神经状况、联合用药（如肝素、阿司匹林等）。④发生机制可能是：继发性纤溶亢进和凝血障碍；长期缺血的血管壁已经受损，在恢复血供后由于通透性高而血液渗出；血流再灌注后可能因反射而使灌注压增高。

再灌注损伤：再灌注早期，脑组织氧利用率低，而过氧化脂质含量高，过剩氧很容易形成活性氧，与细胞膜脂质发生反应，使脑细胞损害加重。通常脑梗死发病12 h以内缺血脑组织再灌注损伤不大，脑水肿较轻，但发病12 h以后则可能出现缺血脑组织过度灌注，加重脑水肿。

血管再闭塞：脑梗死溶栓后血管再闭塞发生率约为10%～20%，其发生原因目前尚不十分清楚，可能与溶栓药物的半衰期较短有关，尿激酶的半衰期为16 min，PA仅为7 min；溶栓治疗可能伴有机体凝血活性增高。

5. 抗凝治疗

临床表现为进展型卒中的患者，可有选择地应用抗凝治疗。但抗凝治疗有引起颅内和全身出血的危险性，必须严格掌握适应证和禁忌证。抗凝治疗包括肝素和口服抗凝剂。肝素：12 500 U加入10%葡萄糖1 000 mL中，缓慢静脉滴注（每分钟20滴），仅用1～2 d，凝血酶原时间保持在正常值的2～2.5倍，凝血酶原活动度在20%～30%之间。但有关其疗效及安全性的确切资料有限，结果互有分歧。低分子肝素安全性增加，但其治疗急性缺血性脑血管病的疗效尚待评估，目前已有的资料难以做出肯定结论。用法：速避凝3 000～5 000 U，腹部皮下垂直注射，1～2次/天。口服抗凝剂：新双香豆素300 mg，双香豆素100～200 mg或华法林4～6 mg，刚开始时每天检查凝血酶原时间及活动度，待稳定后可每周查1次，以便调整口服药物剂量。治疗期间应注意出血并发症，如有出血情况立即停用。

6. 降纤治疗

降解血栓纤维蛋白原、增加纤溶系统活性及抑制血栓形成或帮助溶解血栓，适用于脑血栓形成早期，特别是合并高纤维蛋白m症患者。常用药物有巴曲酶、蛇毒降纤酶及安克洛酶（ancrod）等。

7. 抗血小板凝集药物

抗血小板凝集药物能降低血小板聚集和血黏度，目前常用的有阿司匹林和盐酸噻氯匹定。阿司匹林以小剂量为宜，一般50～100 mg/d，盐酸噻氯匹定125～250 mg/d。

8. 血液稀释疗法

稀释血液和扩充血容量可以降低血液黏稠度，改善局部微循环。常用低分子右旋糖酐或706羧甲淀粉500 mL，静脉滴注，1次/天，10～14 d为1个疗程。心肾功能不全者慎用。

9. 脑保护剂

目前临床上常用的制剂有：①钙离子拮抗剂：能阻止脑缺血、缺氧后神经细胞内钙超载，解除血管痉挛，增加血流量，改善微循环。常用的药物有尼莫地平、尼莫通、盐酸氟桂利嗪等。②胞磷胆碱：它是合成磷脂胆碱的前体，胆碱在磷脂酰胆碱生物合成中具有重要作用，而磷脂酰胆碱是神经膜的重要组成部分，因此具有稳定神经细胞膜的作用。胞磷胆碱还参与细胞核酸、蛋白质和糖的代谢，促进葡萄糖合成乙酰胆碱，防治脑水肿。用法：500～750 mg加入5%葡萄糖液250 mL，静脉滴注，1次/天，10～15 d为1个疗程。③脑活素：主要成分为精制的必需和非必需氨基酸、单胺类神经介质、肽类激素和酶前体，它能通过血脑屏障，直接进入神经细胞，影响细胞呼吸链，调节细胞神经递质，激活腺苷酸环化酶，参与细胞内蛋白质合成等。用法：20～50 mL加入生理盐水250 mL，静脉滴注，1次/天，10～15 d为1个疗程。

10. 外科治疗和介入治疗

半球大面积脑梗死压迫脑干，危及生命时，若应用甘露醇无效时，应积极进行去骨瓣手术减压和坏死脑组织吸出术。对急性大面积小脑梗死产生明显肿胀及脑积水者，可行脑室引流术或去除坏死组织以挽救生命。对颈动脉粥样硬化颈动脉狭窄＞70%者，可考虑手术治疗。常用的手术方法有颈动脉内膜剥离修补术，颅外-颅内血管吻合术及近年来发展起来的颈动脉支架成形术。

11. 康复治疗

主张早期进行系统、规范及个体化的康复治疗。急性期一旦病情平稳，应立即进行肢体功能锻炼和语言康复训练，降低致残率。

（三）脑栓塞

（1）发生在颈内动脉前端或大脑中动脉主干的大面积脑栓塞及小脑梗死可发生严重的脑水肿，继发脑疝，应积极进行脱水、降颅压治疗，必要时需要进行大颅瓣切除减压。大脑中动脉主干栓塞可立即施行栓子摘除术，据报道70%可取得较好疗效，亦应争取在时间窗内实验溶栓治疗，但由于出血性梗死更多见，溶栓适应证更应严格掌握。

（2）由于脑栓塞有很高的复发率，有效的预防很重要。房颤患者可采用抗心律失常药物或电复律，如果复律失败，应采取预防性抗凝治疗。由于个体对抗凝药物敏感性和耐受性有很大差异，治疗中要定期监测凝血功能，并随时调整剂量。在严格掌握适应证并进行严格监测的条件下，适宜的抗凝治疗能显著改善脑栓塞患者的长期预后。

（3）部分心源性脑栓塞患者发病后2～3 h内，用较强的血管扩张剂如罂粟碱点滴或吸入亚硝酸异戊酯，可收到较满意疗效，亦可用烟酸羟丙茶碱（尼可占替诺、烟酸占替诺）治疗发病1周内的轻中度脑梗死病例收到较满意疗效者。

（4）对于气栓的处理应采取头低位，左侧卧位，如系减压病应立即行高压氧治疗，可使气栓减少，脑含氧量增加，气栓常引起癫痫发作，应严密观察，及时进行抗癫痫治疗。脂肪栓的处理可用血管扩张剂，5%硫酸氢钠注射液250 mL静脉滴注，2次/天。感染性栓塞需选用有效足量的抗生素抗感染治疗。

（四）腔隙性脑梗死

该病无特异治疗，关键在于防治高血压动脉粥样硬化和糖尿病等。急性期适当的康复措施是必要的。纯感觉性卒中主要病理是血管脂肪透明变性，巨噬细胞内充满含铁血黄素，提示红细胞外渗，因此禁用肝素等抗凝剂，但仍可试用阿司匹林、双嘧啶胺醇；纯运动型较少发生血管脂肪变性，可以应用肝素、东菱精纯克栓酶及蝮蛇抗栓酶，但应警惕出血倾向。腔隙梗死后常有器质性重症抑郁，抗抑郁药物患者常不易耐受，最近有人推荐选择性5-羟色胺重摄取抑制剂 Citalopram 10～14 mg/d，治疗卒中后重症抑郁安全有效，无明显不良反应。无症状型腔隙性脑梗死主要针对其危险因素：高血压、糖尿病、心律失常、高脂、高黏血症及颈动脉狭窄等，进行积极有效的治疗，对降低其复发率至关重要，对本病的预防也有极其重要的意义。

第二节　原发性脑出血

脑出血（ICH）是指原发性非外伤性脑实质和脑室内出血，占全部脑卒中的20%～30%。从受损破裂的血管可分为动脉、静脉及毛细血管出血，但以深部穿通支小动脉出血为最多见。常见者为高血压伴发的脑小动脉病变在血压骤升时破裂所致，称为高血压性脑出血。

一、临床表现

1. 脑出血共有的临床表现

（1）高血压性脑出血多见于50～70岁的高血压患者，男性略多见，冬春季发病较多，多有高血压病史。

（2）多在动态下发病，如情绪激动、过度兴奋、排便用力过猛时等。

（3）发病多突然急骤，一般均无明显的前驱症状表现，常在数分钟或数小时内致使患者病情发展到高峰。

（4）发病时常突然感到头痛剧烈，并伴频繁呕吐，重症者呕吐物呈咖啡色，继而表现意识模糊不清，很快出现昏迷。

（5）呼吸不规则或呈潮式呼吸，伴有鼾声，面色潮红、脉搏缓慢有力、血压升高、大汗淋漓、大小便失禁，偶见抽搐发作。

（6）若患者昏迷加深、脉搏快、体温升高、血压下降，则表示病情危重，生命危险。

2. 基底节区出血

基底节区出血约占全部脑出血的70%，壳核出血最常见。由于出血常累及内囊，并以内囊损害体征为突出表现，又称内囊区出血；壳核出血又称为内囊外侧型，丘脑出血又称内囊内侧型。本征除具有以上脑出血的一般表现外，患者的头和眼转向病灶侧凝视和偏瘫、偏身感觉障碍及偏盲。病损如在主侧半球可有运动性失语。个别患者可有癫痫发作。三偏的体征多见于发病早期或轻型患者，如病情严重意识呈深昏迷状，则无法测得偏盲，仔细检查可能发现偏瘫及偏身感觉障碍。因此，临床一定要结合其他症状与体征，切不可拘泥于三偏的表现。

3. 脑桥出血

脑桥出血约占脑出血的10%，多由基底动脉脑桥支破裂所致。出血灶多位于脑桥基底与被盖部之间。大量出血（血肿 > 5 mL）累及双侧被盖和基底部，常破入第四脑室。

（1）若开始于一侧脑桥出血，则表现交叉性瘫痪，即病变侧面瘫和对侧偏瘫。头和双眼同向凝视病变对侧。

（2）脑桥出血常迅速波及双侧，四肢弛缓性瘫痪（休克期）和双侧面瘫。个别病例有去脑强直的表现。

（3）因双侧脑桥出血，头和双眼回到正中位置，双侧瞳孔极度缩小，呈针尖状，是脑桥出血的特征之一。此系脑桥内交感神经纤维受损所致。

（4）脑桥出血因阻断丘脑下部的正常体温调节功能，而使体温明显升高，呈持续高热状态，此是脑桥出血的又一特征。

（5）双侧脑桥出血由于破坏或阻断上行网状结构激活系统，常在数分钟内进入深昏迷。

（6）由于脑干呼吸中枢受到影响，表现呼吸不规则或呼吸困难。

（7）脑桥出血后，如出现两侧瞳孔散大、对光反射消失、脉搏血压失调、体温不断上升或突然下降、呼吸不规则等为病情危重的表现。

4. 小脑出血

小脑出血的临床表现较复杂，临床症状和体征多种多样，因此，常依其出血部位、出血量、出血速度，及对邻近脑组织的影响来判断。小脑出血的临床特点如下：

（1）患者多有高血压、动脉硬化史，部分患者有卒中史。

（2）起病凶猛，首发症状多为眩晕、头痛、呕吐、步态不稳等小脑共济失调的表现，可有垂直性或水平性眼球震颤。

（3）早期患者四肢常无明显的瘫痪，或有的患者仅感到肢体软弱无力，可有一侧或双侧肢体肌张力低下。

（4）双侧瞳孔缩小或不等大，双侧眼球不同轴，角膜反射早期消失，展神经和面神经麻痹。

（5）脑脊液可为血性，脑膜刺激征较明显。

（6）多数患者发病初期并无明显的意识障碍，随着病情的加重而出现不同程度的意识障碍，甚至迅速昏迷、瞳孔散大、眼－前庭反射消失、呼吸功能障碍、高热、强直性或痉挛性抽搐。

根据小脑出血的临床表现将其分为3型。

暴发型（闪电型或突然死亡型）：约占20%，患者暴发起病，呈闪电样经过，常为小脑蚓部出血破入第四脑室，并以手抓头或颈部，表示头痛严重剧烈，意识随即丧失而昏迷，亦常出现双侧脑干受压的表现，如出现四肢瘫、肌张力低下、双侧周围性面瘫、发绀、脉细、呼吸节律失调、瞳孔散大、对光反射消失。由于昏迷深，不易发现其他体征。可于数分钟至1～2 h内死亡，病程最长不超过24 h。恶化型（渐进型或逐渐恶化型或昏迷型）：此型约占60%，是发病最多的一型，常以严重头痛、不易控制的呕吐、眩晕等症状开始，一般均不能站立行走，逐渐出现脑干受压三联征：瞳孔明显缩小，时而又呈不等大，对光反射存在；双眼偏向病灶对侧凝视；周期性异常呼吸。更有临床意义的三联征：肢体共济失调、双眼向病灶侧凝视麻痹、周围性面瘫。迅速发生不同程度的意识障碍，直至昏迷。此时患者瞳孔散大、去大脑强直，常在48 h或数日内死亡。

良性型（缓慢进展型）：此型约占20%，多数为小脑半球中心部小量出血，病情进展缓慢，早期小脑体征表现突出，如头痛、眩晕、呕吐、共济失调、眼震、角膜反射早期消失，如出血停止，血液可逐渐被吸收，使之完全恢复，或遗留一定程度的后遗症；如继续出血病情发展转化为恶化型。

自从CT和MRI检查技术问世以来该病的病死率明显下降，尤其以上前二型如能及时就诊并做影像学检查经手术治疗常能挽救生命。

5. 脑室出血

一般为脑实质内的出血灶破入脑室，引起继发性脑室出血。由于脑室内脉络丛血管破裂引起原发性脑室出血非常罕见。较常见的是由内囊、基底节出血破入侧脑室或第三脑室。脑干或小脑出血则可破入第四脑室。出血可限于一侧脑室，但以双侧侧脑室及第三四脑室即整个脑室系统都充满了血液者多见。脑室出血的临床表现通常是在原发出血的基础上突然昏迷加深，阵发性四肢强直，脑膜刺激征阳性，高热、呕吐、呼吸不规则，或呈潮式呼吸，脉弱且速，眼球固定，四肢瘫，肌张力增高或减低，腱反射亢进或引不出，浅反射消失，双侧病理反射阳性，脑脊液为血性。如仅一侧脑室出血，临床症状缓慢或较轻。

二、辅助检查

（一）腰椎穿刺

如依据临床表现脑出血诊断明确，或疑有小脑出血者，均不宜做腰椎穿刺检查脑脊液，以防因穿刺引发脑疝。如出血与缺血性疾病鉴别难以明确时，应慎重地进行腰椎穿刺（此时如有条件最好做CT检查）。

多数病例脑压升高2 kPa（200 mmH$_2$O）以上，并含有数量不等的红细胞和蛋白质。

（二）颅脑CT检查

CT检查可以直接显示脑内血肿的部位、大小、数量、占位征象，及破入脑室与否，从而为制定治疗方案、疗效的观察和预后的判断等提供直观的证据。脑出血的不同时期CT表现如下。

1. 急性期（血肿形成期）

急性期发病后1周以内。血液溢出血管外形成血肿，其内含有大量的血红蛋白，血红蛋白对X线吸收系数高于脑组织，故CT呈现高密度阴影，CT值达60～80 Hu。

2. 血肿吸收期

此期从发病第2周到2个月。自第2周血肿周围的血红蛋白逐渐破坏，纤维蛋白溶解，使其周围低密度带逐渐加宽，血肿高密度影像呈向心性缩小，边缘模糊，一般于第4周变为等密度或低密度区。在此期若给予增强检查，约有90%的血肿周围可显示环状强化。此环可直接反映原血肿的大小和形状。

3. 囊腔形成期

发病2个月后血肿一般完全吸收，周围水肿消失，不再有占位表现，呈低密度囊腔，其边缘清楚。

关于脑出血病因诊断问题：临床上最多见的病因是动脉硬化、高血压，但是应想到除高血压以外的其他一些不太常见引起脑出血的病因。尤其是对50岁以下发病的青壮年患者，更应仔细地考虑有其他病因的可能。如脑实质内小型动静脉畸形或先天性动脉瘤破裂；结节性动脉周围炎、病毒、细菌、立克次体等感染引起动脉炎，导致血管壁坏死、破裂；维生素C和B族维生素缺乏、砷中毒、血液病；颅内肿瘤侵犯脑血管或肿瘤内新生血管破裂，抗凝治疗过程中等病因。

三、诊断与鉴别诊断

（一）诊断要点

典型的脑出血诊断并不困难。一般发病在50岁以上，有高血压、动脉粥样硬化史，在活动状态时急骤发病，病情迅速进展，早期有头痛、呕吐、意识障碍等颅内压增高症状，短时内即出现严重的神经系统症状，如偏瘫、失语及脑膜刺激征等，应考虑为脑出血。

如果腰椎穿刺脊液呈血性或经颅脑CT检查即可确诊。当小量脑出血时，特别是出血位置未累及运动与感觉传导束时，症状轻微，常需要进行颅脑CT检查方能明确诊断。

(二)鉴别诊断

对于迅速发展为偏瘫的患者，首先要考虑为脑血管疾病。以昏迷、发热为主要症候者应注意与脑部炎症相鉴别；若无发热而有昏迷等神经症状，应与某些内科系统疾病相鉴别。

1. 脑出血与其他脑血管疾病的鉴别

（1）脑血栓形成：本病多在血压降低状态，如休息过程中发病。症状出现较迅速但有进展性，常在数小时至 2 d 而达到高峰。意识多保持清晰。如过去有过短暂性脑缺血发作，本次发作又在同一血管供应区，尤应考虑本病。若临床血管定位诊断可局限在一个血管供应范围之内（如大脑中动脉或小脑后下动脉等）或既往有过心肌梗死、高脂血症者也有助于血栓形成的诊断。本症患者脑脊液检查，肉眼观察大多数皆为无色透明，少数患者检有红细胞（10～100）×10^6/L，可能是出血性梗死的结果。脑血管造影可显示血管主干或分支闭塞，脑 CT 扫描显示受累脑区出现界限清楚的楔形或不规则状的低密度区。

（2）脑栓塞：多见于有风湿性瓣膜病的年轻患者，也可见于有严重全身性动脉粥样硬化的老年人。发病急骤，多无前驱症状即出现偏瘫等神经症状。意识障碍较轻。眼底有时可见栓子，脑脊液正常，脑 CT 表现和脑血栓形成引起的脑梗死相同。

（3）蛛网膜下隙出血：多见于青壮年因先天性动脉瘤破裂致病。老年人则先有严重的动脉硬化，受损的动脉多系脑实质外面的中等粗细动脉形成动脉瘤，一旦此瘤破裂可导致本病。起病急骤，常在情绪激动或用力时诱发，表现为头部剧痛、喷射性呕吐及颈项强直。意识障碍一般较轻。多数无局限性体征而以脑膜刺激征为主。由于流出的血液直接进入蛛网膜下隙，故皆可引起血性脑脊液。CT 扫描显示蛛网膜下隙，尤其外侧沟及环池中出现高密度影可以确诊。

（4）急性硬膜外血肿：本病有头部外伤史，多在伤后 24～48 h 内进行性出现偏瘫，常有典型的昏迷-清醒-再昏迷的所谓中间清醒期。仔细观察，患者在第 2 次昏迷前，往往有头痛、呕吐及烦躁不安等症状。随偏瘫之发展可有颅内压迅速升高现象，甚至出现脑疝。脑 CT 多在颞部显示周边锐利的梭形致密血肿阴影。脑血管造影在正位片上，可见颅骨内板与大脑皮质间形成一无血管区，并呈月牙状，可确诊。

2. 当脑出血患者合并高热时，应注意和下列脑部炎症相鉴别

（1）急性病毒性脑炎：本病患者先有高热、头痛，以后陷入昏迷，常有抽搐发作。查体可有颈项强直及双侧病理征阳性，腰椎穿刺查脑脊液，多数有白细胞，尤其是单核白细胞升高。如患者有疱疹性皮肤损害，更应考虑本病的可能。

（2）结核性脑膜炎：少数患者因结核性脑血管内膜炎引起小动脉栓塞或因脑底部蛛网膜炎而导致偏瘫，临床颇似脑出血。但患者多先有发热、头痛，脑脊液白细胞数增多，氯化物及糖含量降低可助鉴别。

3. 当脑出血患者已处于昏迷状态，尤其是老年人应与下列疾病相鉴别

（1）糖尿病性昏迷：患者有糖尿病病史，常在饮食不加控制或停止胰岛素注射时发病。临床出现酸中毒表现如恶心、呕吐、呼吸深而速，呼吸有酮体味，血糖升高 > 33.6 mmol/L，尿糖及酮体呈强阳性，因无典型的偏瘫及血性脑脊液可与脑出血鉴别。

（2）低血糖性昏迷：常因应用胰岛素过量或严重饥饿引起。除昏迷外，尚有面色苍白、脉速而弱、瞳孔散大、血压下降、出汗不止及局部或全身抽搐发作，可伴有陈施呼吸。血糖在 2.8～3.4 mmol/L 以下，又无显著的偏瘫及血性脑脊液，可以排除脑出血。

（3）尿毒症：患者有肾脏病史，昏迷多呈渐进性，皮肤黏膜干燥呈慢性病容及失水状态，可有酸中毒表现。眼底动脉痉挛，可在黄斑区见有棉絮状弥散样白色渗出物。血压多升高，呼吸有尿素味，血 BUN 及 CR 明显升高，无显著偏瘫可以鉴别。

（4）肝性昏迷：有严重的肝病史或因药物中毒引起，可伴黄疸、腹腔积液及肝大，可出现病理反射，但偏瘫症状不明显，可有抽搐，多为全身性。根据血黄疸指数增高、肝功异常及血氨增高、脑脊液无色透明不难鉴别。

（5）一氧化碳中毒性昏迷：老年患者常出现轻偏瘫，但有明确的一氧化碳接触史，体温升高，皮肤及黏膜呈樱桃红色，检测血中碳氧血红蛋白明显升高可助鉴别。

四、治疗与预后

在急性期，特别是已昏迷的危重患者应采取积极的抢救措施，其中主要是控制脑水肿，调整血压，防止内脏综合征及考虑是否采取手术消除血肿。采取积极合理的治疗，以挽救患者的生命，减少神经功能残废程度和降低复发率。

（一）稳妥运送

发病后应绝对休息，保持安静，避免频繁搬运。在送往医院途中，可轻搬动，头部适当抬高15°，有利于缓解脑水肿及保持呼吸道通畅，并利于口腔和呼吸道分泌物的流出。患者可仰卧在担架上，也可视情况使患者头稍偏一侧，使呕吐物及分泌物易于流出。途中避免颠簸，并注意观察患者的一般状态，包括呼吸、脉搏、血压及瞳孔等变化，视病情采取应急处理。

（二）控制脑水肿，常为抢救能否成功的主要环节

由于血肿在颅内占一定的空间，其周围脑组织又因受压及缺氧而迅速发生水肿，致颅内压急剧升高，甚至引起脑疝，因此，在治疗上控制脑水肿成为关键。常用的脱水药为甘露醇、呋塞米及皮质激素等。临床上为加强脱水效果，减少药物的不良反应，一般均采取上述药物联合应用。常用者为甘露醇+激素、甘露醇+呋塞米或甘露醇+呋塞米+激素等方式，但用量及用药间隔时间均应视病情轻重及全身情况，尤其是心脏功能及有否高血糖等而定。20%甘露醇为高渗脱水药，体内不易代谢且不能进入细胞，其降颅内压作用迅速，一般用量成人为1 g/kg体重，每6 h静脉快速滴注1次。呋塞米有渗透性利尿作用，可减少循环血容量，对心功能不全者可改善后负荷，用量20～40 mg/次，每日静脉注射1或2次。皮质激素多采用地塞米松，用量15～20 mg静脉滴注，每日1次。有糖尿病史或高血糖反应和严重胃出血者不宜使用激素。激素除能协助脱水外，并可改善血管通透性，防止受压组织在缺氧下自由基的连锁反应，以免使细胞膜受到过氧化损害。在发病最初几天的脱水过程中，因颅内压力可急速波动上升，密切观察瞳孔变化及昏迷深度非常重要，遇有脑疝前期表现如一侧瞳孔散大或角膜反射突然消失，或因脑干受压症状明显加剧，可及时静脉滴注1次甘露醇，一般滴后20 min左右即可见效，故初期不可拘泥于常规时间用。一般水肿于3～7 d内达高峰，多持续2周至1个月之久方能完全消散，故脱水药的应用要根据病情逐渐减量，再减少用药次数，最后终止，由于高渗葡萄糖溶液静脉注射的降颅内压时间短，反跳现象重，注入高渗糖对缺血的脑组织有害，故目前已不再使用。

（三）调整血压

脑出血后，常发生血压骤升或降低的表现，这是由于直接或间接损害丘脑下部等处所致。此外，低氧血症也可引起脑血管自动调节障碍，导致脑血流减少，使症状加重。临床上观察血压，常采用平均动脉压，即收缩压加舒张压之和的半数（或舒张压加1/3脉压）来计算。正常人平均动脉压的上限是20.0～26.9 kPa（150～200 mmHg），下限为8.00 kPa（60 mmHg），只要在这个范围内波动，脑血管的自动调节功能正常，脑血流量基本稳定。如果平均动脉压降到6.67 kPa（50 mmHg），脑血流就降至正常时的60%，出现脑缺血缺氧的症状。对高血压患者来讲，如果平均动脉压降到平常的30%，就会引起脑血流的减少；如血压太高，上限虽可上移，但同样破坏自动调节，引起血管收缩，出现缺血现象。发病后血压过高或过低，均提示预后不良，故调整血压甚为重要。一般可将发病后的血压控制在发病前血压数值略高一些的水平。如原有高血压，发病后血压又上升至更高水平者，所降低的数值也可按上升数值的30%左右控制。常用的降压药物如利舍平0.5～1 mg/次肌肉注射或25%硫酸镁10～20 mg/次，肌内注射。注意不应使血压降得太快和过低。血压过低者可适量用间羟胺或多巴胺静脉滴注，使之缓慢回升。

（四）肾上腺皮质激素的应用

脑出血患者应用激素治疗，其价值除前述可有改善脑水肿外，还可增加脑脊液的吸收，减少脑脊液的生成，对细胞内溶酶体有稳定作用，能抑制抗利尿激素的分泌，促进利尿作用，具有抗脂过氧化反应，而减少自由基的生成，此外，尚有改善细胞内外离子通透性的作用，故激素已普遍用于临床治疗脑出血。但也有认为激素不利于破裂血管的修复，可诱发感染，加重消化道出血及引起血糖升高，而这些因素

均可促使病情加重或延误恢复时间。故激素应用与否，应视患者具体情况而定。如无显著消化道出血、高血糖及血压过高，可在急性期及早应用。常用的激素有地塞米松静脉滴注 10～20 mg，1 次／天；或氢化可的松静脉滴注 100～200 mg，1 次／天。一般应用 2 周左右，视病情好转程度而逐渐减量和终止。

（五）关于止血药的应用

由于脑出血是血管破裂所致，凝血机制并无障碍，且多种止血药可以诱发心肌梗死，甚至弥漫性血管内凝血；另外，实验室研究发现高血压性脑出血患者凝血、抗凝及纤溶系统的变化与脑梗死患者无差异，均呈高凝状态；再者，高血压性脑出血血管破裂出血一般在 4～6 h 内停止，几乎没有超过 24 h 者；还有研究发现应用止血药者，血肿吸收比不用者慢，故目前多数学者不同意用止血药。

（六）急性脑出血致内脏综合征的处理

此项包括脑心综合征、急性消化道出血、中枢性呼吸异常、中枢性肺水肿及中枢性呃逆等。这些综合征的出现常常直接影响预后，严重者导致患者死亡。综合征的发生主要是由于脑干或丘脑下部发生原发性或继发性损害。脑出血后急性脑水肿而使颅压迅速增高，压力经小脑幕中央游离所形成的"孔道"而向颅后窝传导，此时，脑干背部被迫向尾椎推移，但脑干腹侧，由于基底动脉上端的两侧大脑后动脉和 Willis 动脉环相互联结而难以移动，致使脑干向后呈弯曲状态。如果同时还有颞叶钩回疝存在，则将脑干上部的丘脑下部向对侧推移。继而中脑水管也被挤压变窄，引起脑脊液循环受阻，加重了脑积水，使颅内压进一步增高，这样颅压升高形成恶性循环，脑干也随之扭曲不断加重而受到严重损害，可导致脑干内继发性出血或梗死，引起一系列严重的内脏综合征。

1. 脑心综合征

发病后 1 周内做心电图检查，常发现 S-T 段延长或下移，T 波低平倒置，及 Q-T 间期延长等缺血性变化。此外，也可出现室性期前收缩，窦性心动过缓、过速或心律不齐及房室传导阻滞等改变。这种异常可以持续数周之久，有人称作"脑源性"心电图变化。其性质是功能性的还是器质性的，尚有不同的认识，临床上最好按器质性病变处理，应根据心电图变化给予氧气吸入，服用异山梨酯（消心痛）、门冬酸钾镁，甚至毛花苷 C（西地兰）及利多卡因等治疗，同时密切随访观察心电图的变化，以便及时处理。

2. 急性消化道出血

经胃镜检查，半数以上出血来自胃部，其次为食管，少数为十二指肠或小肠。胃部病变呈急性溃疡，多发性糜烂及黏膜下点状出血。损害多见于胃窦部、胃底腺区或幽门腺区。临床上出血多见于发病后 1 周之内，重者可在发病后数小时内就发生大量呕血，呈咖啡样液体。为了了解胃内情况，对昏迷患者应在发病后 24～48 h 置胃管，每日定时观察胃液酸碱度及有否潜血。若胃液酸碱度在 5 以下，即给予氢氧铝胶凝胶 15～20 mL，使酸碱度保持在 6～7，此外，给予西咪替丁（甲氰咪胍）鼻饲或静脉滴注，以减少胃酸分泌。如已发生胃出血，应局部止血，可给予卡巴克洛（安络血）每次 20～30 mL 与氯化钠溶液 50～80 mL，3 次／天，此外，云南白药也可应用。大量出血者应及时输血或补液，以防发生贫血及休克。

3. 中枢性呼吸异常

中枢性呼吸异常多见于昏迷患者，呼吸快、浅、弱及呼吸节律不规则，潮式呼吸，中枢性过度换气和呼吸暂停。应及时给予氧气吸入，人工呼吸器进行辅助呼吸。可适量给予呼吸兴奋药如洛贝林或二甲弗林（回苏灵）等，一般从小剂量开始静脉滴注。为观察有否酸碱平衡及电解质紊乱，应及时送检血气分析，若有异常，即应纠正。

4. 中枢性肺水肿

中枢性肺水肿多见于严重患者的急性期，在发病后 36 h 即可出现，少数发生较晚。肺水肿常随脑部变化加重或减轻，又常为病情轻重的重要标志。应及时吸出呼吸道中的分泌物，甚至行气管切开，以便给氧和保持呼吸通畅。部分患者可酌情给予强心药物。此类患者呼吸道颇易继发感染，故可给予抗生素，并注意呼吸道的雾化和湿化。

5. 中枢性呃逆

呃逆可见于病程的急性期或慢性期，轻者偶尔发生几次，并可自行缓解；重者可呈顽固持续性发作，后者干扰患者的呼吸节律，消耗体力，以致影响预后。一般可采用针灸处理，药物可肌内注射哌甲酯（利他林），每次 10～20 mg，也可试服奋乃静，氯硝西泮 1～2 mg/ 次也有一定的作用，但可使睡眠加深或影响对昏迷患者的观察。膈神经刺激常对顽固性呃逆有缓解作用。部分患者可试用中药治疗如柿蒂、丁香及代硝石等。

近来又发现脑出血患者可引起肾脏损害，多表现为血中尿素氮升高等症状，甚至可引起肾衰竭。脑出血患者出现两种以上内脏功能衰竭又称为多器官功能衰竭，常为导致死亡的重要原因。

（七）维持营养

注意酸碱平衡及水、电解质平衡及防治高渗性昏迷。初期脱水治疗时就应考虑这些问题，特别对昏迷患者，发病后 24～48 h 即可置鼻饲以便补充营养及液体。在脱水过程中，每日入量一般控制在 1 000～2 000 mL，其中包括从静脉给予的液体。因需要脱水，故每日应是负平衡，一般水分以负 500～800 mL 为宜，初期每日热量至少为 6 276 kJ（1 500 kcal），以后逐渐增至每日至少 8 368 kJ（2 000 kcal）以上，且脂肪、蛋白质及糖等应配比合理，必要时应及时补充复合氨基酸、人血白蛋白及冻干血浆等。对于高热者尚应适当提高入水量。由于初期加强脱水治疗，或同时有呼吸功能障碍，故多数严重患者可出现酸碱平衡紊乱及水、电解质失衡，常见者为酸中毒、低钾及高钠血症等，均应及时纠正。应用大量脱水药和皮质激素，特别是对有糖尿病者应防止诱发高渗性昏迷，表现为意识障碍程度加重、血压下降、有不同程度的脱水症，可出现癫痫发作。高渗性昏迷的确诊还要检查是否有血浆渗透压增高提示血液浓缩。此外，高血糖、尿素氮及血清钠升高、尿比重增加也均提示有高渗性昏迷的可能。另外，低渗液不宜输入过多、过快；有高血糖者应尽早应用胰岛素，避免静脉注射高渗葡萄糖溶液。此外，应经常观察血浆渗透压及水、电解质的变化。

（八）手术治疗

当确诊为脑出血后，应根据血肿的大小、部位及患者的全身情况，尽早考虑是否需要外科手术治疗。如需要手术治疗，又应考虑采用何种手术方法为宜，常用的手术方法有开颅血肿清除术、立体定向血肿清除术及脑室血液引流术等。关于手术的适应证、手术时机及选用的手术方式目前尚无统一意见，但在下述情况，多考虑清除血肿：①发病之初病情尚轻，但逐步恶化，并有显著的颅压升高症状，几乎出现脑疝，如壳核出血、血肿向内囊后肢及丘脑进展者。②血肿较大，估计应用内科治疗难以奏效者，如小脑半球出血，血肿直径 > 3 cm；或小脑中线血肿，估计将压迫脑干者。③患者全身状况能耐受脑部手术操作者。

关于脑出血血肿清除治疗的适应证：

1. 非手术治疗的适应证

（1）清醒伴小血肿（血肿直径 < 3 cm 或出血的量 < 20 mL），常无手术治疗的必要。

（2）少量出血的患者，或较少神经缺损。

（3）格拉斯哥昏迷指数（GCS）≤ 4 分的患者，由于手术后无一例外的死亡或手术结果非常差，手术不能改变临床结局。但是，GCS ≤ 4 分的小脑出血的患者伴有脑干受压，在特定的情况下，手术仍有挽救患者生命的可能。

2. 手术治疗的适应证

（1）手术的最佳适应证是清醒的患者，中至大的血肿。

（2）小脑出血量 > 3 mL，神经功能恶化、脑干受压和梗阻性脑积水的患者，尽可能快地清除血肿或行脑室引流，可以挽救生命，预后良好。即使昏迷的患者也应如此。

（3）脑出血合并动脉瘤、动静脉畸形或海绵状血管瘤，如果患者有机会获得良好的预后并且手术能达到血管部位，应当行手术治疗。

（4）年轻人中等到大量的脑叶出血，临床恶化的应积极行手术治疗。

立体定向血肿清除术与以往开颅血肿清除术比较更有优越性。采用 CT 引导立体定向技术将血肿排空器置入血肿腔内，采用各种方法将血肿粉碎并吸出体外。该方法定位准确，减少脑组织损伤，对急性期患者也适用。立体定向血肿抽吸术治疗壳核血肿效果较好。但一般位于大脑深部的血肿，包括基底节及丘脑部位的血肿，手术虽可挽救生命，但后遗瘫痪较重。脑干及丘脑出血也可手术治疗，但危险性较大。脑叶及尾状核区域出血，手术治疗效果较佳。

血肿清除后临床效果不理想的原因很多，但目前注意到脑出血后引起的脑缺血体积可以超过血肿体积的几倍，可能是重要原因之一，缺血机制包括直接机械压迫、血液中血管收缩物质的参与及出血后血液呈高凝状态等。因此，血肿清除后应同时应用神经保护药、钙通道阻滞药等，以提高临床疗效。

（九）康复治疗

脑出血后生存的患者，多数遗留瘫痪及失语等症状，重者不能起床或站立。如何最大限度地恢复其运动及语言等功能，物理及康复治疗起着重要作用。一般主张只要可能应尽早进行，诸如瘫肢按摩、被动运动、针灸及语言训练等。有一定程度运动功能者，应鼓励其主动锻炼和训练，直到患者功能恢复到最好的状态。失语患者训练语言功能应有计划，由简单词汇开始逐渐进行训练。感觉缺失障碍，似难康复，但仍随全身的康复而逐渐好转。

病程依出血的多少、部位、脑水肿的程度及有否并发内脏综合征而各不相同。发病后生存时间可自数小时至几个月，除非大的动脉瘤破裂引起的脑出血，一般不会发生猝死。丘脑及脑干部位出血，出血量虽少，但容易波及丘脑下部及生命中枢，故生存时间短。脑内出血量、脑室内出血量和发病后格拉斯哥昏迷指数（GCS）是预测脑出血的病死率的重要因素。CT 显示出血量 $\geq 60\ cm^3$，$GCS \leq 8$，30 d 死亡的可能性为 91%，而 CT 显示出血量 $\leq 30\ cm^3$，$GCS \geq 9$ 的患者，死亡的可能性为 19%。平均动脉压对皮质下、小脑、脑桥出血的预后无相关性，但影响壳核、丘脑出血的预后，平均动脉压越高，预后越差，血肿破入脑室有利于丘脑出血的恢复，但不利于脑叶出血的恢复。

第三节　自发性蛛网膜下隙出血

自发性蛛网膜下隙出血（spontaneous subarachnoid space hemorrhage，SSSH）是指各种非外伤性原因引起的脑血管破裂，血液流入蛛网膜下隙的统称。它不是一种独立的疾病，而是某些疾病的临床表现，占急性脑血管疾病的 10%~20%。

一、病因病机

最常见的病因为颅内动脉瘤，约占自发性蛛网膜下隙出血的 75%~80%，其次为脑血管畸形（10%~15%）。高血压性动脉硬化、动脉炎、烟雾病、脊髓血管畸形、结缔组织病、血液病、颅内肿瘤卒中、抗凝治疗并发症等为少见原因。

本病的发生是由于脏腑功能失调，气血逆乱于脑，致血溢脑络之外而成。

（一）情志失调

平素情志不遂或肝肾阴亏，阴阳失调，肝失其条达舒畅，使气机郁结，郁久化火。若突受情志刺激，则肝阳上亢化风，风火上扰，血随气逆，血溢脑络之外而为昏仆，此即《素问·生气通天论》所谓："阳气者，大怒则形气绝，而血菀于上，使人薄厥。"

（二）饮食偏嗜

嗜酒肥甘，酿湿生痰；偏嗜辛辣，则生痰热。脾胃受损，中焦气机不畅，升清降浊失常，宿舍积滞内阻胃肠，腑气不通，致痰浊上蒙清窍或痰火内盛，上扰脑府，脑络受损，或为疼痛，或为昏仆。

（三）劳累过度

年老体衰，肝肾阴虚，肝阳偏亢，兼之思虑烦劳过度，"阳气者，烦劳则张，精绝"，致水不涵木，肝阳暴涨，夹风夹痰上冲，气血逆乱于上而发病。

（四）素体虚弱

平素体弱，气血不足，气虚则血行乏力，瘀滞不畅，使肌肉、筋骨失养；若气不摄血，溢于脑络之外，则可出现"不通则痛"及"不荣则痛"之头痛。

二、临床表现

（一）性别、年龄

男女比例为 1 :（1.3 ~ 1.6）。可发生在任何年龄，发病率随年龄增长而增加，并在 60 岁左右达到高峰，以后随年龄增大反而下降。各种常见病因的自发性蛛网膜下隙出血的好发年龄见本节鉴别诊断部分。

（二）起病形式

绝大部分在情绪激动或用力等情况下急性发病。

（三）症状、体征

（1）出血症状：表现为突然发病，剧烈头痛、恶心呕吐、面色苍白、全身冷汗。半数患者可出现精神症状，如烦躁不安、意识模糊、定向力障碍等。意识障碍多为一过性的，严重者呈昏迷状态，甚至出现脑疝而死亡。20% 可出现抽搐发作。有的还可出现眩晕、项背痛或下肢疼痛，脑膜刺激征明显。

（2）颅神经损害：6% ~ 20% 患者出现一侧动眼神经麻痹，提示存在同侧颈内动脉后交通动脉动脉瘤或大脑后动脉动脉瘤。

（3）偏瘫：20% 患者出现轻偏瘫。

（4）视力、视野障碍：发病后 1 小时内即可出现玻璃体膜下片状出斑，引起视力障碍。10% ~ 20% 有视盘水肿。当视交叉、视束或视放射受累时产生双颞偏盲或同向偏盲。

（5）其他：约 1% 的颅内动静脉畸形和颅内动脉瘤出现颅内杂音。部分蛛网膜下隙出血发病后可有发热。

（四）并发症

（1）再出血：以出血后 5 ~ 11 天为再出血高峰期，80% 发生在 1 个月内。颅内动脉瘤初次出血后的 24 小时内再出血率最高，为 4.1%，第 2 次再出血的发生率为每天 1.5%，到第 14 天时累计为 19%。表现为在经治疗病情稳定好转的情况下，突然再次发生剧烈头痛、恶心呕吐、意识障碍加重、原有局灶症状和体征重新出现等。

（2）血管痉挛：通常发生在出血后第 1 ~ 2 周，表现为病情稳定后再出现神经系统定位体征和意识障碍。腰穿或头颅 CT 检查无再出血表现。

（3）急性非交通性脑积水：常发生在出血后 1 周内，主要为脑室内积血所致，临床表现为头痛、呕吐、脑膜刺激征、意识障碍等，复查头颅 CT 可以诊断。

（4）正常颅压脑积水：多出现在蛛网膜下隙出血的晚期，表现为精神障碍、步态异常和尿失禁。

三、辅助检查

（一）CT

颅脑 CT 是诊断蛛网膜下隙出血的首选方法，诊断急性蛛网膜下隙出血准确率几乎 100%，主要表现为蛛网膜下隙内高密度影，即脑沟与脑池内高密度影（图 10-2A、B）。动态 CT 检查有助于了解出血的吸收情况、有无再出血、继发脑梗死、脑积水及其程度等。强化 CT 还显示脑血管畸形和直径大于 0.8 cm 的动脉瘤。

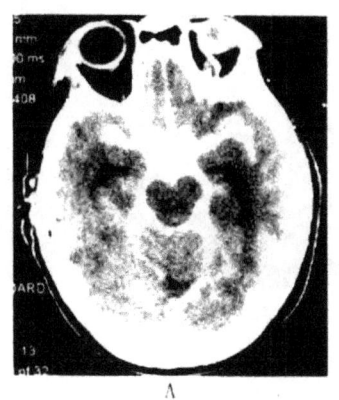 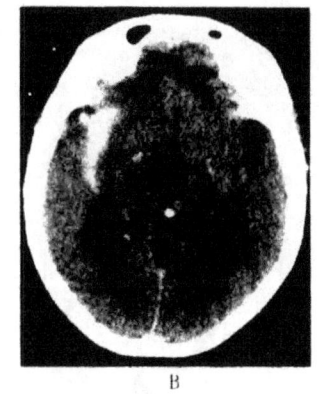

图 10-2 自发性蛛网膜下隙出血 CT 表现

A. 自发性蛛网膜下隙出血（鞍上池与环池）的 CT 表现；B. 自发性蛛网膜下隙出血（外侧裂池）的 CT 表现

蛛网膜下隙出血的 CT 分级（Fisher 法）见表 10-3。

表 10-3 蛛网膜下隙出血的 CT 分级（Fisher 法）

级别	CT 发现
Ⅰ级	无出血所见
Ⅱ级	蛛网膜下隙一部分存在弥漫性薄层出血 (1 mm)
Ⅲ级	蛛网膜下原有较厚 (1 mm 以上) 出血或局限性血肿
Ⅳ级	伴脑实质或脑室内积血

由于自发性蛛网膜下隙出血的原因脑动脉瘤占一半以上，因此，可根据 CT 显示的蛛网膜下隙出血的部位初步判断或提示颅内动脉瘤的位置。如颈内动脉动脉瘤破裂出血常是鞍上池不对称积血，大脑中动脉动脉瘤破裂出血多见外侧裂积血，前交通动脉动脉瘤破裂出血则是纵裂池、基底部积血，而出血在脚间池和环池者，一般不是动脉瘤破裂引起。

（二）脑脊液检查

通常 CT 检查已确诊者，腰穿不作为临床常规检查。如果出血量较少或者距起病时间较长，CT 检查无阳性发现时，需要行腰穿检查脑脊液。蛛网膜下隙的新鲜出血，脑脊液检查的特征性表现为均匀血性脑脊液；脑脊液变黄或发现了含有红细胞、含铁血黄素或胆红素结晶的吞噬细胞等，则提示为陈旧性出血。

（三）脑血管影像学检查

（1）DSA：即血管造影的影像通过数字化处理，把不需要的组织影像删除掉，只保留血管影像，这种技术叫作数字减影技术。其特点是图像清晰，分辨率高，对观察血管病变，血管狭窄的定位测量、诊断及介入治疗提供了真实的立体图像，为脑血管内介入治疗提供了必备条件（图 10-3A～D），其主要适用于全身血管性疾病、肿瘤的检查及治疗，是确定自发性蛛网膜下隙出血病因的首选方法，也是诊断动脉瘤、血管畸形、烟雾病等颅内血管性病变的最有价值的方法。D 仅能及时明确动脉瘤大小、部位、单发或多发、有无血管痉挛，而且还能显示脑动静脉畸形的供应动脉和引流静脉，及侧支循环情况。对怀疑脊髓动静脉畸形者还应行脊髓动脉造影。脑血管造影可加重脑缺血、引起动脉瘤再次破裂等，因此，造影时机宜避开脑血管痉挛和再出血的高峰期，即出血 3 天内或 3 周后进行为宜。

旋转 DSA 及三维重建技术的应用，使其能在三维空间内做任意角度的观察，清晰地显露出动脉瘤体、瘤颈、载瘤动脉及与周围血管解剖关系，有效地避免了邻近血管重叠或掩盖。此项技术突破了常规 DA 一次造影只能显示一个角度和图像后处理手段少等局限性，极大地方便了介入诊疗操作，对脑血管病变的诊断和治疗具有很大的应用价值。

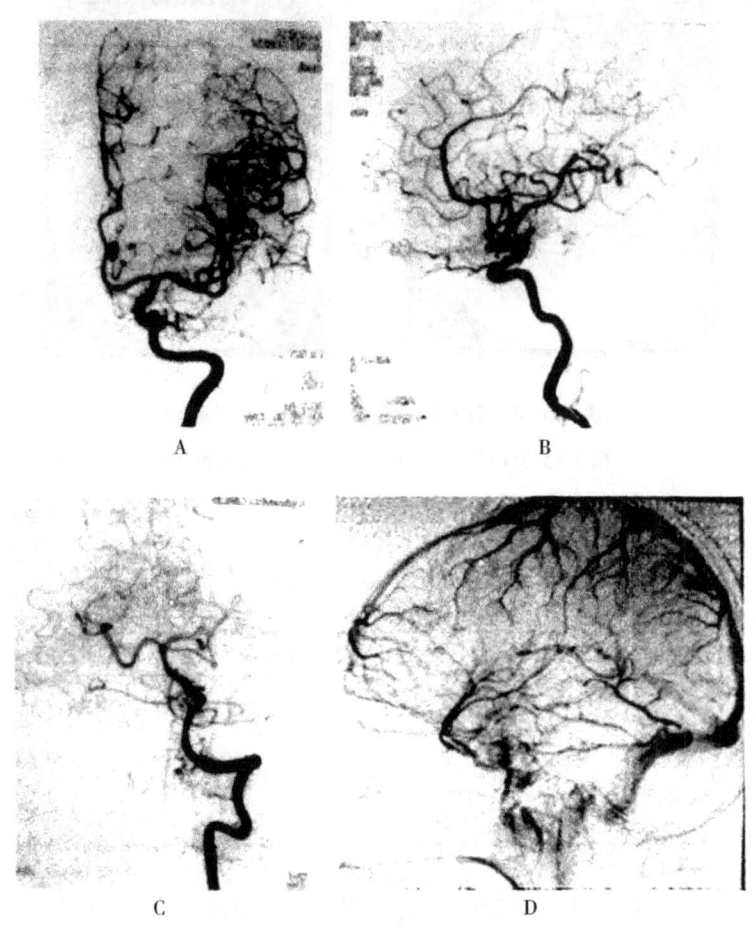

图 10-3　脑血管 DSA 表现

A. 正常一侧颈内动脉 DSA 表现（正位片动脉期）；B. 正常一侧颈内动脉 DSA 表现（侧位片动脉期）；C. 正常椎-基底动脉 DSA 表现（动脉期）；D. 正常一侧颈内动脉 DSA 表现（侧位片静脉期）

由于 DSA 显示的是造影剂充盈的血管管腔的空间结构，因此，目前仍被公认为是血管性疾病的诊断"金标准"，诊断颅内动脉瘤的准确率达 95% 以上。但是，随着 CTA、MRA 技术的迅速发展，其在某些方面大有取代 DSA 之势。

（2）CT 血管成像（CTA）：CTA 检查经济、快速、无创，可同时显示颈内动脉系、椎动脉系和 Willis 环血管全貌，因此，是筛查颅内血管性疾病的首选影像学诊断方法之一。由于 CTA 受患者病情因素限制少，急性脑出血或蛛网膜出血患者，当临床怀疑动脉瘤或脑动静脉畸形可能为出血原因时，DSA 检查受限，CTA 可作为早期检查的可靠方法（图 10-4 A ~ C）。

由于脑血流循环时间短，脑动脉 CTA 容易产生静脉污染及颅底骨质难以彻底清除，Willis 动脉环近段动脉重建效果欠佳，血管性病变漏诊率高。但是，近年来，64 层螺旋 CT 的扫描速度已超越动脉血流速度，因此，无论是小剂量造影剂团注测试技术还是增强扫描智能触发技术，配合 64 层螺旋 CT 扫描，纯粹的脑动脉期图像的获取已不成问题，尤其是数字减影 CTA（Subtraction CT Angiography，DSCTA）技术基本上去除了颅底骨骼对 CTA 的影响。超薄的扫描层厚使其能最大限度地消除了常规头部 CT 扫描时颅底骨质伪影，显著地提高了 Willis 动脉环近段动脉 CTA 图像质量，真正地使其三维及二维处理图像绝对无变形、失真，能最真实地显示脑血管病变及其邻近结构的解剖关系，图像质量媲美 DSA，提供诊断信息量超越 DSA。表面遮盖法（SSD）及最大密度投影法（MIP）是最常用的三维重建方法，容积显示法（VR）是最高级的三维成像方法。DSCTA 对脑动脉瘤诊断的特异性和敏感性与 DSA 一致，常规 CTA 组诊断 Willis 动脉环及其远段脑动脉瘤的特异性和敏感性亦与 DSA 一致，但对 Willis 动脉环近段动脉瘤有漏诊的情况，敏感性仅71.4%。但是，DSCTA也存在一定局限性，基础病变，如血肿、钙化、动脉支架及动脉银夹等被减影导致漏诊或轻微运动可致减影失败，患者照射剂量增加及图像噪声增加等也是问题。近期临床上应用的320层螺旋CT更显示出了其优越性。

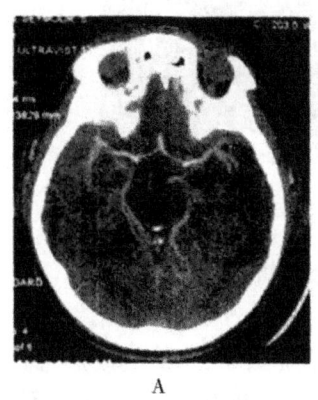 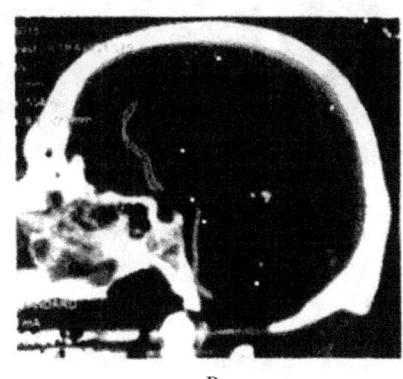 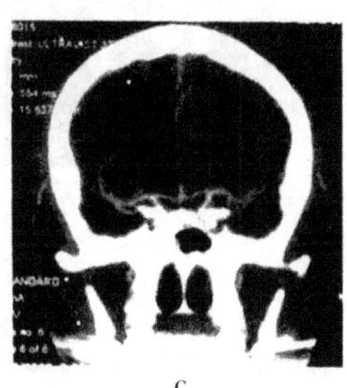

图10-4　正常CTA表现

A. 轴位；B. 矢状位；C. 冠状位

目前，CTA主要用于诊断脑动脉瘤、脑动静脉畸形、闭塞性脑血管病、静脉窦闭塞和脑出血等。CTA能清晰观察到脑动脉瘤的瘤体大小、瘤颈宽度及与载瘤动脉的关系；能清晰观察到脑动静脉畸形血管团大小、形态及供血动脉和引流静脉；能清晰观察到脑血管狭窄或闭塞部位、形态及血管壁硬、软斑块。64层螺旋CT对脑动脉瘤检查有较高的敏感性和特异性，诊断附和率达100%，能查出约1.7 mm大小的动脉瘤。采用多层面重建（MPR）、曲面重建（CPR）、容积显示（VR）和最大密度投影（MIP）等技术可清楚地显示动脉瘤的瘤体大小、瘤颈宽度及与载瘤动脉的关系；并可任意旋转图像，多角度观察，能获得完整的形态及与邻近血管、颅骨的空间解剖关系，为制定治疗方案和选择手术入路提供可靠依据。CTA可显示脑动静脉畸形的供血动脉、病变血管团和引流静脉的立体结构，有助于临床医生选择手术入路，以避开较大脑血管和分支处进行定位和穿刺治疗。脑动静脉畸形出血急性期的DSA检查，其显示受血肿影响，而CTA三维图像能任意角度观察，显示病灶与周围结构关系较DSA更清晰。CTA诊断颈内动脉狭窄的附和率为95%，最大密度投影法可更好地显示血管狭窄程度。在脑梗死早期显示动脉闭塞，指导溶栓治疗。

CTA可清晰显示静脉窦是否通畅。CTA显示造影剂外溢的患者，往往血肿增大。

总之，CT血管造影（CTA）与数字减影血管造影（DSA）相比，最大优势是快速和无创伤，并可多方位、多角度观察脑血管及病变形态，提供近似实体的解剖概念，对筛查自发性蛛网膜下隙出血的病因和诊断某些脑血管疾病不失为一种重要而有效的检查方法。但是，CTA的不足之处在于造影剂用量大，需掌握注药与扫描的最佳时间间隔，不能显示扫描范围以外的病变，可能漏诊，并且对侧支循环的血管、直径小于1.2 mm的穿动脉、动脉的硬化改变及血管痉挛的显示不如DSA。

（3）磁共振血管成像（MRA）：包括时间飞越法MRA及相位对比法MRA，其具有无创伤、无辐射、不用对比剂的特点，被广泛应用于血管性病变的诊断中，可显示颈内动脉狭窄、颅内动静脉畸形、动脉瘤等疾病，主要用于有动脉瘤家族史或破裂先兆者的筛查，动脉瘤患者的随访及急性期不能耐受脑血管造影检查的患者。其不足之处是由于扫描时间长及饱和效应，使得血流信号下降，血管分支显示不佳，大大降低了图像的效果及诊断的准确性（图10-5A～C）。

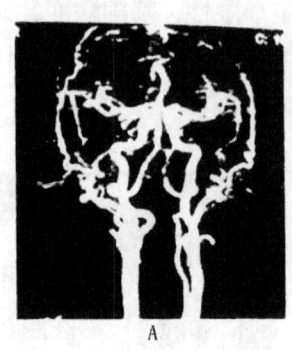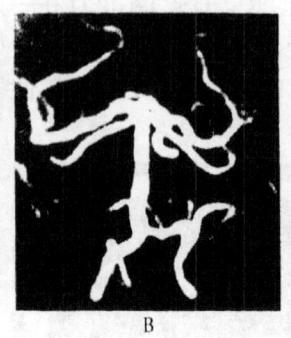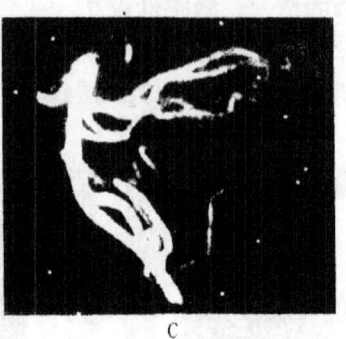

图 10-5　正常 MRA 表现
A. 全脑；B. 椎 – 基底动脉正位片；C. 椎 – 基底动脉侧位片

MRA 探测脑动脉瘤有很高的敏感性，特别是探测没有伴发急性蛛网膜下隙出血的动脉瘤。MRA 能完全无创伤性地显示血管解剖和病变及血流动力学信息，能清楚地显示瘤巢的供血动脉和引流静脉的走行、数量、形态等。另外，MRI 可通过其直接征象"流空信号簇"对脑动静脉畸形做出明确的诊断。因此，MRI 与 MRA 的联合应用，作为一种完全无损伤性的血管检查方法，在临床症状不典型或临床症状与神经系统定位不相符时，可以大大提高脑血管畸形的发现率和确诊率。

四、诊断与鉴别诊断

（一）诊断

根据急性发病方式、剧烈头痛、恶心呕吐等临床症状、体征，结合 CT 检查，确诊蛛网膜下隙出血并不困难。进一步寻找蛛网膜下隙出血的原因，即病因诊断更为重要，尤其是确定外科疾病引起蛛网膜下隙出血的原因。因此，对于自发性蛛网膜下隙出血患者，若无明显的血液病史、抗凝治疗等病史，均要常规行脑血管造影或 / 和 CTA、MRA 检查，以寻找出血原因，明确病因。

（二）病因鉴别诊断

临床上常见的自发性蛛网膜下隙出血的病因鉴别诊断见表 10-4。

表 10-4　自发性蛛网膜下隙出血的病因鉴别诊断

病因	动脉瘤	动静脉畸形	高血压	烟雾病	脑瘤出血
发病年龄	40~60 岁	35 岁以下	50 岁以上	青少年多见	30~60 岁
出血前症状	无症状，少数动眼神经麻痹	常见癫痫发作	高血压史	可见偏瘫	颅压高和病灶症状
出血	正常或增高	正常	增高	正常	正常
复发出血	常见且有规律	年出血率 2%	可见	可见	少见
意识障碍	多较严重	较重	较重	有轻有重	较重
颅神经麻痹	2~6 颅神经	无	少见	少见	颅底肿瘤常见
偏瘫	少见	较常见	多见	常见	常见
眼部症状	可见玻璃体出血	可见同向偏盲	眼底动脉硬化	少见	视盘水肿
CT 表现	蛛网膜下隙高密度	增强可见 AVM 影	脑萎缩或梗死灶	脑室出血铸型或梗死灶	增强后可见肿瘤影
脑血管造影	动脉瘤和血管痉挛	动静脉畸形	脑动脉粗细不均	脑底动脉异常血管团	有时可见肿瘤染色

五、治疗

(一)急性期治疗

1. 一般处理

(1) 密切观察:生命体征监测;密切观察神经系统体征的变化;保持呼吸道通畅,维持稳定的呼吸循环系统功能。

(2) 降低颅内压:常用的有甘露醇、呋塞米、甘油果糖或甘油氯化钠,也可以酌情选用清蛋白。

(3) 纠正水、电解质平衡紊乱:记出入液体量,注意维持液体出入量平衡,适当补液、补钠、补钾,调整饮食和静脉补液中晶体胶体的比例可以有效预防低钠血症。

(4) 对症治疗:烦躁者给予镇静药,头痛给予镇痛药,禁用吗啡、哌替啶等镇痛药。癫痫发作,可采用抗癫痫药物,如地西泮(安定)、卡马西平或者丙戊酸钠。

(5) 加强护理:卧床休息,给予高纤维饮食,保持尿便通畅。意识障碍者可放置鼻胃管,预防窒息和吸入性肺炎。尿潴留者,给予导尿并膀胱冲洗,预防尿路感染。定时翻身、局部按摩、被动活动肢体、应用气垫床等措施预防褥疮、肺不张和深静脉血栓形成等并发症。

2. 防治再出血

(1) 安静休息:绝对卧床4~6周,镇静、镇痛,避免用力和情绪激动。

(2) 控制血压:如果平均动脉压 > 16.7 kPa(125 mmHg)或收缩压 > 24.0 kPa(180 mmHg),可在血压监测下使用降压药物,保持血压稳定在正常或者起病前水平。可选用钙离子通道阻滞剂、β-受体阻滞剂等。

(3) 抗纤溶药物:常用6-氨基己酸(EACA)、止血芳酸(氨甲苯酸)或止血环酸(氨甲环酸)。抗纤溶治疗可以降低再出血的发生率,但同时也增加脑动脉痉挛和脑梗死的发生率,建议与钙离子通道阻滞剂同时使用。

(4) 外科手术:已经确诊为动脉瘤性蛛网膜下隙出血者,应根据病情,及早行动脉瘤夹闭术或介入栓塞治疗。

3. 防治并发症

(1) 脑动脉痉挛及脑缺血:①维持正常血压和血容量:保持有效的血液循环量,给予胶体溶液(清蛋白、血浆等)扩容升压。②早期使用尼莫地平:常用剂量10~20 mg/d,静脉滴注1 mg/h,共10~14 d,注意其低血压的不良反应。③腰穿放液:发病后1~3 d行腰穿释放适量的脑脊液,有利于预防脑血管痉挛、减轻脑膜刺激征等。但是,有诱发颅内感染、再出血及脑疝的危险。

(2) 脑积水:①药物治疗:轻度脑积水可先行乙酰唑胺等药物治疗,酌情选用甘露醇、呋塞米等。②脑室穿刺脑脊液外引流术:蛛网膜下隙出血后脑室内积血性扩张或出现急性脑积水,经内科治疗后症状仍进行性加重者,可行脑室穿刺外引流术。但是,可增加再出血的概率。③脑脊液分流术:对于出血病因处理后,出现慢性交通性脑积水,经内科治疗仍进行性加重者,可行脑室-腹腔分流术。

(二)病因治疗

(1) 手术治疗:对于出血病因明确者,应及时进行病因手术治疗,例如开颅动脉瘤夹闭术、脑动静脉畸形或脑肿瘤切除术等。

(2) 血管内介入治疗:适合血管内介入治疗的动脉瘤、颅内动静脉畸形患者,也可采用动脉瘤或动静脉畸形栓塞术。

(3) 立体定向放射治疗:主要用于小型动静脉畸形及栓塞或手术后残余病灶的治疗。

(三)辨证治疗

1. 风火上扰

(1) 症状:剧烈头痛,恶心呕吐,烦躁易怒,口苦咽干,面红目赤,抽搐时作,甚则谵语、昏迷、不省人事。

舌红苔黄,脉弦数。

（2）治法：清肝泄热，熄风开窍。

（3）方药：羚角钩藤汤加减。羚羊角粉 3 g（冲服），钩藤 15 g，菊花 10 g，生地 15 g，生白芍 15 g，黄芩 10 g，夏枯草 15 g，地龙 12 g，川牛膝 15 g。若肝火旺可合龙胆泻肝汤；昏迷、谵语先服安官牛黄丸；大便燥结加生大黄、芒硝；腹胀加枳实、厚朴；恶呕较重加竹茹、姜半夏；手足蠕动、筋惕肉瞤加龟甲、生龙牡。

2. 痰火交炽

（1）症状：剧烈头痛，恶心呕吐，项强身热，烦躁或神昏、谵语，肢体强痉拘急，喉中痰鸣，口渴口臭，畏光怕声，尿黄便结。舌红苔黄腻，脉洪数或沉滑。

（2）治法：清热泻火，涤痰通腑。

（3）方药：星蒌承气汤。胆南星 10 g，瓜蒌 15 g，生大黄 10 g（后下），枳实 10 g，厚朴 8 g，葛根 20 g，芒硝 10 g（冲服）。热象明显加生石膏、知母；抽搐加天麻、钩藤；昏迷加菖蒲、郁金，或先服至宝丹、牛黄清心丸。

3. 痰浊上蒙

（1）症状：头部胀痛沉重，项强不舒，眩晕，恶心呕吐，胸闷脘痞，嗜睡，甚则昏不知人。舌淡红，苔白腻，脉弦滑。

（2）治法：化痰降浊，熄风开窍。

（3）方药：半夏白术天麻汤加减。制半夏 10 g，天麻 10 g，炒白术 15 g，橘红 10 g，茯苓 15 g，钩藤 15 g，菖蒲 10 g，郁金 10 g，葛根 15 g。嗜睡、昏迷加服苏合香丸；抽搐时作加全蝎、僵蚕、蜈蚣；便秘加大黄、瓜蒌、枳实；苔黄腻、脉弦滑数加黄芩、栀子、胆南星。

4. 痰瘀阻窍

（1）症状：剧烈头痛，如针刺刀劈，部位固定，入夜加重，恶心呕吐，眩晕，咯吐白痰量多，脘腹胀满，神志恍惚，思睡神疲，谵语。舌淡暗，有瘀点、瘀斑，苔白腻，脉弦滑或细涩。

（2）治法：活血化瘀，豁痰开窍。

（3）方药：通窍活血汤合涤痰汤加减。麝香 0.1 g（冲服），赤芍 15 g，川芎 12 g，桃仁 10 g，红花 10 g，枳实 10 g，橘红 10 g，制半夏 10 g，生南星 8 g，菖蒲 10 g，远志 6 g，茯苓 15 g，竹茹 6 g，生姜 10 g。痰多嗜睡加郁金、天竺黄；抽搐加僵蚕、钩藤；便秘加焦大黄、芒硝；瘀象明显加三七粉；呕吐剧烈加代赭石、旋覆花。

5. 瘀热内阻

（1）症状：头痛剧烈，颈项强直，烦躁如狂，善忘、谵语，胸中烦痛，口干，但欲漱水不欲咽，呕吐频频，呈喷射状，尿赤便秘。舌红绛起刺，苔黄燥，脉弦细数。

（2）治法：清热泻火，凉血消瘀。

（3）方药：犀角地黄汤加味。犀角 5 g（磨汁冲服）（现用水牛角代），生地 20 g，赤芍 15 g，丹皮 15 g，三七粉 3 g＜冲服，葛根 15 g，生大黄 10 g（后下）。发热加生石膏、连翘；短暂神昏、抽搐加羚羊角粉、钩藤或冲服紫雪丹；腹胀便秘加芒硝、枳实；苔黄腻、恶心呕吐加黄连、竹茹；谵语、昏迷加服安宫牛黄丸。

6. 气虚血瘀

（1）症状：头痛绵绵，项强不舒，眩晕，时有呕吐，神疲乏力，心悸气短，手足肿胀、麻木，纳少便溏。舌淡暗，或有瘀点、瘀斑，苔薄白或白腻，脉细涩或沉细。

（2）治法：益气活血，通络止痛。

（3）方药：补阳还五汤加减。生黄芪 30 g，当归 15 g，川芎 12 g，赤芍 10 g，红花 10 g，丹参 20 g，地龙 10 g。气虚明显加党参，并重用黄芪；手足肿胀、麻木加桑枝、川牛膝、木瓜、泽泻；健忘、言语不利加菖蒲、远志、郁金；病程长、瘀象明显加水蛭粉。

（四）其他疗法

1. 针刺疗法

（1）体针：风池、风府、百会、合谷、太阳、内庭。恶心呕吐加内关、足三里、公孙；昏迷不省人事加人中、太冲、涌泉。均用泻法。

（2）耳针：取神明、皮质下、脑干、心、肝、肾等穴。

（3）穴位封闭：顽固性呃逆，用 654-2 3 mg 封闭内关穴（双），每日 1 次。

2. 推拿疗法

恢复期常以推、拿、摩、搓等手法，结合穴位推拿，循序渐进，逐渐增加强度，以疏通经络，促进肢体麻木、拘急的恢复。

六、预后

自发性蛛网膜下隙出血的预后与病因、治疗等诸多因素相关，脑动静脉畸形引起的蛛网膜下隙出血预后最佳，血液病引起的蛛网膜下隙出血效果最差。动脉瘤第 1 次破裂后，病死率高达 30%～40%，其中半数在发病后 48 小时内死亡，5 年内病死率为 51%；存活的病例中，1/3 生活不能自理，1/3 可再次发生出血，发生再次出血者的病死率高达 60%～80%。脑动静脉畸形初次出血病死率 10% 左右。80% 血管造影阴性的蛛网膜下隙出血患者能恢复正常工作，而动脉瘤破裂引起的蛛网膜下隙出血患者只有 50% 能恢复健康。

参考文献

[1] 毕清泉,张玲娟. 重症监护学[M]. 上海:第二军医大学出版社,2014.
[2] 王丽云. 临床急诊急救学[M]. 青岛:中国海洋大学出版社,2014.
[3] 孙刚,刘玉法,高美. 院前急救概要[M]. 北京:军事医学科学出版社,2013.
[4] 高友山. 实用重症医学手册. 2版. [M]. 北京:科学出版社,2017.
[5] 孟昭泉,孟靓靓. 新编临床急救手册. [M]. 北京:中国中医药出版社,2014.
[6] 钱义明,熊旭东. 实用急救医学[M]. 上海:上海科学技术出版社,2013.
[7] 刘大为. 实用重症医学. 2版. [M]. 北京:人民卫生出版社,2017.
[8] 梁名吉. 呼吸内科急危重症[M]. 北京:中国协和医科大学出版社,2017.
[9] 黄志俭. 呼吸与各系统疾病相关急危重症诊治通要[M]. 厦门:厦门大学出版社,2014.
[10] 李春盛. 急诊医学高级教程[M]. 北京:中华医学电子音像出版社,2016.
[11] 阎锡新,蔡志刚,宋宁,张肖鹏. 呼吸内科急症与重症诊疗学[M]. 北京:科学技术文献出版社. 2013.
[12] 曹小平,曹钰. 急诊医学[M]. 北京:科学出版社,2014.
[13] 李春盛. 急危重症医学进展[M]. 北京:人民卫生出版社,2016.
[14] 黄子通,于学忠. 急诊医学. 2版. [M]. 北京:人民卫生出版社,2014.
[15] 姚咏明. 急危重症病理生理学[M]. 北京:科学出版社,2013.
[16] 暴玉振. 实用急危重症治疗学[M]. 北京:科学技术文献出版社,2014.
[17] 柴艳芬,寿松涛,么颖. 急诊重症监护治疗病房(EICU)手册. [M]. 北京:人民卫生出版社,2015.
[18] 邱海波. 现代重症监护诊断与治疗[M]. 北京:人民卫生出版社,2011.
[19] 楼滨城. 急诊医学[M]. 北京:北京大学医学出版社,2012.
[20] 闫丽影,黄景利. 心肺复苏技术与猝死急救成功率的相关性研究[M]. 吉林医学,2013,34(28):5872-6873.
[21] 许铁,张劲松. 急救医学[M]. 南京:东南大学出版社,2011.
[22] 杨树源. 神经外科学[M]. 北京:人民卫生出版社,2012.
[23] 左拥军. 临床常见的急危重症的救治大全[M]. 吉林:吉林大学出版社,2012.
[24] 吴恒义,池丽庄. 实用危重症抢救技术20讲[M]. 北京:人民军医出版社,2012.